Organtransplantation

Organtransplantation

Transplantation thorakaler und abdomineller Organe

Herausgegeben von

Robert Pfitzmann, Peter Neuhaus und Roland Hetzer

W DE G
Walter de Gruyter
Berlin · New York 2001

Herausgeber

Professor Dr. med. P. Neuhaus
Direktor der Chirurgischen Klinik und Poliklinik
Allgemein-, Viszeral- und Transplantationschirurgie
Charité, Campus Virchow-Klinikum
Augustenburger Platz 1
13353 Berlin

Professor Dr. med. R. Hetzer
Ärztlicher Direktor des
Deutschen Herzzentrums Berlin
Augustenburger Platz 1
13353 Berlin

Dr. med. R. Pfitzmann
Wissenschaftlicher Mitarbeiter
Allgemein-, Viszeral und
Transplantationschirurgie
Charité, Campus Virchow-Klinikum
Augustenburger Platz 1
13353 Berlin

Das Buch enthält 77 Abbildungen und 39 Tabellen.

Die Deutsche Bibliothek – CIP Einheitsaufnahme

Organtransplantation : Transplantation thorakaler und abdomineller Organe / hrsg. von Robert Pfitzmann .... – Berlin : New York : de Gruyter, 2001
ISBN 3-11-016849-9

Lektorat/Layout/Satz/Reproduktionen: K. Handwerker, Wissenschafts-Lektorat/Buchproduktion, Berlin.
Illustrationen©: Helge Haselbach, Berlin, Helge.Haselbach@berlin.de
Colorierung der Illustrationen: Nana Yuriko, Aranza Caballero Roman.
Einbandgestaltung: Rudolf Hübler, Berlin.
Graphikeinbandgestaltung: Helge Haselbach, Berlin.
Druck: Druckhaus Berlin-Mitte, Berlin.
Bindung: Lüderitz & Bauer GmbH, Berlin.
Printed in Germany

Vorwort

Mit diesem Buch soll sowohl dem Kliniker als auch dem niedergelassenen Kollegen ein Einblick in das komplexe Gebiet der Transplantationsmedizin gegeben werden. Hierbei sollen neben klinischen Aspekten wie Indikationsstellung, Vorbereitung und Nachsorge des Patienten auch die einzelnen chirurgischen Techniken der Spenderorganentnahme sowie die Implantation der einzelnen Organe beschrieben und auch chirurgische Komplikationen erläutert werden. In der heutigen Zeit, in der sich die Transplantationsmedizin als ein anerkanntes Therapieverfahren bei terminalem Organversagen etabliert hat, und bei den zudem vielen Patienten auf den Wartelisten, ist das Wissen um diese Patienten und ihre spezifischen Probleme für viele, insbesondere niedergelassene Kollegen und Internisten, von zunehmender Bedeutung, da sie letztendlich diese Patienten mit- und weiter- bzw. hausärztlich betreuen. Hierbei soll die ambulante Anbindung des Patienten an das zuständige Transplantationszentrum keineswegs gestört werden, vielmehr sollen die mitbetreuenden Kollegen in die Problematik nach Organtransplantation miteinbezogen werden.

Weiteres Ziel dieses Buches ist es, das Interesse von nicht-transplantierenden Kollegen zu wecken und sie zu informieren, zumal Organentnahmen auch häufig in nicht-selbsttransplantierenden außeruniversitären Kliniken vorgenommen werden. Für diese Kollegen ist es daher nicht nur von Interesse, sondern gebotene Notwendigkeit, sich einen Einblick über Strategie und Technik zu verschaffen – laufen doch derartige operative Eingriffe in ihren Kliniken, und zudem häufig mit Hilfe ihrer chirurgischen Assistenz ab.

Die in diesem Buch beschriebenen operativen Techniken auf dem Gebiet der Organ-Ex- und Implantation, entsprechen hierbei dem Wissen, den Erkenntnissen und den Erfahrungen, die sich die einzelnen Autoren in jahrelanger Forschung und vor allen Dingen operativer Tätigkeit angeeignet haben. Zudem fließen die Erkenntnisse und Erfahrungen jahrelanger klinischer Tätigkeit der die Organtransplantatierten nachbetreuenden Kollegen ein.

Grundkonzept dieses Buches ist ein kurzer und straffer Text mit einprägenden Zeichnungen, so daß auch ein kurzes „Nachschlagen" bzw. Nachlesen möglich ist. Um diesem Attribut gerecht zu werden, ist die Vollständigkeit zwar gewahrt, jedoch die Ausführlichkeit der Texte auf ein notwendiges, übersichtliches Maß reduziert und die einzelnen Kapitel standardisiert gegliedert.

Abgesehen von der Darstellung klinischer und chirurgischer Aspekte wird im vorliegenden Buch auch versucht, dem Leser neben der Beherrschung der chirurgischen Technik als essentielle Voraussetzung für den Transplantationserfolg, andere Faktoren zu vermitteln, insbesondere den Ablauf immunologischer Prozesse und Möglichkeiten ihrer Unterdrückung, die das Schicksal bzw. das Überleben eines Transplantates bestimmen.

Des weiteren möchten wir den Leser auch über rechtliche, ethische und organisatorische Aspekte der Transplantationsmedizin und nicht zuletzt über den die „Physiologie des

Hirntodes und die Spenderkonditionierung“ sowie über den Themenkomplex „Organkonservierung, Transport und Allokation“ informieren.

Aspekte der zunehmend an Bedeutung gewinnenden Teilbereiche wie der „Kunstherzeinsatz“ und die „Leberunterstützungsverfahren“ als „bridge-to-transplant“ oder auch das „Splitting“ sowie die Lebendspende bei der Lebertransplantation werden berücksichtigt und sollen einen Einblick in die heutigen chirurgischen und auch intensivmedizinischen Möglichkeiten der Transplantationsmedizin geben. Zuletzt soll dieses Buch auch einen kurzen Überblick über das Forschungsgebiet „Xenotransplantation“, deren Ziele und die bisherigen Forschungsergebnisse geben.

Die Idee und das Ziel dieses Buches ist seine weite Verbreitung, nicht nur unter Transplantationschirurgen und -medizinern, sondern auch unter allgemeinmedizinisch interessierten Ärzten und niedergelassenen Kollegen, um einerseits den Weg optimaler Operationsergebnisse und das Weitergeben der Idee der Organspende bzw. Organtransplantation durch die Ärzte an die Bevölkerung zu bahnen, andererseits die Akzeptanz der Bevölkerung zur Organspende zu fördern und um den Tausenden potentiellen Organempfängern auf den Wartelisten in bestmöglicher Weise zu nutzen und zu helfen. Ein weiteres Anliegen dieses Buches ist es, das möglichst kein potentielles Spenderorgan aus organisatorischen oder technischen Gründen verloren geht. Wir hoffen, daß dieses Buch einen Beitrag dazu leisten kann.

Berlin, im Juli 2001

Robert Pfitzmann
Peter Neuhaus
Roland Hetzer

Autorenverzeichnis

OA PD Dr. med. R. Ewert
Deutsches Herzzentrum Berlin
Augustenburger Platz 1
13353 Berlin

OA PD Dr. med. O. Grauhan
Deutsches Herzzentrum Berlin
Augustenburger Platz 1
13353 Berlin

Prof. Dr. med. R. Hetzer
Ärztlicher Direktor des
Deutschen Herzzentrums Berlin
Augustenburger Platz 1
13353 Berlin

OA PD Dr. med. M. Hummel
Deutsches Herzzentrum Berlin
Augustenburger Platz 1
13353 Berlin

OÄ Dr. med. A. R. Müller
Wissenschaftliche Mitarbeiterin
Allgemein-, Viszeral- und Transplantations-chirurgie
Charité, Campus Virchow-Klinikum
Augustenburger Platz 1
13353 Berlin

Prof. Dr. med. P. Neuhaus
Direktor der Chirurgischen Klinik und Poliklinik
Allgemein-, Viszeral und Transplantations-chirurgie
Charité, Campus Virchow-Klinikum
Augustenburger Platz 1
13353 Berlin 1

Dr. med. A. Pascher
Wissenschaftlicher Mitarbeiter
Allgemein-, Viszeral und Transplantations-chirurgie
Charité, Campus Virchow-Klinikum
Augustenburger Platz 1
13353 Berlin 1

Dr. med. R. Pfitzmann
Wissenschaftlicher Mitarbeiter
Allgemein-, Viszeral und Transplantations-chirurgie
Charité, Campus Virchow-Klinikum
Augustenburger Platz 1
13353 Berlin 1

PD Dr. med. K.-P. Platz
Wissenschaftlicher Mitarbeiter
Allgemein-, Viszeral und Transplantations-chirurgie
Charité, Campus Virchow-Klinikum
Augustenburger Platz 1
13353 Berlin 1

Dr. med. G. Puhl
Wissenschaftlicher Mitarbeiter
Allgemein-, Viszeral und Transplantations-chirurgie
Charité, Campus Virchow-Klinikum
Augustenburger Platz 1
13353 Berlin 1

OA PD Dr. med. S. G. Tullius
Wissenschaftlicher Mitarbeiter
Allgemein-, Viszeral und Transplantations-chirurgie
Charité, Campus Virchow-Klinikum
Augustenburger Platz 1
13353 Berlin 1

Inhalt

1. Allgemeiner Teil

R. Pfitzmann, M. Hummel

1.1 Historische Entwicklung der Transplantationsmedizin

Die Idee der Menschheit, Organe oder Organteile zu transplantieren, ist bereits Gegenstand in zahlreichen Mythen und Legenden gewesen und kann bis in das Jahr 500 v. Chr. zurückverfolgt werden. Nach alten Schriften zufolge soll der berühmte chinesische Arzt Pien Ch'iao schon Herzverpflanzungen bei zwei Patienten vorgenommen haben, deren „Äquilibrium" gestört war. Ein Patient hatte einen schwachen Willen, jedoch einen starken Geist, der andere einen starken Willen und einen schwachen Geist. Nach dem Austausch der Herzen war das „Äquilibrium" wieder hergestellt und beiden Patienten ging es gut. Auch die Legende von Cosmas und Damian verdeutlicht die frühaufkommende Idee der Organtransplantation, in dem sie einem Patienten mit einem tumorbefallenen Bein das gesunde Bein eines äthiopischen Mohren transplantierten. Erste wissenschaftliche Organtransplantationen lassen sich jedoch erst im 18. Jahrhundert belegen, insbesondere mit der systematischen Erforschung von Gewebeübertragungen, z. B. der Haut. Einen wichtigen ersten Meilenstein in der Geschichte der Transplantationsmedizin setzte der deutsche Chirurg Emmerich Ullmann 1902 in Wien mit der ersten technisch erfolgreichen experimentellen Nierentransplantation beim Hund, die weitere experimentelle Studien nach sich zog. Den entscheidenden Schritt für die Organtransplantation schaffte Alexis Carrel 1905 mit der Verbesserung der Gefäßnaht, der damit das Haupthindernis aus chirurgisch-technischer Sicht beseitigte. C. C. Guthrie legte im selben Jahr grundlegende experimentelle Ergebnisse über die Organperfusion und Organkonservierung durch Hypothermie vor. Die erste allogene Gelenktransplantation, ohne Gefäßanastomose, erfolgte 1908 durch Erich Lexer, einem weiteren deutschen Chirurgen. 1909/10 gelang Ernst Unger in Berlin erstmals eine Nierentransplantation beim Menschen, indem er eine Affenniere an die Oberschenkelgefäße eines jungen Mädchens anschloß, leider jedoch erfolglos. Die kurz zuvor, im Jahre 1909, von M. Jaboulay durchgeführten klinischen Nierentransplantationen mit Schaf und Ziege als Spendertiere mißlangen. Die erste humane Nierentransplantation wagte dann 1936 der Chirurg U. Voronoy in Kiew, die Niere nahm jedoch ihre Funktion nicht auf.

Nachdem in den frühen 50er Jahren in zunehmendem Maße die immunologisch-bedingte Transplantatzerstörung erkannt wurde und weniger die chirurgische Technik das Problem darstellte, beschäftigten sich insbesondere zwei Arbeitsgruppen, R. Küss und J. Hamburger in Paris und D. Hume et al. in Boston/USA, mit der klinischen Nierentransplantation. Sie wurde dann letztendlich im Dezember 1954 in Boston durch J. Murray und J. Merril erfolgreich durch eine Nierentransplantation zwischen Zwillingsbrüdern durchgeführt. Dieser erste klinische Erfolg belegte, daß die genetische Kompatibilität für das Transplantatüberleben essentiell war und es folgten viele grundlegende Arbeiten auf dem Gebiet der Immunologie.

In den folgenden Jahren kam es neben den steigenden Zahlen an tierexperimentellen Arbeiten zu den ersten erfolgreichen klinischen Organtransplantationen: 1963 die erste Lungentransplantation durch J. D. Hardy et al. in

Richmond/USA, im selben Jahr die erste orthotope Lebertransplantation durch T.E. Starzl in Denver/USA sowie 1967 die erste Pankreastransplantation durch R. Lillehei in Zusammenarbeit mit W. D. Kelly in Minneapolis/USA. Nach der ersten xenogenen Herztransplantation unter Verwendung eines Kalb-Herzens 1964, durch J. D. Hardy wiederum, datiert die erste erfolgreiche allogene Herztransplantation auf den Dezember 1967 durch C.N. Barnard in Kapstadt/Südafrika. In den folgenden Jahren kam es dann zu einer stetigen Zunahme der Transplantationszahlen weltweit, die klinischen Ergebnisse waren jedoch ernüchternd und die Erfolgsraten mäßig, so daß die Transplantationsmedizin in den 70er Jahren wieder deutlich stagnierte.

Als immunsuppressive Substanzen standen in den Anfängen der Transplantationschirurgie nur Azathioprin und Corticosteroide zur Verfügung. Den entscheidenden Schritt bzw. den eigentlichen Durchbruch erlangte die Transplantationsmedizin mit der klinischen Einführung von Cyclosporin A im Jahre 1981. Durch das neue immunsuppressive Medikament wurden Abstoßungsreaktionen seltener und die Transplantatüberlebensraten deutlich verlängert.

Mit den Fortschritten und Erfolgen der immunsuppressiven Therapie kam es in den 80er Jahren auch zu weiteren Transplantationserfolgen. 1987 die erste erfolgreiche Domino-Transplantation; ein lungenkranker Patient erhielt eine kombinierte Herz-Lungen-Transplantation und spendete sein gesundes Herz einem herzkranken Patienten, 1988 die erste erfolgreiche kombinierte Leber-und Dünndarmtransplantation durch D. Grant in London/Kanada und Anfang der 90er Jahre die ersten erfolgreichen klinischen Dünndarmtransplantationen durch T. E. Starzl und sein Team in Pittsburgh/USA. Bis zum heutigen Zeitpunkt wurden mittlerweile weltweit über eine halbe Million Organtransplantationen durchgeführt!

Heutzutage, in einer Zeit, in der die Transplantation von Organen mittlerweile zu einem standardisierten Routineverfahren bei terminalem Organversagen gehört, steht unweigerlich die Entwicklung neuer immunsuppressiver Medikamente und die Verbesserung der Konservierungslösungen und -verfahren und nicht die chirurgische Technik im Vordergrund.

Tabelle 1: Erste erfolgreiche klinische Organtransplantationen

1954	Niere	Murray
1963	Leber	Starzl
1963	Lunge	Hardy
1967	Herz	Barnard
1967	Pankreas	Lillehei/Kelly
1968	komb. Herz/Lunge	Cooley
1981	komb. Herz/Lunge (in Serie)	Reitz
1983	Einzellunge (in Serie)	Cooper
1985	Doppellunge (in Serie)	Cooper
1985	Dünndarm	Starzl
1988	komb. Leber/Dünndarm	Grant

Weiterführende Literatur

[1] Kahan, B.D.: Pien Ch´iao, the legendary exchange of hearts, traditional chinese medicine, and the modern era of Cyclosporine. Transplant Proc 20-2, Suppl. 2 (1988) 3.

[2] Wagner, E.: Geschichtlicher Abriß der Organtransplantation. In: Pichlmayer, R. (Hrsg.): Transplantationschirurgie. Springer, Berlin-Heidelberg-New York 1981.

[3] Küss P., P. Bourget: An illustrated history of organ transplantation. Sandoz-Verlag.

[4] Hamilton, D.: Kidney transplantation: A history. In: Morris, P. (ed.): Kidney transplantation: principles and practice. Saunders, Philadelphia 1988.

[5] Murray, J.E.: Human organ transplantation: background and consequences. Science 256 (1992) 141.

1.2 Transplantationsimmunologie

Bei der Transplantation von Organen zwischen genetisch differenten Individuen kommt es ohne entsprechende Behandlung immer zur Entwicklung von Abstoßungsreaktionen, sowohl auf zellulärer als auch auf humoraler (antikörpervermittelter) Ebene. Sie werden durch sogenannte Histokompatibilitätsantigene, die auf dem Chromosom 6 als Major-Histocompatibility-Complex (MHC) kodiert sind, hervorgerufen.

Die Expression dieser Histokompatibilitätsantigene findet auf nahezu allen Körperzellen statt, so auch auf den menschlichen Leukozyten, weshalb sie als „human leucocyte antigens" (HLA) bezeichnet werden. Aufgrund der leichten Gewinnung der Leukozyten wird die HLA-Typisierung anhand dieser Zellen im peripheren Blut durchgeführt.

Vier Loci auf dem Chromosom 6 sind bekannt, der A-, B-, C- und DR-Locus. Sie kodieren eine Vielzahl von Antigenen, die für die Fremderkennung eines Gewebes verantwortlich sind und äußerst vielfältige Kombinationsmöglichkeiten haben. Aufgrund ihres serologischen Nachweises werden die HLA-A, -B- und -C-Antigene als „serum defined" (SD-Antigene) oder Klasse-I-Moleküle/-Antigene und die HLA-DR-Antigene, die über Lymphozytenkulturen identifiziert werden, als „leukocyte defined" (LD-Antigene) oder Klasse-II-Moleküle/-Antigene bezeichnet.

Heutzutage erfolgt die HLA-Typisierung mit molekularbiologischen Methoden (PCR = Polymerase-chain-reaction). Diese ist der früher verwendeten serologischen Typisierung an Genauigkeit überlegen und erfordert nur geringe Mengen an Zellmaterial.

Es gelingt zwar, durch die Gewebetypisierung (HLA-Testung/Typisierung) und die Organallokation nach HLA-Kriterien die immunologische Inkompatibilität zu vermindern, es ist jedoch nicht möglich, außer bei eineiigen Zwillingen, eine vollständige Verträglichkeit zu erzielen. Auch bei Übereinstimmung im HLA-System bleiben Differenzen in den sogenannten schwachen Histokompatibilitätssytemen bestehen.

Nach dem heutigen Kenntnisstand scheint eine höchstmögliche HLA-Kompatibilität, von der Knochenmarktransplantation abgesehen, nur bei der Nierentransplantation erforderlich zu sein. Die Transplantation von Nieren mit kompletter HLA-Kompatibilität (Full-House-Nieren) zeigt die besten Langzeitfunktionen in allen Statistiken.

Bei der Transplantation von Herz, Lunge und Leber scheinen die Histokompatibilitätsantigene von untergeordneter Bedeutung zu sein. In Anbetracht der Logistik von Organentnahme und -transplantation mit obligat kurzen Ischämiezeiten kommt ein prospektives HLA-Matching bei der thorakalen Organtransplantation derzeit auch nicht in Betracht. Primär spielt die ABO-Blutgruppenverträglichkeit, d.h. die blutgruppenidentische Organzuordnung zwischen Spender und Empfänger die entscheidende Rolle bei der Organtransplantation.

Um eine gleichmäßige Organverteilung zu gewährleisten, erfolgt die Auswahl der zu transplantierenden Empfänger nach einer festgelegten Zuordnung (Tab. 2).

Tabelle 2: Zuordnung der Blutgruppenkompatibilität zwischen Spender und Empfänger

Spender-Blutgruppe	Empfänger-Blutgruppe
0	0
A	A, AB
B	B, AB
AB	AB

Erhält ein wartender Empfänger Blutprodukte vor der Transplantation, so muß jeweils 2 Wochen nach der Transfusion eine erneute Antikörper-Testung durchgeführt werden, um eine mögliche zusätzliche Immunisierung zu verifizieren.

Im folgenden soll nun kurz ein Überblick über den derzeitigen immunologischen Kenntnisstand der Transplantationsimmunologie vermittelt werden:

Die immunologischen Mechanismen, die zur Transplantabstoßung führen, können in zwei Phasen differenziert werden: Einerseits die Aktivierung des spezifischen lymphatischen Systems des Empfängers durch das antigentragende Transplantat (afferentes System) und andererseits die Destruktion des Fremdorgans durch Antigen-Erkennung (efferentes System). Akute Abstoßungsreaktionen von Allotransplantaten sind Hypersensitivitätsreaktionen vom verzögerten Typ. Sie verlaufen vorwiegend als zellvermittelte Immunreaktion (T-Lymphozyten), es werden jedoch auch überwiegend humorale (antikörpervermittelte, B-Lymphozyten) Rejektionen beobachtet (s. Abb. 1).

Durch die Präsentation von Fremdantigenen auf der Zelloberfläche sogenannter dendritischer Zellen („passenger leukocytes“, Makrophagen) wird eine akute Abstoßungsreaktion induziert. Die antigenpräsentierenden Zellen (APC) exprimieren nach Aufnahme und Prozession des Fremdantigens MHC(major-histocompatibility-complex)-Antigene der Klasse I und II und sezernieren Interleukin 1-6 (IL1-6) zur zusätzlichen T-Zell-Aktivierung, d.h. von T-Helfer(CD4)- und -Suppressor-(CD8)-Zellen. Durch direkten Kontakt mit MHC-Klasse-II-Antigenen sezernieren die T-Helferzellen Interleukin-2 und exprimieren Interleukin-2-Rezeptoren, wodurch es zur Proliferation und Differenzierung von B-Lymphozyten und NK-Zellen (natural killer-cells) kommt. Gleichzeitig sind MHC-Klasse-I-Antigene in der Lage, zytotoxische T-(CD8)Zellen direkt zu stimulieren. Durch die Aktivierung beider Zellpopulationen kommt es dann durch die Differenzierung der Vorläuferzellen zu Effektorzellen zu einer funktionell wirksamen Immunreaktion (s. Abb. 1). Durch Expression von Adhäsionsmolekülen wie CD2 und LFA-1 („lymphocyte function associated antigen-1“) an den Effektorzelloberflächen kommt es durch Bindung an die im Endothel des Transplantates lokalisierten komplementären Liganden LFA-3 und ICAM-1 („intercellular adhesion molecule-1“) zur Anhaftung am Endothel sowie zur Migration von Effektorzellen in das Transplantat. Durch Freisetzung von TNF (Tumornekrosefaktor) und g-Interferon aus Lymphozyten und Makrophagen wird die Expression von LFA-3 und ICAM-1 sowie die Fremdantigenexpression verstärkt, wodurch es zu einer verstärkten Migration von sensibilisierten T-Lymphozyten kommt. Die durch die Freisetzung von Interleukin 1,2,4 und 6, γ-Interferon und TNF aus den Infiltratszellen und die Komplementaktivierung nach Antikörperbindung an das Endothel ausgelöste Gewebsschädigung führen zu einer Entzündungsreaktion mit Störung der Mikrozirku-

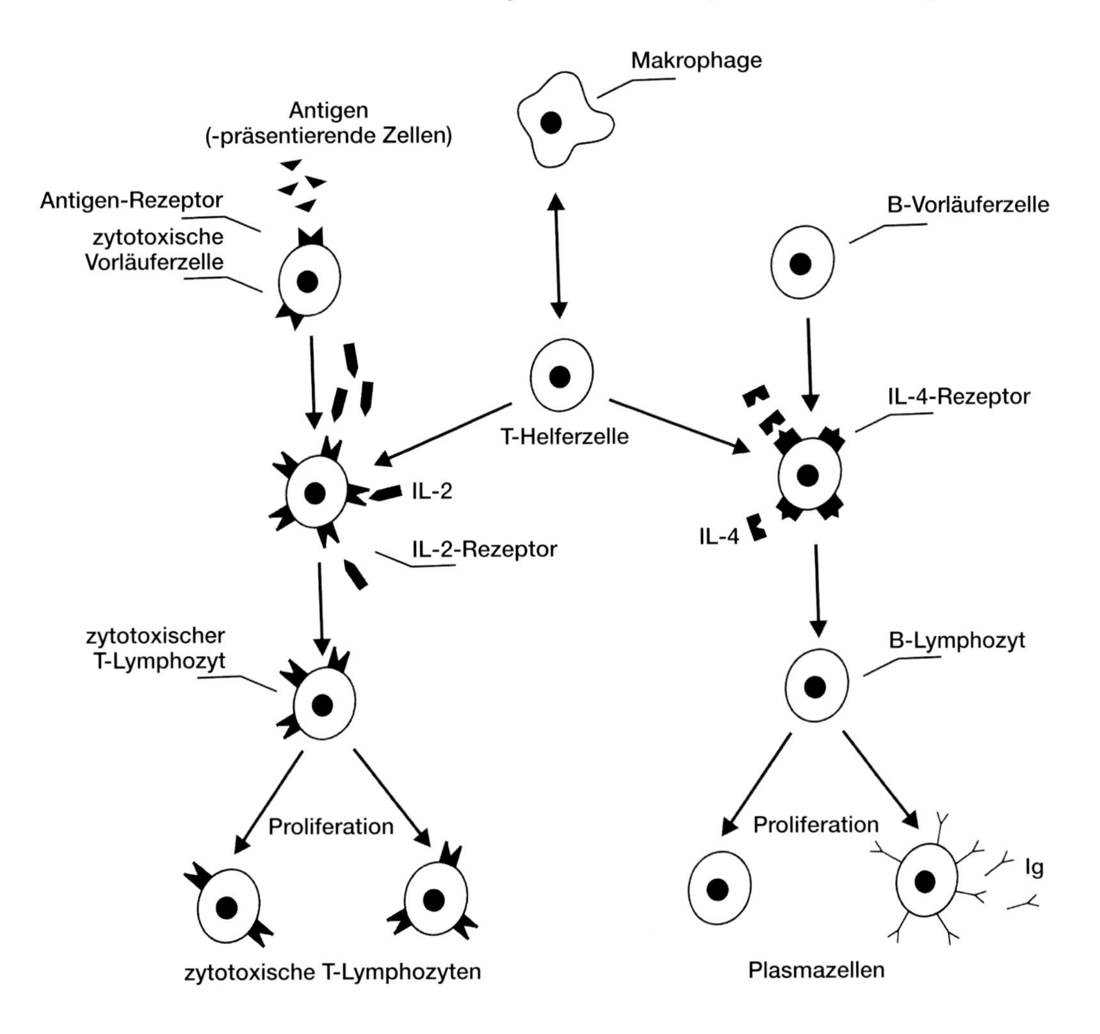

Abb. 1: Ablauf der Immunreaktion bei der Transplantatabstoßung.

lation und Gerinnung sowie der Immigration von Granulozyten und Makrophagen für die folgenden Abräumungsprozesse. Dieses komplexe immunologische Geschehen führt ohne entsprechende frühzeitige Behandlung bzw. immunsuppressive Therapie zum Verlust des Transplantates. Unterschieden werden bei den Abstoßungsreaktionen verschiedene Formen:

Eine **hyperakute Rejektion** verläuft innerhalb weniger Stunden, hierbei handelt es sich um eine überwiegend humorale Abstoßung durch präexistente Antikörper beim Empfänger.

Eine **akzelerierte Rejektion**, die innerhalb weniger Tage durch eine vorwiegend humorale Abstoßung mit zellulärer Komponente auftritt, wird meist bei Retransplantationspatienten beobachtet.

Akute Abstoßungen hingegen entwickeln sich innerhalb von Tagen bis Wochen. Hierbei handelt es sich um überwiegend zelluläre Abstoßungen, teilweise mit humoraler Komponente.

Chronische Abstoßungen entwickeln sich innerhalb von Monaten bis Jahren und führen letztendlich zum Transplantatverlust. Die chronische Rejektion ist Ausdruck von organspezifischen, chronischen Veränderungen im Transplantat, wie z.B. der Transplantatvaskulopathie (Koronarsklerose) nach Herztransplantation, der Bronchiolitis obliterans (obliterierende Veränderungen der Bronchioli) nach Lungentransplantation oder den Veränderungen bzw. dem Verlust der kleinen Gallengänge (vanishing bile duct syndrome) nach Lebertransplantation. Als Ursache hierfür wird ein multifaktorielles Geschehen diskutiert, teilweise auch unter Beteiligung nicht-immunologischer Faktoren. Möglicherweise sind diese unterschiedlichen organspezifischen Manifestationsformen auch auf einen gemeinsamen Ursprung, die obliterative Vaskulopathie, zurückzuführen.

Einen Sonderfall in der Transplantationsmedizin stellt die **„Graft-versus-Host-Disease“ (GvHD)** dar, die nach Knochenmarkstransplantation eine mit bis zu 50% beschriebene Komplikation darstellt, bei der Transplantation solider Organe jedoch selten auftritt. Sie entsteht bei der Übertragung immunkompetenter Zellen (T-Zellen, NK-Zellen) mit dem Graft in einen immungeschwächten bzw. immunsupprimierten Empfänger, d.h. durch die Immunreaktion der übertragenen Zellen gegen die Histokompatibilitätsantigene des Empfängers. Dies kann teilweise auch durch die Übertragung von Blutprodukten erfolgen. Bei der akuten Form kann es beim „host“ zu Fieber, Hautveränderungen (makulopapulöses Exanthem, exfoliativ/bullöse Dermatitis), einem aplastischen Syndrom (Leuko- und Thrombopenie), einer Hepatitis mit Cholestase und Ikterus, einer Hepatosplenomegalie, neurologischen Symptomen bis hin zu Krampfanfällen, schleimig-wäßrigen/blutigen Diarrhoen mit starkem Gewichtsverlust, Herzrhythmusstörungen oder pulmonalen Infiltraten kommen. Bei der chronischen Form stehen eher sklerodermieartige Hautveränderungen, ein Sicca-Syndrom, Hepatosplenomegalie, rezidivierende Diarrhoen, Infektionen oder chronische Lungengerüsterkrankungen im Vordergrund.

Die GvHD läßt sich medikamentös nur schwer beeinflussen und ist mit einer hohen Letalität verbunden. Eine therapeutische Möglichkeit stellt die Erhöhung der immunsuppressiven Therapie oder eine aggressive cytolytische Therapie mit ATG dar. Beide Optionen werden kontrovers diskutiert in Anbetracht der damit steigenden Infektionsgefahr für den Patienten.

Weiterführende Literatur

[1] Wood, K (ed.): The Handbook of Transplant Immunology. Med Sci Publications, Hoffmann-LaRoche AG, 1995.
[2] Brent, L.: A History of Transplantation Immunology. Academic Press, San Diego, 1997.
[3] Bach, F.H.: Auchincloss H. Transplantation Immunology. Wiley, New York, 1995.
[4] Welsh, K., D. Male: Transplantation und Abstoßung. In: Roitt, I.M., J. Brostoff, D.K. Male (Hrsg.): Kurzes Lehrbuch der Immunologie. Georg Thieme Verlag, Stuttgart-New York, 1996: 317.
[5] Tilney, N.L., J.W. Kupiec-Weglinsky: The biology of acute transplant rejection. Ann Surg 214 (1991) 98.
[6] Wonigeit, K., R. Pichlmayr: Organtransplantation. In: Gemsa, D., J.R. Kalden, K. Resch (Hrsg.): Immunologie – Grundlagen, Klinik, Praxis. Georg Thieme Verlag, Stuttgart-New York, 1997: 636.
[7] Hammer, C.: Immunreaktion und Immunsuppression bei Transplantationspatienten. Intensiv 3 (1995) 16.
[8] Tilney, N.L., J.W. Kupiec-Weglinsky: Advances in the understanding of rejection mechanisms. Transplant Proc 21-1 (1989) 10.
[9] Sibley, R.K.: Pathology and Immunopathology of solid organ graft rejection. Transplant Proc 21-1 (1989) 14.
[10] Janeway, C.A., P. Travers: Transplantatabstoßung. In: Janeway, C.A., P. Travers (Hrsg.): Immunologie, 2. Auflage, 1997: 479.
[11] Frey, F.J., H.P. Marti, P. Mohacsi et al.: Transplantationsimmunologie. In: Peter, H.H., W.J. Pichler (Hrsg.): Klinische Immunologie. Urban & Schwarzenberg, 1996: 804.

1.3 Organspende, Allokation, Organisation, Transport

Das Transplantationsgesetz

Seit 1.12.1997 ist in der Bundesrepublik Deutschland das neue Transplantationsgesetz in Kraft getreten, das die schon zuvor praktizierte erweiterte Zustimmungslösung bei der Organspende reglementiert. Für die Entscheidung über eine Organspende ist der Wille des Verstorbenen ausschlaggebend. Angehörige (in der Rangfolge: Ehegatte, volljährige Kinder, Eltern, volljährige Geschwister, Großeltern, nächste Angehörige) sollen in seinem Sinne entscheiden, wenn er seinen Willen vorher nicht geäußert hat. Die Organentnahme ist nach dem Gesetzestext auch dann erst zulässig, wenn der Hirntod des Organspenders nach den Regeln, die dem Stand der Erkenntnisse der medizinischen Wissenschaft entsprechen, festgestellt ist und der Eingriff durch einen Arzt vorgenommen wird. Für die Organentnahme bei lebenden Organspendern (Niere, Leber) schreibt der Gesetzgeber vor, daß die Entnahme von Organen, die sich nicht wieder bilden können, nur zulässig ist zum Zwecke der Übertragung auf Verwandte ersten und zweiten Grades, Ehegatten, Verlobte oder andere Personen, die dem Spender in besonderer persönlicher Verbundenheit offenkundig nahestanden. Hierbei legt der Gesetzgeber besonderen Wert auf eine ausführliche Aufklärung von Spender und Empfänger durch den Arzt. Des weiteren werden im Transplantationsgesetz die Entnahme, die Vermittlung, die Übertragung bestimmter Organe, der Datenschutz, Meldungen und Fristen, Richtlinien zum Stand der Erkenntnisse der medizinischen Wissenschaft, Verbotsvorschriften zum Organhandel und die Straf- und Bußgeldvorschriften geregelt.

Organspende

Bei Organspendern handelt es sich um cerebral schwer oder schwerst geschädigte Patienten (z. B. nach Schädel-Hirn-Trauma, intrakranieller Blutung, Hypoxie nach einem Unfall oder Intoxikation, Enzephalitis, etc.) die generell auf Intensivstationen behandelt werden und bei denen es trotz aller therapeutischen Maßnahmen zu einer progredienten Hirnschädigung mit tödlichem Ausgang kommt. Der Hirntod dieser Patienten ist hierbei duch den völligen Ausfall des gesamten Gehirns einschließlich des Stammhirns gekennzeichnet. Patienten von 0 bis 70 Jahren sind grundsätzlich potentielle Organspender. Grundsätzliche Kontraindikationen zur Organspende sind maligne Tumoren (außer Hirntumoren), die abhängig von der Tumorart und -stadium nicht über mehrere Jahre Rezidiv- und Metastasen-frei sind, systemische Infektionen (Sepsis), HIV-, Hepatitis-B und -C-Infektionen, i. v.-Drogenabusus und mangelnde Compliance des Patienten. Einige Transplantationszentren akzeptieren jedoch auch keine Organspender mit Hirntumoren. Alle weiteren Erkrankungen des Spenders (z. B. Hypertonie, Herzerkrankungen, Diabetes, vorbestehende Traumata, etc.) oder prolongierte oder exzessive Katecholamintherapie, prolongierte Hypoxie/Hypotonie, Schocksituationen, Kreislaufstillstand mit kardio-pulmonaler Reanimation beim Spender müssen im Einzelfall diskutiert werden (ggf. wird nach Explantation nach makroskopischen und histologischen Kriterien des einzelnen Organs entschieden).

Allokation

Für die Bundesrepublik Deutschland, Österreich, die Beneluxstaaten und Slovenien wird die Organspende zentral durch die Eurotransplant-Zentrale (ET) in Leiden in den Niederlanden geregelt (Eurotransplant Foundation, Plesmanlann 1002301, Niederlande; Tel.: 0031-71-5795795 oder Fax: -5790057). Potentielle Organempfänger und Spender werden hier gemeldet. Gemäß den für alle verbindlichen Organvergabekriterien wird nach Organ, Blutgruppen- und Gewebsmerkmalen (Niere), Größe, Gewicht sowie Wartezeit ein geeigneter Spender ermittelt.

Nach dem Anmeldestatus bei ET und der Blutgruppe, Größe, Gewicht, Wartezeit, ggf. Gewebsmerkmalen, der nationalen, internationalen Austaschbilanz, dem Distanzfaktor (Spender-/Empfängerzentrum) und dem Kinderbonus richtet sich dann die durchschnittliche Wartezeit des Patienten. Nach entsprechender Evaluierung und Akzeptanz des Patienten zur Transplantation erfolgt die Meldung bei Eurotransplant (ET) in Leiden/Holland mit der jeweiligen organspezifischen Dringlichkeitsstufe, die hauptsächlich in drei Gruppen mit normaler Dringlichkeit (transplantabel (= T)), hoher Dringlichkeit (HU = high urgency) und nicht transplantabel (NT) eingeteilt werden (s. a. Kapitel 1.7).

Für kritische Patienten, die innerhalb weniger Stunden bis Tage sterben würden, besteht der Anmeldestatus der außerordentlichen Dringlichkeit (HU = high urgency). Auf einer internen Warteliste des Transplantationszentrums werden die Patienten ebenso nach Blutgruppe, Größe, Gewicht, Geschlecht, Alter, hauptdiagnose, wichtigen Nebendiagnosen bzw. -erkrankungen, Wartezeit und Dringlichtkeit geordnet, gelistet.

Organisation, Transport

Nach der entsprechenden Diagnostik (klinische und neurologische Untersuchung, EEG, ggf. Angiographie der hirnversorgenden Gefäße, Prüfung früher akustisch evozierter Hirnstammpotentiale [AEP]), der Hirntodfeststellung nach den Richtlinien der Bundesärztekammer durch einen Neurologen und den behandelnden Arzt (in der Regel ein Intensivmediziner) sowie vorliegender Einwilligung zur Organspende wird in Zusammenarbeit mit dem behandelnden Intensivmedizinern und dem Transplantationskoordinator geprüft, welche Organe transplantabel sind. Hierbei müssen wiederum der Wille des Verstorbenen und der Angehörigen berücksichtigt werden (z. B. Einschränkungen der Organspende durch den Spender zu Lebzeiten). Der Transplantationskoordinator unterstützt hierbei die Ärzte und Pflegekräfte von der Organisation der Hirntoddiagnostik, über die Anmeldung bei Eurotransplant bis hin zu den Angehörigengesprächen und dem weiteren Ablauf der Organentnahmeoperation. Während dieser organisatorischen Phase wird die Gewebetypisierung durchgeführt und der Patient intensivmedizinisch optimal für die Organentnahmeoperation konditioniert (Beatmungsanpassung zur suffizienten Oxygenierung, Kreislaufkontrolle bzw. medikamentöse Unterstützung bei Hypotonie, Elektrolytausgleich, Diabetes insipidus-Behandlung, Verhinderung der Auskühlung des Spenders, etc.; s. auch Kapitel 1.4).

Nach entsprechender Benachrichtigung des Transplantationszentrums durch Eurotransplant über das Vorliegen eines geeigneten Spenderorgans für einen angemeldeten Empfänger wird mit dem transplantierenden Arzt bzw. diensthabenden Oberarzt anhand der aktuell verfügbaren Daten das Angebot geprüft.

Nach Benachrichtigung des Empfängers und Überprüfung, daß zu diesem Zeitpunkt keine Kontraindikationen (z. B. Infektionen) beim Empfänger bestehen, wird parallel zur Einbestellung des Patienten, die so rasch wie möglich erfolgen sollte, endgültiger Zusage bei Eurotransplant, und in Rücksprache mit dem vor Ort im Spenderkrankenhaus zuständigen Transplantationskoordinator, ein vorläufiger Zeitplan erstellt. Dieser richtet sich auch nach der geplanten Entnahmezeit und dem Entnahmeteam, d.h. ob das eigene Explantationsteam oder ein anderes Team entnimmt und das Organ geschickt („shipped organ") wird. Hiernach entscheidet sich auch Transportmittel (PKW, Flugzeug, Hubschrauber, etc.). und -zeit. In Absprache mit dem zuständigen Transplantationskoordinator erfolgt dann der endgültige Zeitplan, der sich durch Wetterverhältnisse, ein oder mehrere Organentnahmeteams, OP-Kapazitäten im Spenderkrankenhaus oder Eintreffen des Empfängers im Transplantationskrankenhaus ändern kann. Hiernach erfolgt die Organisation des Transplantationsoperation durch Information der Aufnahmestation, der Anaesthesie, der weiteren Chirurgen und der Intensivstation bzw. Transplantationsintensivstation.

Zur Vorbereitung für die Organentnahme werden im Spenderkrankenhaus an chirurgischem Instrumentarium grundsätzlich ein Grund-, Laparotomie- und Gefäßsieb, bei Herz- und Lungenentnahme zusätzlich Sternumsäge oder Meißel und Hammer, ein Bauchsperrer und ggf. ein Thoraxsperrer benötigt. Des weiteren werden zwei OP-Sauggeräte mit hoher Auffangkapazität (20 l), ein Ziel- und ein Korbsauger, mehrere Nierenschalen, weitere große sterile Schalen (2 l Kapazität) und pro Entnahmeteam ein steriler Seitentisch benötigt. Weitere chirurgische Instrumente und das Nahtmaterial erfolgen nach Absprache mit dem Operateur. Perfusionsbestecke, Konservierungslösungen, spezielle Instrumente (z. B. Bronchoskop zur Herz-Lungen- und Lungenentnahme; Klammernahtgeräte, etc.) Organverpackungs- und Transportmaterial (steriles Eis) werden in der Regel vom Entnahmeteam mitgebracht. Nach Eintreffen des Entnahmeteams im Spenderkrankenhaus und Kontaktaufnahme mit dem Transplantationskoordinator erfolgt dann nach OP-Einschleusung und Durchsicht der aktuellen Befunde (Hirntoddiagnostik, klinische Befunde, Laborwerte, Serologie, Röntgen, Kreislaufparameter, ggf. Sonographie (Echokardiographie), EKG, etc.) des Spenders die jeweilige Entnahmeoperation (Präparation, Organkonservierung) mit Beginn durch das oder die Teams für die abdominellen Organe und anschließend durch Hinzukommen des oder der Teams für die thorakalen Organe.

Es wird zunächst eine mediane Laparotomie durchgeführt, ggf. im Anschluß die mediane Sternotomie durch die Abdominalchirurgen. Das Perikard (und die Pleura) wird während der Entnahme erst durch die Herzchirurgen eröffnet um schwere Hypotensionen zu verhindern (insbesondere bei Volumenmangel oder Elektrolytstörungen), bei hämodynamisch wirksamen Perikarderguß jedoch auch schon durch die Abdominalchirurgen. Bei Mehrorganentnahmen werden zunächst Herz und Lunge, später Leber, Pankreas und Nieren entnommen. Nach Abschluß der Organ- und Gefäßpräparation und Vollheparinisierung (20000–30000 IE i.v., min. 300 IE/kgKG) erfolgt die Organkonservierung mit speziellen Konservierungslösungen bei 4 °C durch transvaskuläre Spülung von innen und topischer Eiskühlung der Organe von außen mittels kalter physiologischer NaCl oder einer anderen Spüllösung sowie Auflegen von

„slush-ice“ (zerdrücktes steriles Eis) auf die Organe. Durch die Hypothermie wird der zelluläre Stoffwechsel maximal reduziert und der vorhandene Reststoffwechsel durch die speziellen Konservierungslösungen während der kalten Ischämiephase (intra- und extrazelluläres Ödem, Bildung von Sauerstoffradikalen, intrazelluläre Azidose, Aufbrauch der intrazellulären Energiereserven, etc.) kompensiert. Nach zwischenzeitlicher Rückkopplung mit dem jeweiligen Transplantationszentrum über die Spenderorganqualität durch den oder die explantierenden Chirurgen erfolgt dann nach der Entnahme die letztendliche Akzeptanz oder Ablehnung des Spenderorgans.

Nach Akzeptanz des Spenderorgans und erneuter Rückmeldung im Transplantationszentrum wird die Transplantationsoperation vorbereitet bzw. schon mit der Narkoseeinleitung des Empfängers begonnen (insbesondere bei Herz-, Herz-Lungen-, Lungen-Tx). Es erfolgt dann der unverzügliche Transport der Organe zum Empfängerzentrum, in der Regel mit dem jeweiligen Entnahmeteam, während die Organentnahmeoperation durch die Abdominalchirurgen des Spenderkrankenhauses bzw. durch das Entnahmeteam der abdominellen Organe (Verschluß des Thorax, des Abdomens, Entfernung aller Zugänge und Drainagen) beendet wird. Gegebenenfalls erfolgt noch im Anschluß die Corneaentnahme durch den Augenarzt und weiterer Gewebe (z. B. Gelenkknorpel).

Unter Konservierung und Kühlung tolerieren Herz und Lunge maximal 4–6 Stunden, Leber und Pankreas 12–14 Stunden und Nieren 24–48 Stunden Ischämiezeit, so daß der Rücktransport reibungslos ablaufen muß, da die Ischämiezeit neben der „kalten“ auch die sogenannte „warme Ischämiezeit“ beinhaltet, die sich während der Implantation des Spenderorgans in den warmen Empfängerkörper ergibt. Hierdurch steigt der Energie- und Sauerstoffverbrauch des Spenderorgans wieder an, gleichzeitig sinkt die Ischämietoleranz.

Nach Ankunft des Organs im Transplantationszentrum erfolgt dann die Präparation des Spenderorgans (Gefäße, Gallengang, Vorhöfe, umliegendes Fettgewebe, etc.) durch das Entnahmeteam. Die Anpassung des Spenderorgans an den Empfängersitus erfolgt im weiteren Operationsverlauf durch den implantierenden Chirurgen.

Tabelle 3: Obligate Labor-Untersuchungen beim Spender

Blutgruppenbestimmung
HLA-Typisierung
HIV-Serologie
Hepatitis-Serologie
CMV-Serologie
Serum-Elektrolyte
Blutbild
Retentionswerte
Blutgasanalyse

Weiterführende Literatur

[1] Schlake, H.P., K. Roosen (Hrsg.): Der Hirntod als der Tod des Menschen. Edition Deutsche Stiftung Organtransplantation: Neu-Isenburg, 1995.
[2] Fischer-Fröhlich, C.L., A. Wehrle: Leitfaden Organspende. Deutsche Stiftung Organtransplantation, Neu-Isenburg, 1998.
[3] Largiader, F. (Hrsg.): Checkliste Organtransplantation. Thieme, Stuttgart-New York, 2. Auflage, 1999.
[4] Deutsche Stiftung Organtransplantation (Hrsg.): Gesetz über die Spende, Entnahme und Übertragung von Organen, Transplan-

tationsgesetz. Deutsche Stiftung Organtransplantation. Neu-Isenburg, 1998.

[5] Collins, G.M., J.M. Dubernard, G.G. Persijn et al. (eds.): Procurement and preservation of vascularized organs. Kluwer Academic Publications, Dordrecht, 1995.

[6] Dringenberg, U. (Hrsg.): Organtransplantation, ein praktischer Leitfaden für den Operationssaal. Huber, Bern, 1992.

[7] Deutsche Stiftung Organtransplantation (Hrsg.). Organspende, eine gemeinsame Aufgabe. Deutsche Stiftung Organtransplantation, Neu-Isenburg.

[8] Makowka, L. (Hrsg.): Handbook of Organtransplantation. RG Landes Company, Austin, Georgetown, 1991.

[9] Prien, T.: Organerhaltende Therapie beim hirntoten Organspender. In: Lawin, P. (Hrsg.): Praxis der Intensivtherapie. Thieme, Stuttgart-New York, 6. Auflage, 1994: 1134.

[10] Höglinger, G., S. Kleinert (Hrsg.): Hirntod und Organtransplantation. DeGruyter, Berlin-New York, 1998.

[11] Margreiter, R.: Organentnahme – Logistisches und technisches Know-how. Viszeralchirurgie 34 (1999) 285.

1.4 Physiologie des Hirntodes und Organspenderkonditionierung

Die Kenntnis der Physiologie des Hirntodes ist Vorraussetzung für eine erfolgreiche Spenderkonditionierung bzw. entscheidend für die Vermeidung von Organverlusten durch vorzeitigen Kreislaufstillstand und dient der Sicherstellung einer optimalen Transplantatfunktion zum Entnahmezeitpunkt. Durch den Ausfall zentraler Regelmechanismen beim Hirntod kommt es zu Störungen der Hämodynamik, des Flüssigkeits- und Elektrolythaushalts sowie des Stoffwechsels, die zu einer Beeinträchtigung der Spenderorgane führen und die innerhalb weniger Stunden zum Versagen des Gesamtorganismus führen, wenn ihnen nicht therapeutisch entgegengewirkt wird. Nur eine suffiziente und lückenlose intensivmedizinische Betreuung des Organspenders kann die Zahl an Transplantaten und insbesondere die Spenderorganqualität steigern.

Monitoring

Grundsätzlich sollte bei allen Organspendern ein Monitoring mit EKG-Ableitung, Pulsoxymetrie, direkter arterieller und zentralvenöser Druckmessung, Temperaturmessung und Bilanzierung der Ein- und Ausfuhr durchgeführt werden. In Einzelfällen ist bei instabiler Hämodynamik und der Gabe eines Alpha-Rezeptor-Agonisten (z. B. Noradrenalin) das Einschwemmen eines Pulmonalarterien (Swan-Ganz)-Katheters zur optimalen hämodynamischen Steuerung (Vor- und Nachlast) beim Spender erforderlich. Des weiteren sollten in regelmäßigen Intervallen die Laborparameter (Blutgasanalyse, Natrium + Kalium in Serum und Urin, Blutzucker, Kreatinin, Harnstoff, Transaminasen, Herz-, Pankreasenzyme, Laktat, Gerinnung, etc.) überprüft werden. Bei geplanter Herz- oder Herz-Lungen-Entnahme sollte auf jeden Fall die Durchführung einer transthorakalen bzw. transösophagealen Echokardiographie einerseits zur Beurteilung der Ventrikelfunktion und von myokardialen Wandbewegungsstörungen und andererseits zur Volumenkontrolle angestrebt werden. Bei der Herz-Lungen- bzw. Lungenentnahme erfolgt obligat eine Bronchoskopie, die in der Regel vom Entnahmeteam durchgeführt wird.

Hämodynamik

Nach Eintritt des Hirntodes kommt es in über 75 % der Fälle durch den Ausfall der sympathikoadrenergen Kreislaufregulation zum Abfall des Herzzeitvolumens (HZV) und einer Verminderung des systemischen Widerstandes (SVR) mit konsekutiver Hypotension und Minderperfusion, so daß zur Sicherstellung ausreichender Perfusionsdrucke der entsprechenden Organsysteme eine differenzierte Volumen- und Katecholamintherapie erforderlich ist. Die durch den in über 80 % der Fälle auftretenden Diabetes insipidus verursachte Polyurie sowie die Glukosurie verstärken zusätzlich noch die Hypovolämie bzw. Kreislaufinstabilität des Spenderorganismus. Zielgröße sollte ein arterieller Mitteldruck (MAP) größer 70 mmHg sein. Die Flüssigkeitssubstitution sollte einerseits mit kristalloiden und andererseits mit kolloidalen Lösungen bzw. Blut oder Blutkomponenten aufrechterhalten werden. Hierbei sollte ein Hämatokritwert größer 0,30 und ein Gesamtproteinwert zur

Vermeidung von Organödembildungen größer 50 g/l angestrebt werden. Vor Katecholamintherapie ist auf ein ausreichendes Volumenangebot zu achten, der zentrale Venendruck (ZVD) sollte sich bei 7 ± 2 mmHg und der Pulmonalkapillardruck (PCWP) bei 10 ± 2 mmHg befinden. Auf keinen Fall darf es bei der Flüssigkeitssubstitution zu einer Überwässerung des Spenderorganismus mit Ausbildung von Organödemen, insbesondere der Leber, und kardio-pulmonalen Dekompensationen kommen. Sollte es trotz entsprechender Volumentherapie zu einer Myokardinsuffizienz und einem erniedrigten systemischen Widerstand kommen, sollten rechtzeitig Katecholamine eingesetzt werden. Zur Steigerung des HZV kann Dopamin, Adrenalin oder Dobutamin eingesetzt werden. Berücksichtigt werden muß, daß es unter Anwendung von Dopamin in einer Dosierung > 10 µg/kgKG/ min zur Ausbildung tubulärer Nekrosen in den zur Entnahme vorgesehenen Nieren oder zur dopamininduzierten Kardiomyopathie kommen kann. Bei der Adrenalingabe muß der erhöhte myokardiale Sauerstoffverbrauch berücksichtigt werden. Am ehesten empfiehlt sich die Gabe von Dobutamin, da keine nachteiligen Nebenwirkungen auf den renalen, hepatischen und mesenterialen Blutfluß bekannt sind, zur Erhöhung des HZV in einer Dosierung von 3–15 µg/kgKG/min. Läßt sich trotz ausreichendem Herzzeitvolumen bei erniedrigtem SVR der Perfusionsdruck nicht über 70 mmHg anheben, empfiehlt sich die Gabe von Noradrenalin (0,05–0,5 µg/kgKG/ min). Bei Noradrenalingabe sollte zusätzlich die Gabe von Dopamin zur Steigerung, insbesondere des renalen und mesenterialen Blutflusses, in einer Dosierung bis zu 3 µg/kgKG/min, erfolgen. Grundsätzlich sollten folgende hämodynamische Zielgrößen angestrebt werden:

- mittlerer arterieller Druck (MAP) = 70–100 mmHg
- zentralvenöser Druck (ZVD) = 7 ± 2 mmHg
- Pulmonalkapillardruck (PCWP) = 10 ± 2 mmHg
- Cardiac index (CI) = 3,5–5,0 l/min/m^2
- gemischt-venöse Sättigung (SvO_2) > 70 %
- systemischer Widerstand (SVR) = 700–1 000 dyn*sec*cm^{-5}
- Urinvolumen > 1 ml/kgKG/h

Diabetes insipidus

Das Auftreten des zentral verursachten Diabetes insipidus als Komplikation beim Hirntod wird in der Literatur zwischen 40–90 % angegeben.

Durch Zelluntergänge im Hypothalamus und in der Hypophyse kommt es zu einer mangelnden Freisetzung von antidiuretischem Hormon (ADH), die ohne entsprechende Therapie zu einer schweren Hypovolämie und Elektrolytentgleisungen (Hypernatriämie, Hypokaliämie, Hypermagnesiämie, Hypokalzämie, Hypophosphatämie) mit nachfolgender Kreislaufinsuffizienz führt. Eine Therapiemöglichkeit ist die fraktionierte i. v.-Gabe von Desmopressin (Minirin®) in einer Dosierung von 1–2 µg/70 kgKG bei bereits eingetretenem Diabetes insipidus. Zeigt sich nach ca. einer Stunde nach Gabe keine Wirkung, wird in gleicher Dosierung der Bolus wiederholt.

Nachteil dieser Vorgehensweise ist die schlechte Steuerbarkeit von Desmopressin mit einer Eliminationshalbwertzeit von 60–90 Minuten und häufig auftretenden Volumen- und Elektrolytdefiziten; nach einer gewissen Latenzphase muß auch mit dem erneuten Auftreten des Diabetes insipidus gerechnet werden. Ein zeitgerechter Ausgleich dieser Imbalanzen ist, ohne daß metabolische und hämodynamische Störungen auftreten, oft nicht möglich.

Die kontinuierliche intravenöse Applikation von Vasopressin (Pitressin®) hingegen hat den Vorteil einer besseren Steuerbarkeit mit einer Eliminationshalbwertzeit von 15–20 Minuten. In einer Dosierung von 0,05–0,5 U/h zeigt Vasopressin eine überwiegend antidiuretische Wirkung, während es in höheren Dosierungen (0,5–2 U/h) additiv zu einer Zunahme des SVR führt. Sowohl die antidiuretische als auch die vasopressorische Komponente von Vasopressin tragen zu einer besseren Kreislaufstabilität im Hirntod bei. Zur prophylaktischen Vermeidung sollte zunächst die Vasopressin-Applikation mit einer Dosierung von 0,2 U/h bei 70 kgKG (= 50 μU/kg KG/min) begonnen und bei inadäquater Wirkung jeweils schrittweise um 0,2 U/h (70 kg) bis zum Sistieren des Diabetes insipidus gesteigert werden. Unter der i.v.-Vasopressin-Therapie können Katecholamine, insbesondere Noradrenalin, häufig reduziert werden. Zu beachten ist, daß Vasopressin bei ausreichendem Volumenstatus und abnehmender Diurese (unter 1 ml/kgKG/h) reduziert werden sollte, d.h. die Dosierung von Vasopressin erfolgt auch unter Berücksichtigung der Diurese.

Elektrolytentgleisungen

Elektrolytentgleisungen werden in über 80% der Fälle nach Eintritt des Hirntodes beobachtet, am häufigsten Hypernatriämien (> 155 mmol/l) und Hypokaliämien (< 3,0 mmol/l), mit der Folge von Herzrhythmusstörungen bis hin zum Kreislaufstillstand und damit u.U. einem Spenderorganverlust. Sie entstehen zum einen bei unzureichend behandeltem Diabetes insipidus, inadäquater Bilanzierung von Ein- und Ausfuhr oder nach Therapie mit Osmodiuretika und nicht diagnostizierter Glukosurie. Bei Kaliumentgleisungen scheinen Kaliumshifts, zunächst vom Extra- in den Intrazellulärraum und im weiteren Verlauf umgekehrt, eine Rolle zu spielen. Als Auslöser wird eine Aktivierung der Na^+-K^+-Pumpe durch eine überschießende β_2-Rezeptoren-Stimulation durch Ausbildung eines Hirnödems mit Einklemmungssymptomatik beim Eintritt des Hirntodes diskutiert. Durch Nachlassen der Sympathikusaktivierung kann es dann bei hohem intrazellulärem Kaliumpool zu einer Umverteilung nach extrazellulär, mit der Folge der Hyperkaliämie kommen. Elektrolytentgleisungen sollten durch engmaschige Kontrollen der Elektrolyte und mit einer frühzeitigen Substitutionstherapie entgegengewirkt werden.

Endokrinologie

Aufgrund der Unterbrechung hormoneller Regelkreise kann es nach Eintritt des Hirntodes zu erniedrigten T_3-, Cortisol- und Insulinspiegeln kommen. Kontrovers werden immer noch die Ergebnisse mehrerer Studien mit der Substitution von T_3 und Cortisol und deren günstige Beeinflußung der Körpertemperatur, des aeroben Stoffwechsels und des Katecholaminverbrauchs (Reduktion), d.h. der Nutzen oder die Notwendigkeit einer Substitutionstherapie beim Spender diskutiert. Auf die Gabe von Insulin kann hingegen bei den Spendern nicht verzichtet werden. Ursächlich scheinen hierbei das Überwiegen der kontrainsulinären Hormone bei Eintritt des Hirntodes sowie eine progrediente Abnahme der endogenen Insulinsekretion zu sein. Der Blutzucker sollte durch evtl. Reduktion der Glukosezufuhr und kontinuierliche intravenöse Insulinapplikation (initiale Dosierung: 1–2 IE/h bei 70 kgKG) und unter häufiger Kontrolle zwischen 100–200 mg/dl (5–10 mmol/l) gehalten werden. Hyperglykämien werden in rund 70 % der Fälle nach Hirntodeintritt beobachtet.

Hypothermie

Aufgrund des Ausfalls der hypothalamischen Temperaturregulation beim Hirntod kann es durch Hypothermien zu Herzrhythmusstörungen, Kreislaufinstabilität, Linksverschiebung der Sauerstoffdissoziationskurve mit erschwerter Sauerstoffabgabe in der Peripherie, Abnahme der glomerulären Filtrationsrate und Koagulopathien kommen.

Hypothermien werden in über 70 % als Komplikation beim Hirntod beobachtet. Durch exogene Wärmezufuhr sollte die Körpertemperatur des Spenderorganimus auf mindestens 35 °C gehalten werden.

Gerinnungsstörungen

Durch die Freisetzung von Plasminogen-Aktivatoren bzw. fibrinolytischen Substanzen aus nekrotischem Hirngewebe kann es zu Störungen der Gerinnung kommen, die durch die Gabe von fresh-frozen-Plasma therapiert werden können. Gerinnungsstörungen werden in über 50 % der Fälle beobachtet.

Gasaustausch

Der arterielle Gasaustausch des Spenders sollte therapeutisch so beeinflußt werden, daß der $PaO_2 > 100$ mmHg, der $PaCO_2$ zwischen 35–45 mmHg und der pH zwischen 7,35–7,45 liegt. Der positiv-endexpiratorische Druck (PEEP) sollte wegen nachteiliger Wirkungen auf die Hämodynamik nicht größer als 5 mmHg sein. Verschlechterungen des Gasaustausches können durch Aspiration, Pneumonien, Atelektasen, Pneumo- und Hämatothoraxes, Lungenödem, etc. beim Organspender auftreten.

Ernährung

Die parenterale Ernährung muß den verminderten Stoffwechselbedürfnissen, unter ausreichender Zufuhr von Elektrolyten (Kalium, Kalzium, Chlorid, Magnesium, Phosphat, etc.), Vitaminen und Spurenelementen angepaßt werden und sollte bis unmittelbar vor Organentnahme durchgeführt werden.

Weiterführende Literatur

[1] Rohling, R., M. Schäfer, J. Link et al. (Hrsg.). Aufrechterhaltung der Homöostase beim Organspender. Edition Deutsche Stiftung Organtransplantation. Neu-Isenburg, 1992.

[2] Prien, T.: Organerhaltende Therapie beim hirntoten Organspender. In: Lawin, P. (Hrsg.): Praxis der Intensivtherapie. Thieme, Stuttgart- New York, 6. Auflage, 1994: 1134.

1.5 Immunsuppressions- und Abstoßungstherapie

Ziel der immunsuppressiven Therapie nach Organtransplantation ist es, die Abstoßungsreaktion zu unterdrücken und dabei die immunologische Reaktivität des Empfängerorganismus gegenüber Infektionserregern weitgehend zu erhalten. Da das Risiko von Abstoßungsreaktionen während der gesamten Überlebenszeit eines Transplantates droht, ist gegenwärtig eine lebenslange immunsuppressive Therapie erforderlich. Bei Infektionen kann die immunsuppressive Therapie zwar gelockert bzw. die Dosierungen reduziert werden, um dem Transplantierten eine ausreichende immunologische Kompetenz während des Infektes zu ermöglichen, sie darf jedoch nie ganz abgesetzt werden.

Die Dosisreduktion sollte hierbei ausschließlich durch das Transplantationszentrum bzw. die zuständige Transplantationsambulanz erfolgen, ggf. sollte eine stationäre Aufnahme bei zu erwartenden komplizierten Infektionsverläufen erwogen werden.

Bei der immunsuppressiven Therapie werden eine initiale Induktions-, eine permanente Basis- oder Erhaltungs- und eine Abstoßungs- bzw. Rejektionstherapie unterschieden. Diese richten sich nach der Art des Transplantats und dem jeweiligen immunsuppressiven Protokoll des Transplantationszentrums. Die derzeit üblichen immunsuppressiven Protokolle werden in den einzelnen Organkapiteln erläutert.

Grundsätzlich erfolgt nach der Transplantation eine hochdosierte initiale Induktionstherapie (Quadrupel-Therapie) in Verbindung mit Anti-Thymozyten-Globulin (ATG) über einen oder mehrere Tage. Im weiteren Verlauf erhalten die Patienten in Abhängigkeit vom transplantierten Organ je nach Klinikprotokoll eine immunsuppressive Erhaltungstherapie als Tripel- oder Dual-Therapie, später auch individuell als Monotherapie mit Cyclosporin A (Sandimmun oral®, Optoral®) oder Tacrolimus (Prograf®). Das Bestreben ist es, die immunsuppressive Therapie und deren Nebenwirkungen soweit wie möglich zu reduzieren – unter der Maßgabe „soviel wie nötig und so wenig wie möglich", ohne jedoch das Risiko von akuten Abstoßungsreaktionen zu erhöhen. Bei zu hoher immunsuppressiver Therapie steigt das Risiko für Infektionen und im Langzeitverlauf insbesondere für Malignome.

Zur Immunsuppression stehen derzeit Cyclosporin A, Tacrolimus (FK506), Prednisolon, Azathioprin, Mycophenolsäure, ALG/ATG, OKT3, Methotrexat und Cyclophosphamid zur Verfügung. Rapamycin und chimäre oder humanisierte Anti-Interleukin-2-Antikörper werden derzeit noch auf ihre Wirksamkeit und Verträglichkeit geprüft – die ersten klinischen Ergebnisse sind vielversprechend.

Die Rejektionstherapie wird zunächst mit einer Methylprednisolon-Stoßtherapie mit je 500 (–1 000) mg/Tag in der Regel für 3 Tage, aber auch bis zu 7 Tagen und länger durchgeführt. In Einzelfällen genügt es bei geringgradigen Rejektionen die Erhaltungstherapie der Immunsuppression zu erhöhen. Je nach Transplantationszentrum und Einschätzung einer geringgradigen Abstoßung kann auch als weitere Stufe die temporäre Erhöhung der Immunsuppression durch eine Dosissteigerung von Cortison, die in Form einer oralen Applikation, als sogenanntes orales Cortisonschema (z. B. 2 × 50 mg je am 1./2. Tag, 2 × 40 mg am 3. Tag, 2 × 30 mg am 4. Tag, 2 × 20 mg am 5. Tag, 2 × 15 mg am 6. Tag, 2 × 10 mg je am 7./8. Tag, dann Erhaltungsdosis ab dem 9. Tag), verordnet wird. Beim Vorliegen einer steroidresistenten Rejektion erfolgt die Therapie mit Anti-Thymozyten-Globulin (ATG) oder monoklonalen T-Zell-Antikörpern (OKT3; CD3-Antikörper) über 3 bis maximal 10 Tage. Seit Einführung von ATG findet Anti-Lymphozyten-Globulin (ALG) aufgrund seiner fehlenden Spezifität für Lymphozyten-Subpopulationen, die für die Abstoßung verantwortlich sind, in der Regel keine Anwendung mehr.

In einigen Fällen ist bei häufigen oder steroidresistenten Rejektionen die Umstellung der immunsuppressiven Therapie von Cyclosporin A z. B. auf Tacrolimus (FK506) oder die zusätzliche Gabe von Mycophenolsäure indiziert. Dies wird jedoch von Transplantationszentrum zu Transplantationszentrum unterschiedlich gehandhabt. Sollten Rejektionen unter den o.g. Therapien weiter sistieren, können Methotrexat, Bestrahlungen von Lymphknotenregionen oder die Plasmapherese eingesetzt werden. Bei überwiegend humoralen Abstoßungen findet neben der Bestrahlung von Lymphknotenregionen und der Plasmapherese die Gabe von Cyclophosphamid Verwendung, das besser als die vorgenannten Immunsuppressiva die Proliferation von B-Lymphozyten unterdrückt. Im folgenden sollen kurz die einzelnen Immunsuppressiva erläutert werden:

Cyclosporin A (Sandimmun®, Sandimmun Optoral®, Neoral®), ein 1976 entdecktes und seit 1980 eingesetztes zyklisches Peptid wirkt hauptsächlich über die Hemmung der Bildung von Interleukin 2 (IL-2). Die Substanz greift über die Hemmung des Calcineurin-Calmodulin-Komplexes in die Transkriptionskontrolle des Interleukin 2-Gens und weiterer Zytokine ein. Cyclosporin A wird zur Induktions- und Erhaltungstherapie verwendet. Die Dosierung von Cyclosporin A richtet sich nach dem Körpergewicht des Patienten, regelmäßigen Vollblutspiegelbestimmungen (Talspiegel) und dem transplantierten Organ (ca. 2 × 2 mg/kg/KG/Tag); es wird zweimal täglich verabreicht (morgens/ abends).

Nebenwirkungen des Cyclosporins sind vor allem Nephro- und Neurotoxizität (Tremor, Kopfschmerzen, Insomnie), arterielle Hypertonie, Hyperlipidämie, Hirsutismus, Gingivahyperplasie und Osteoporose durch eine verminderte Kalziumresorption über den Darm. Durch Interaktion mit anderen Medikamenten kommt es teilweise zu erheblichen Blutspiegelschwankungen. Da Cyclosporin A durch Cytochrom-P450-System metabolisiert wird, kommt es bei gleichzeitiger Einnahme von Ketokonazol, Erythromycin, Diltiazem oder Doxycyclin zum Anstieg des Cyclosporin-Vollblutspiegels (Metabolismushemmung) bei unveränderter Dosierung. Bei zusätzlicher Einnahme von Phenytoin, Barbituraten oder Rifampicin kommt es durch Cytochrom-P450-Induktion zum Blutspiegelabfall. Engmaschige Blutspiegelkontrollen zur Dosisfindung bzw. -anpassung sind deshalb erforderlich. Bei Verdacht auf toxische Nebenwirkungen werden CyA-Metabolite in Form der polyklonalen Cyclosporinspiegel ebenfalls bestimmt; das Verhältnis zwischen poly- und monoklonalem Spiegel sollte dabei im Normalfall ungefähr 3:1 betragen. Für die Behandlung von Kindern ist die Blutspiegelanalytik von großer Bedeutung, da in Abhängigkeit vom Alter ein erhöhter hepatischer Metabolismus besteht, der, bezogen auf das Körpergewicht, höhere Dosierungen als bei Erwachsenen erfordert.

Tacrolimus (FK506; Prograf®), ein 1984 entdecktes Makrolid mit nahezu identischem Wirkungmechanismus wie Cyclosporin A, besitzt, bezogen auf die applizierte Menge, eine ca. zehn- bis hundertmal höhere immunsuppressive Wirkung, die allerdings nicht mit einer höheren therapeutischen Breite im Vergleich zu Cyclosporin A verbunden ist. Tacrolimus wird neben der Induktions- und Erhaltungstherapie auch gelegentlich zur Abstoßungsbehandlung eingesetzt. Gegenüber Cyclosporin A hat Tacrolimus eine höhere Wirkung bei der Verhinderung akuter und chronischer Abstoßungen nach Lebertransplantation gezeigt. Studien für herz- und nierentransplantierte Patienten sind derzeit noch nicht abgeschlossen. Die Dosierung von Tacrolimus richtet sich ebenfalls nach regelmäßigen Vollblutspiegelbestimmungen (Talspiegel) und dem transplantierten Organ und wird zweimal täglich verabreicht (morgens/abends). Nebenwirkungen sind vor allem Neuro- (Tremor, Kopfschmerzen, Insomnie) und Nephrotoxizität, arterielle Hypertonie, gastrointestinale Beschwerden (Diarrhoe, Völlegefühl), Anämie, Alopezie und ein diabetogener Effekt. Blutspiegelveränderungen bei der Einnahme von anderen Medikamenten werden unter Tacrolimustherapie wie bei Cyclosporin A beobachtet.

Azathioprin (Imurek®, Imuran®), ein 1961 entwickelter und schon lange im Einsatz befindlicher Antimetabolit (6-Mercaptopurinderivat), verhindert relativ unspezifisch die Zellproliferation durch Alkylierung von DNA-Precursoren. Es führt daher zur Hemmung von verschiedenen Enzymsystemen und der Konversion von Inosinmonophosphat zu Adenosin- und Guanosinmonophosphat. Es hat bei relativ moderater immunsuppressiver Wirkung eine erhebliche Myelotoxizität, die zu schweren Störungen der unspezifischen Abwehrmechanismen (Knochenmarkdepression mit Leukopenie und Thrombozytopenie, Funktionsstörungen der Phagozyten) führen können. Es ist mutagen und kann zu Chromosomenbrüchen führen. Azathioprin kann eine schwere Pankreatitis induzieren. Es wird einerseits nach Körpergewicht (1–3 mg/kgKG) und andererseits entsprechend der Überwachung der Nebenwirkungen durch das Monitoring der Myelotoxizität überwacht, wobei Leukozytengesamtwerte zwischen 4 000–6 000/nl angestrebt werden. Azathioprin wird zur Induktions- und Erhaltungstherapie eingesetzt. Beim Einsatz von Azathioprin ist die Interaktion mit Allopurinol zu beachten, da Allopurinol durch die Hemmung der Xanthinoxidase zur Reduktion des Azathioprinabbaus und damit zur Wirkungssteigerung führt und somit die Dosis reduziert werden muß.

Glukokortikoide, insbesondere Prednisolon (Decortin®) und Methylprednisolon (Urbason®) zur Abstoßungsbehandlung, sind schon lange zur immunsuppressiven Therapie nach Organtransplantation im Einsatz. Wichtige Wirkungskomponenten sind der antiinflammatorische Effekt, der unter anderem auf der Phospholipase A2-Hemmung beruht. Des weiteren inhibieren sie die Bildung von Interleukin-1 und weiteren Zytokinen sowie die Expression von Adhäsionsmolekülen in dendritischen Zellen und Makrophagen und greifen damit in die Interaktion zwischen T-Lymphozyten und antigenpräsentierenden Zellen (APC) ein. Glukokortikoide werden zur Induktions-, Erhaltungs- und Abstoßungstherapie eingesetzt. Die vielfältigen Nebenwirkungen (u. a. Wundheilungsstörungen,

Diabetes mellitus, arterielle Hypertonie, Hyperlipidämie, Osteoporose, Hautatrophie, avaskuläre Knochennekrosen, Adipositas, Katarakt, Akne, peptische Ulcera, Sehnendegeneration, etc.) sind weitgehend dosisabhängig und können mit den heutzutage gängigen Dosierungsschemata weitestgehend eliminiert bzw. verhindert werden. Bei Kindern wird in Anbetracht der vielen Nebenwirkungen sowie der möglichen Wachstumsretardierung und der Ausbildung eines cushingoiden Habitus versucht, die Steroide als Erhaltungstherapie rasch nach der Transplantation auszuschleichen bzw. sehr gering zu dosieren oder sie gar nicht einzusetzen. Für die Abstoßungsbehandlung finden sie bei Kindern wie bei Erwachsenen Anwendung.

Mycophenolat Mofetil (CellCept®), ein schon 1986 aus einer Peniciliumspezieskultur isolierter und beschriebener Antimetabolit, der in vivo zu Mycophenolsäure umgewandelt wird und eine spezifische Inhibition des Enzyms Inositolmonophosphatdehydrogenase (INMDH) und damit der Guanosin-Nukleotid-de-novo-Synthese bewirkt, besitzt eine bessere Selektivität für T- und B-Lymphozyten als gegenüber anderen proliferierenden Körperzellen. Mycophenolat Mofetil wird zwischen 0,5–3 g/Tag dosiert bzw. bei Nebenwirkungen entsprechend angepaßt. Es wird zur Induktions-, Erhaltungs- und Abstoßungstherapie eingesetzt. Wichtige Nebenwirkungen sind gastrointestinale Beschwerden (Übelkeit, Erbrechen, Völlegefühl, Diarrhoe) und Knochenmarkdepression, insbesondere Thrombozytopenien. Es wird bisher erfolgreich nach Herz-, Nieren- und Lebertransplantation eingesetzt.

Rapamycin (Sirolimus; Rapamune®), ein in den 70er Jahren ursprünglich für die antimykotische Therapie entwickeltes macrocyclisches Lacton (Makrolid), ist intrazellulär mit dem gleichen Bindungsprotein assoziiert wie Tacrolimus, hat aber einen anderen Wirkungsmechanismus. In präklinischen Studien zeigte es eine deutliche Involution von lymphatischem Gewebe und erlangte so das Interesse als immunsuppressive Substanz. Es hemmt einerseits die T-Zell-Proteinsynthese durch Kinasen-Inhibition (7-S-Kinasen) und andererseits die intrazelluläre Transduktion des Proliferationssignals, das durch die Bindung von Interleukin-2 an seinen Rezeptor verursacht wird. Während der bisherigen Studien wurde ein Einfluß auf die glatte Gefäßmuskulatur beschrieben, so daß Rapamycin möglicherweise durch Hemmung der Intimaproliferation Einfluß auf chronische Abstoßungsreaktionen (Graftsklerose) haben könnte. Die Dosierung von Sirolimus richtet sich derzeit nach regelmäßigen Vollblutspiegelbestimmungen (0,5–2 ng/Tag). Wichtige Nebenwirkungen sind die Knochenmarksdepression mit ausgeprägter Thrombozytopenie, gastrointestinale Beschwerden (Übelkeit, Völlegefühl), Kopfschmerzen und bei vorbelasteten Patienten Migräneanfälle. Sirolimus ist nicht nephrotoxisch. Es wird derzeit in klinischen Studien für die Induktions- und Erhaltungstherapie nach Herz-, Leber- und Nierentransplantation geprüft.

Antilymphozytenglobulin (ALG) oder **Antithymozytenglobulin** (ATG; Atgam® oder Thymoglobulin®), seit Ende der 60er bzw. Mitte der 70er Jahre zugelassene und eingesetzte polyklonale Kaninchen- oder Pferde-Antikörper gegen lymphozytäre Antigene, werden zur Induktions- und Abstoßungstherapie eingesetzt (1,5–2,5 mg/kgKG/Tag). Mit ALG/ATG kann kurzfristig eine starke Immunsuppression erreicht werden, die mit einer ausgeprägten Lymphopenie einhergeht.

Der Effekt auf das Immunsystem ist unspezifisch, da alle Lymphozytenpopulationen vermindert werden. Die Nebenwirkungen bleiben jedoch auf das Immunsystem beschränkt (Infektionen). Da ALG/ATG zur Antikörperbildung führen, ist die Wirkung zeitlich begrenzt. Nach Intrakutantest, zur Abklärung einer Überempfindlichkeit, erfolgt die Verabreichung in der Regel morgens um ein eventuell während der nächtlichen Schlafphase des Patienten auftretendes Zytokin-Syndrom (cytokine-releasing-Syndrom; mit Urtikaria, Fieber, Hämolyse, Thrombozytopenie, anaphylaktischer Reaktion bis hin zum Schock) zu erkennen. Als Prophylaxe erhalten die Patienten 60 Minuten vor ATG-Gabe einen H_1- und H_2-Blocker intravenös, ggf. i. v.-Cortison.

OKT3 (Orthoclone®) ist ein spezifischer monoklonaler CD3-Antikörper, der zur Blokkade und Elimination von T-Lymphozyten führt. Dieser Antikörper ist gegen einen Bestandteil des Antigenrezeptor-Komplexes auf den T-Zellen gerichtet und führt nach Applikation zu einer ausgeprägten Lymphopenie und einer sehr potenten, aber nur wenig selektiven Immunsuppression. OKT3 findet bei steroidresistenten Abstoßungsreaktionen Anwendung und muß unter Intensivüberwachung durchgeführt werden, da es nach Erstinjektion zu einer massiven Freisetzung von Lymphokinen führt (cytokine-release-Syndrom; Interleukin-2, γ-Interferon, TNF, etc.). Hierbei kann es zu einem Temperaturanstieg mit Schüttelfrost, zum capillary-leakage-Syndrom, zum Lungenödem oder zu bronchospastischen Reaktionen bis hin zur Enzephalopathie, zu Krampfanfällen oder aseptischen Meningitiden kommen, die durch eine medikamentöse Prophylaxe vor der Erstgabe weitestgehend verhindert werden kann (Paracetamolgabe, i. v.-H_1- und H_2-Blocker, ggf. i. v.-Cortisongabe). Da es sich um einen Mausantikörper handelt, kommt es relativ schnell, sogar unter laufender Therapie, zur Bildung von neutralisierenden Antikörpern. Es wird in einer Dosis von 5mg/Tag verabreicht. OKT3 ist derzeit für die Induktions- und Abstoßungstherapie zugelassen.

Interleukin-2-Antikörper (IL-2-AK; z. B. Basiliximab = Simulect® = monoklonaler CD25-Antikörper) in Form von chimären oder humanisierten monoklonalen Antikörpern reagieren mit den Interleukin-2-Rezeptoren von aktivierten T-Lymphozyten. Sie reagieren nur mit Lymphozyten, die dieses Rezeptor-Molekül nach vorheriger Aktivierung exprimieren. Da es sich bei Basiliximab um murine Antikörper handelt kommt es in 1–3 % der Fälle zur Bildung von neutralisierenden Antikörpern. IL-2-Antikörper sind derzeit nur zur Induktionstherapie zugelassen und werden in zwei Einzelgaben (20 mg) für die Leber-, Lungen- und Nierentransplantation genutzt.

Eine Lösungsmöglichkeit des Problems der Bildung neutralisierender Antikörper gegen die Antikörperpräparationen ist die Herstellung humanisierter monoklonaler Antikörper (z. B. Daclizumab = Zenapax®), bei denen alle Molekülbereiche außerhalb der Antigenanbindungsstelle gentechnologisch durch homologe humane Aminosäurensequenzen ersetzt werden. Die Immunisierung gegen diese humanisierten Antikörper beträgt zwischen 3 und 7 %. Daclizumab bindet hierbei spezifisch an eine Untereinheit des an der Zelloberfläche exprimierten IL-2-Rezeptors aktivierter Lymphozyten. Es wird in einer Dosierung von 1 mg/kgKG/Tag verabreicht und zeigte in ersten klinischen Studien nach Nierentransplantation mit insgesamt 5 Gaben im Intervall von 14 Tagen eine Reduktion der

Inzidenz für akute Abstoßungen bis zu 40% in den ersten sechs postoperativen Monaten. Verschiedene humanisierte monoklonale Antikörper befinden sich noch in der klinischen Erprobung, die längere Halbwertzeiten zeigen und noch seltener zur Induktion von neutralisierenden Antikörpern führen sollen. Damit ist zu erwarten, daß mit diesen Antikörpern auch langfristig andauernde immunsuppressive Effekte zu erreichen sind. Als Untersuchungsmaterial zur Überwachung der Cyclosporin A- und Tacrolimus-Talspiegel dient EDTA-Blut. Der Talspiegel wird in der Regel 12 Stunden nach der letzten Einnahme bestimmt. In den ersten zwei postoperativen Wochen wird der Talspiegel bis zur Erreichung des gewünschten Wertes in der Regel täglich bestimmt, danach 3 ×/Woche und nach vier Wochen 1 ×/Woche, bei Komplikationen (Spiegelschwankungen, akuten Abstoßungen, weiteren neuen Medikamenten, etc.) entsprechend auch öfter.

Tabelle 4: Einsatzgebiet verschiedener in der Bundesrepublik Deutschland zugelassener Immunsuppressiva nach Organtransplantation

Substanz	Induktionstherapie	Erhaltungstherapie	Abstoßungstherapie
Cyclosporin A	+	+	–
Tacrolimus (FK506)	+	+	(+)
Azathioprin	+	+	–
Corticosteroide	+	+	+
Mycophenolat Mofetil	+	+	–
ALG/ATG	+	–	+
OKT3	(+)	–	+
IL-2-Rezeptorblocker	+	–	–

Tabelle 5: Nebenwirkungen der gebräuchlichsten Immunsuppressiva

Nebenwirkungen	CyA	FK	Aza	Cort	Myc	ALG/ ATG	OKT3
Nephrotoxizität	+	+	–	–	–	–	–
Neurotoxizität	+	++	–	–	–	–	–
Diabetogener Effekt	+	++	–	++	–	–	–
Gastrointestinale Nebenwirkungen	–	++	++	–	++	–	–
Arterielle Hypertonie	+++	++	–	++	–	–	–
Hyperlipidämie	++	–	–	+	–	–	–
Hirsutismus	+	–	–	–	–	–	–
Gingivahyperplasie	+	–	–	–	–	–	–
Alopecie	–	+	–	–	–	–	–
Leukopenie	–	+	++	–	+/++	+++	+++
Anämie	–	+	+	–	–	–	–
Osteoporose	+	–	–	+++	–	–	–
Adipositas	–	–	–	++	–	–	–

Tabelle 6: Empfohlene therapeutische Bereiche (spezifische Spiegel) von Cyclosporin A und Tacrolimus (FK506) nach Organtransplantation (Angaben in ng/ml)

Cyclosporin A	Herz-Tx	Lungen-Tx ebenso HLTx	Leber-Tx	Nieren-Tx	Pankreas-Tx	Dünndarm-Tx
1.–4. pop. Woche	250–300	350–400	150–250	150–250	200–250	–
bis zu 1 Jahr	180–250	300–350	100–180	100–200	150–200	–
danach	100–150	250–300	80–120	50–150	80–150	–
Tacrolimus						
1.–4. pop. Woche	10–20	15–20	10–15	5–15	15–20	≈ 20
bis zu 1 Jahr	10–15	10–20	5–10	5–10	10–20	10–15
danach	5–10	10–15	4–8	3–8	5–10	5–10

Weiterführende Literatur

[1] Wood, K. (ed.): The Handbook of Transplant Immunology. Med Sci Publications, 1995.
[2] Wonigeit, K.: Immunsuppression bei Organtransplantation. Internist 37 (1996) 229.
[3] Hammer, C.: Immunreaktion und Immunsuppression bei Transplantationspatienten. Intensiv 3 (1995) 16.
[4] Immunsuppressive Therapie nach Organtransplantationen. Der Arzneimittelbrief 27–8 (1993) 57.
[5] Largiader, F. (Hrsg.): Checkliste Organtransplantation. Thieme, Stuttgart-New York, 2. Auflage, 1999.

1.6 Komplikationen und Nebenwirkungen der Pharmakotherapie nach Transplantation

Die häufigsten früh-postoperativen Komplikationen sind das Transplantatversagen (primäres Graftversagen durch Konservierungsschaden, zu lange Ischämiezeit, etc.; selten chirurgische Fehler) und durch die initial notwendige hochdosierte immunsuppressive Therapie induzierte Infektionen (z. B. Pneumonien). Im weiteren früh-postoperativen Verlauf (Tag 0–30) stellen die akute Transplantatabstoßung und Infektionen die Haupttodesursachen dar. Neben bakteriellen Infektionen (Tab. 7) treten bei Organtransplantierten häufig virale Infektionen, insbesondere Cytomegalie-Virus-Infektionen, aber auch Herpes- und Epstein-Barr-Virus-Infektionen auf. Hepatitiden werden häufiger bei lebertransplantierten Patienten als Reinfektion bzw. de-novo-Infektion gefunden, stellen aber im allgemeinen eher eine untergeordnete Rolle der viralen Infektionen bei organtransplantierten Patienten dar.

Einziger Impfschutz derzeit stellt die Hepatitis-B-Impfung dar, die jeder organtransplantierte nach Evaluierung erhalten sollte, sofern er nicht schon immunisiert ist. Bei CMV-Infektionen besteht die Möglichkeit der i. v./p. o.-Therapie mit Ganciclovir, bei Herpes-Infektionen mit Aciclovir i. v./p. o. Patienten mit niedrigem Risiko erhalten im ersten halben Jahr 3 × 200 mg Aciclovir p. o. als Prophylaxe, Hochrisikopatienten bis zu 3 × 800 mg Aciclovir p. o./Tag. Wichtig ist hierbei in den ersten Monaten das regelmäßige serologische Screening der Patienten, bevor es zu einer manifesten schweren Infektion kommt. Impfungen mit attenuierten Virusstämmen nach der Transplantation sind wegen der Gefahr der generalisierten Infektion verboten. Die Patienten sollten nach Organtransplantation lediglich regelmäßig jeden Herbst gegen Influenza geimpft werden.

Als Prophylaxe gegen bakterielle Infektionen nach der Transplantation erhalten die Patienten je nach Transplantationszentrum ein Antibiotikum über mehrere Tage (5–10 Tage), in der Regel ein Breitspektrum-Penicillin oder ein Cephalosporin. Zur Prophylaxe gegen Candida-Infektionen, insbesondere im Oropharyngealbereich (Mund-/Ösophagus-Soor) erhalten die Patienten Amphomoronal-Mundspülungen oder Mundpinselungen, gegen Pneumocystis-carinii-, Listerien- und Nocardien-Infektionen Sulfamethoxazol/Trimethoprim 1 Tbl./Tag bzw. 3 × wöchentlich 2 Tbl. je nach transplantiertem Organ, immunsuppressiver Therapie und Infektionsgefahr (Alternative zur PcP-Infektions-Prophylaxe: Inhalationen mit Pentamidin, insbesondere bei Lungentransplantierten).

Im Langzeitverlauf stehen bei Organtransplantierten neben der weiterhin bestehenden Gefahr von Infektionen insbesondere die Entwicklung von Malignomen (Hauttumore, insbesondere Basaliome; Karzinome und Non-Hodgkin-Lymphome (B-Zell-Lymphome)) und die Folgen chronischer Abstoßungsprozesse mit Funktionseinschränkungen des jeweiligen Organs im Vordergrund. Schon wenige Tage bis Wochen nach der Transplantation kann es zur Entwicklung einer arteriellen Hypertonie, zum Diabetes mellitus, Adiposi-

Tabelle 7: Häufige Erreger nach Organtransplantation

grampositive Erreger	Staphylokokken, Enterokokken, Hämophilus, Pneumokokken, Listerien, Legionellen
gramnegative Erreger	E. coli, Enterobacter, Klebsiellen, Pseudomonas, Serratia, Acinetobacter
Anaerobier	Clostridien, Bacteroides, Nocardien
sonstige Bakterien	Mykoplasmen, Chlamydien
Pilze	Candidaspezies, Aspergillen, Mucor, Cryptococcus
Viren	Cytomegalie, Herpes simplex/zoster, Epstein-Barr, Adenoviren, Rotaviren, Papovaviren
Parasiten	Pneumocystis carinii, Toxoplasma gondii

tas, zu Nierenfunktionseinschränkungen mit kompensierter Retention bis hin zum Nierenversagen mit Dialysepflichtigkeit durch die immunsuppressive Therapie kommen (insbesondere durch Cyclosporin, Tacrolimus und Cortison). Nach langfristiger immunsuppressiver Therapie werden zusätzlich Osteoporose und periphere arterielle Verschlußkrankheiten sowie Schlaganfälle beobachtet, diese können jedoch bei entsprechender Vorerkrankung auch schon früher in Erscheinung treten. Die für die einzelnen Organtransplantate spezifischen Komplikationen werden jeweils in den Kapiteln des speziellen Teils „Früh- und Spätkomplikationen" erläutert.

Allgemeine Aspekte nach Organtransplantation

Im allgemeinen müssen Organtransplantierte aufgrund der Immunsuppression vor operativen Eingriffen oder einer zahnärztlichen Behandlung eine antibiotische Prophylaxe erhalten, da es häufig zur Keimeinschwemmung kommt, die für diese Patienten schwerwiegende Folgen haben kann (z. B. Endokarditis, Sepsis). Grundsätzlich sollten Transplantierte wegen ihrer „künstlich induzierten Immunschwäche" und der Gefahr der Übertragung von Krankheitserregern (z. B. Toxoplasmose) keine Haustiere halten und auch blumenerdehaltige Pflanzentöpfe gegen Hydrokulturen austauschen, da in der Blumenerde Pilzsporen, insbesondere Aspergillensporen, enthalten sein können, die dadurch eine hohe Konzentration in der Raumluft erlangen und durch Einatmen in die Lungen der Patienten gelangen können. Der Aufenthalt im Freien ist aufgrund der geringen Pilzsporen-Konzentrationen eher unbedenklich. Ausnahmen sind windige Witterungen im Frühjahr und Herbst bei denen Organtransplantierte gerade im ersten postoperativen Jahr einen Mundschutz im Freien tragen sollten.

Im ersten halben Jahr nach der Transplantation wird Organtransplantierten von der Benutzung öffentlicher Schwimmbäder/Saunen (Legionellen), Verkehrsmittel oder der Besuch größerer Veranstaltungen (Konzerte, Hallensportveranstaltungen, etc. [Erkältungen, Grippe, etc.]), wegen der deutlich erhöhten Infektionsgefahr, abgeraten. Im Einzelfall sollten Organtransplantierte bei großen Menschenansammlungen einen Mundschutz tragen. Im Langzeitverlauf ist die Infektionsgefahr aufgrund der üblichen Reduktion der Immunsuppression eher als gering einzuschätzen, aber höher als bei einer nicht-immunsupprimierten Person. Grundsätzlich können Organtransplantierte im Langzeitverlauf wieder öffentliche Verkehrsmittel benutzen und wieder fast alle Berufe ausüben. Schwangerschaften nach Organtransplantation sind grundsätzlich möglich und stellen für die Mutter kein hohes Risiko dar. Jedoch sollte das erste postoperative Jahr abgewartet werden (geringere Immunsuppression) und dann eine engmaschige Betreuung der Patientin durch das Transplantationszentrum und die zuständige Frauenklinik erfolgen. Über komplikationslose und erfolgreiche Schwangerschaften nach Organtransplantation wurde schon aus mehreren Transplantationszentren berichtet. Beim Urlaub und beim Reisen gibt es keine Einschränkungen für Organtransplantierte. Grundsätzlich sollte die Möglichkeit einer Blutentnahme oder einer stationären Aufnahme am Urlaubsort bestehen.

1.7 Indikation zur Organtransplantation

Indikation zur Organtransplantation ist das terminale Versagen eines Organs oder Organsystems, das durch eine anderweitige medikamentöse, intensivmedizinische oder chirurgische Therapie nicht mehr zu beheben bzw. zu beeinflussen ist. Für die Entscheidung, d.h. die Indikationsstellung bzw. die Listung eines Patienten zur Transplantation, ist nach dem Transplantationsgesetz das jeweilige Transplantationszentrum verantwortlich. Nach entsprechender Evaluierung und Akzeptanz des Patienten zur Transplantation durch das jeweilige Transplantationszentrum erfolgt die Meldung bei Eurotransplant (ET) in Leiden/Holland mit den verschiedenen Dringlichkeitsstufen: normale Dringlichkeit (T = transplantabel), hohe Dringlichkeit (HU = high urgency) und nicht transplantabel (NT; z. B. bei passageren Infektionen des Empfängers, der nach Restitutio wieder als transplantabel gemeldet werden kann) (s. a. Kap. 1.3, S. 13).

2. Spezieller Teil

2.1 Herztransplantation (HTx)

R. Pfitzmann, M. Hummel, R. Hetzer

Über die erste erfolgreiche heterotop-cervikale Herztransplantation beim Hund berichteten Alexis Carrel und Charles C. Guthrie erstmals 1905, das Herz schlug rund zwei Stunden. Durch ihre grundlegenden Arbeiten über Gefäßanastomosen seit 1902 hatten sie hiefür die chirurgisch-technischen Voraussetzungen geschaffen. Erst zwanzig Jahre später wurde das Thema dann wieder von F. C. Mann, J. T. Priestley, J. Markowitz und W. M. Yater aufgegriffen. Neben allgemeinen Beobachtungen beschrieben sie auch erstmals das Phänomen der zellulären Abstoßung. Im Jahre 1962 berichtete P. V. Demikhov über insgesamt 24 verschiedene anatomische Varianten der heterotopen HTx beim Hund, die er seit Anfang der 40er Jahre entwickelt hatte. 1946 berichtete er erstmals über eine heterotop-intrathorakale HTx. Er erreichte 1956 mit diesem Modell Überlebenszeiten bis zu 32 Tagen. Zwischen 1951 und 1955 führte er ohne extrakorporale Zirkulation heterotop-intrathorakale HTx mit Überlebenszeiten von bis zu 15 Stunden durch, wobei in diesen Experimenten das Transplantat schon die komplette Zirkulation des Empfängerorganismus übernahm (auxiliäre HTx). 1957 berichteten W. R. Webb und H. S. Howard von der Wiederherstellung der Funktion eines gekühlten Herzens. Sie konnten an heparinisierten, mit einer Kalium-Zitrat-Lösung perfundierten Herzen nach heterotoper Transplantation bei niedrigen Temperaturen (4 °C) längere Überlebenszeiten zeigen. Erst nach Einführung der extrakorporalen Zirkulation durch John H. Gibbon jun. 1953 konnte die Zeit zwischen der Explantation des zu ersetzenden Herzens bis zur Funktionsaufnahme des transplantierten Herzens überbrückt werden. 1959 beschrieben dann M. H. Cass und R. Brock erstmals die Operationstechnik, mit Exzision des zu ersetzenden Herzens unter Zurücklassung der Hinterwände beider Vorhöfe und der Stümpfe von Aorta und Pulmonalis und die Implantation mit Durchführung zweier atrioatrialer Anastomosen sowie der Anastomosen der großen Gefäßstümpfe, wie sie heute noch angewandt wird. In den weiteren Jahren wurde diese Technik dann von R. R. Lower, N. E. Shumway und letztlich von C. N. Barnard weiter optimiert. Ebenso wurde die Myokardprotektion mittels lokaler Hypothermie (topische Eiswasserkühlung) durch R. R. Lower und N. E. Shumway verbessert. Am 3. Dezember 1967 war es dann soweit. Dem südafrikanischen Chirurgen Christiaan Barnard gelang am Groote Schuur Hospital in Kapstadt die weltweit erste Herztransplantation beim Menschen. Der Patient überlebte 18 Tage, verstarb jedoch aufgrund einer Überimmunsuppression an den Folgen einer Pneumonie. Diese Pioniertat von C. N. Barnard löste eine weltweite Welle von Herztransplantationen aus, die jedoch im weiteren Verlauf ernüchternde Ergebnisse zeigten: 65 % der Empfänger starben innerhalb der ersten drei postoperativen Monate, nur 7 % überlebten das erste Jahr nach Transplantation. Die anfangs bestehende Euphorie ebbte ab und viele Transplantationszentren verließen dieses Behandlungskonzept aufgrund der schlechten Ergebnisse im Vergleich zu den Ergebnissen des Spontanverlaufs bei Patienten mit Herzinsuffizienz wieder. Lediglich die Arbeitsgruppe von Norman E. Shumway in Stanford forschte gezielt weiter und konnte die 1-Jahres-Überlebensraten in den Jahren von 1968 bis 1978 von 22 % auf 68 % steigern.

Der Durchbruch gelang letztendlich 1981 mit der klinischen Einführung von Cyclosporin A und den damit deutlich verbesserten Überlebensraten.

Seit nunmehr über 15 Jahren stellt die Herztransplantation ein klinisch etabliertes Routineverfahren zur Behandlung der terminalen Herzinsuffizienz mit sehr guten Ergebnissen dar.

Weiterführende Literatur

[1] Carrel, A., C.C. Guthrie: The transplantation of veins and organs. Am Med 10 (1905) 1101.
[2] Mann, F.C., J.T. Priestley, J. Markowitz et al.: Transplantation of the intact mammalian heart. Arch Surg 26 (1933) 219.
[3] Demikhov, V.P.: Experimental transplantation of vital organs. Consultants Bureau, New York,1962.
[4] Webb, W.R., H.S. Howard: Restoration of function of the refrigerated heart. Surg Forum 8 (1957) 302.
[5] Gibbon jr., J.H.: Application of a mechanical heart and lung apparatus to cardiac surgery. Minn Med 37 (1954) 171.
[6] Cass, M.H., R. Brock: Heart excision and replacement. Guy Hosp Rep 108 (1958) 285.
[7] Lower, R.R., N.E. Shumway: Studies on orthotopic homotransplantation of the canine heart. Surg Forum 11 (1960) 18.
[8] Lower, R.R., E. Dong, N.E. Shumway: Long-term survival of cardiac homografts. Surgery 58 (1965)110.
[9] Barnard, C.N.: The operation: A human cardiac transplant: An interim report of a successful operation performed at Groote Schuur Hospital, Cape Town. S Afr Med J 41 (1967) 1271.
[10] Barnard, C.N.: Human cardiac transplantation: An evaluation of the first two operations performed at the Groote Schuur Hospital, Cape Town. Am J Cardiol 22 (1968) 584.
[11] Griepp, R.B.: A decade of human heart transplantation in man. Transplant Proc (1979) 285.

2.1.1 Indikationen

Indikation zur HTx ist die terminale, medikamentös therapiefraktäre Herzinsuffizienz NYHA (New York Heart Association) Stadium III und IV (Stadium III: Beschwerden bei leichter Belastung bzw. bei Stadium IV: in Ruhe; s. auch Tab. 1). In der Regel haben diese Patienten eine links-ventrikuläre Ejektionsfraktion < 20–25 %, einen Herzindex < 2,0 $l/min/m^2$, pathologische pulmonalarterielle Drücke bzw. Druckanstiege unter Belastung und einen maximalen 0_2-Verbrauch < 12 ml/kg/min mit Entwicklung eines anaeroben Metabolismus unter Belastung. Als weitere Parameter zur Indikationsstellung können auch rezidivierende Links- oder Rechtsherzdekompensationen, höhergradige Rhythmusstörungen, ein Herz-Thorax-Quotient von > 55 %, ein linksventrikulärer enddiastolischer Diameter (LVEDD) > 75 mm bzw. endsystolisch (LVESD) > 65 mm, ein linksventrikulärer enddiastolischer Druck > 20 mmHg, ein zentraler Venendruck > 15 mmHg oder eine Verkürzungsfraktion (FS) < 15 % herangezogen werden. Bei der Beurteilung des linksventrikulären enddiastolischen und endsystolischen Diameters sind dabei die Körpergröße bzw. das Körpergewicht zu berücksichtigen. Häufig finden sich bei terminal herzinsuffizienten Patienten auch Mitral- und Trikuspidalklappeninsuffizienzen, die berücksichtigt werden sollten. Als we-

Tabelle 1: Stadieneinteilung der Herzinsuffizienz nach der New York Heart Association (NYHA) und den hämodynamischen Kriterien von Reindell und Roskamm

Stadium	Klinischer Befund	Hämodynamischer Befund
I	keine Beschwerden bei normaler Belastung	erhöhte Füllungsdrücke unter Belastung, normales Herzzeitvolumen
II	keine Beschwerden in Ruhe und leichter Belastung, aber bei normaler Belastung	erhöhte Füllungsdrücke bereits in Ruhe, normales Herzzeitvolumen
III	keine Beschwerden in Ruhe, aber bei leichter Belastung	normales Herzzeitvolumen, jedoch unzureichender Anstieg unter Belastung
IV	Beschwerden in Ruhe, Verstärkung bei leichter Belastung	erniedrigtes Ruhe-Herzzeitvolumen

Tabelle 2: Derzeitige Indikationen zur Herztransplantation

Anamnese
Ruhedyspnoe, die bei geringer Belastung verstärkt wird (NYHA-Stadium IV)

Untersuchung
Linksherzdekompensationen (Kaltschweißigkeit, schneller, flacher Puls, 3. Herzton, feuchte Rasselgeräusche)
Rechtsherzdekompensationen (Jugularvenenprominenz, Hepatomegalie, Ikterus, Aszites, Ödeme)

Labor
Serum-Na^+-Erniedrigung < 135 mmol/l, Serum-Noradrenalin > 800 pg/ml, Renin > 15 ng/ml, ANP > 125 pg/ml

EKG
Komplexe ventrikuläre Arrhythmien

Echokardiographie
Linksventrikulärer enddiastolischer Diameter (LVEDD) > 75 mm
Linksventrikulärer endsystolischer Diameter (LVESD) > 65 mm
Verkürzungsfraktion (FS) < 15%

Röntgen-Thorax
Herz-Thorax-Quotient > 0,55

Hämodynamik
Linksventrikuläre Ejektionsfraktion < 20%
Herzindex < 2 $l/min/m^2$
Linksventrikulärer enddiastolischer Druck > 20 mmHg
Zentraler Venendruck > 15 mmHg

Funktionsdiagnostik
Maximale Sauerstoffaufnahme < 10–14 ml/kg/min

sentlicher zuverlässiger und objektivierbarer Parameter wird zur Verlaufskontrolle der Herzinsuffizienz in den meisten Transplantationszentren die funktionelle Kapazität (Ergospirometrie; max. Sauerstoffverbrauch unter Belastung) herangezogen.

Die häufigsten Indikationen sind die dilatative (DKMP, ca. 46%) und ischämische Kardiomyopathie (IKMP, ca. 45%), seltener restriktive (Endomyokardfibrose, Endokardfibroelastose, fibroplastische Endokarditis) oder hypertroph-obstruktive Kardiomyopathien (ca. 1,5%), Herzinsuffizienz bei Herzklappenerkrankungen bzw. nach Herzklappenersatz (ca. 4%) oder komplexen angeborenen Vitien (ca. 2%). Bei der Vorstellung zur Herztransplantation werden Angaben zur Herzerkrankung (DKMP, KHK, etc.), zu Begleiterkrankungen (Diabetes mellitus, Lungenfunktionsstörungen, etc.), zur Nieren- und Leberfunktion und zur aktuellen Medikation (Digitalis, ACE-Hemmer, Diuretika, Antihypertensiva, etc.) erhoben.

Neben dem Schweregrad der Herzinsuffizienz nach der NYHA-Klassifikation werden die Ergebnisse der zuletzt durchgeführten Rechtsherzkatheteruntersuchung (Herzzeitvolumen, [Cardiac output bzw. -index], Pulmonalisdrucke, Lungengefäßwiderstand, peripherer Widerstand) beurteilt und laborchemische und serologische Untersuchungen (Blutgruppenbestimmung, HLA-Typisierung, Hepatitis-Serologie, CMV- Serologie und Screening auf cytotoxische Antikörper) veranlaßt. Unmittelbar vor der Transplantation erfolgen noch einmal Blutuntersuchungen zur Kontrolle der Nieren- und Leberfunktion. Bei längeren Wartezeiten auf der Warteliste oder einer noch akzeptablen Organfunktion ohne Listung stellen sich die Patienten in regelmäßigen Abständen (in der Regel alle 3–6 Monate) wieder in der Transplantationsambulanz zur Überprüfung des klinischen Zustandes (Beschwerdesymptomatik), der aktuellen Medikation, des erneuten echokardiographischen und elektrokardiographischen

Tabelle 3: Derzeitige Kontraindikationen zur Herztransplantation

Grunderkrankung
fixierte pulmonale Hypertonie, d.h. pulmonaler Gefäßwiderstand (PVR) > 240 dyn x s x cm^{-5} oder transpulmonaler Gradient (TPG) > 15 mmHg

Nebenerkrankungen
klinisch manifeste Infektionen, HIV-Infektion
akute Lungenembolie
fortgeschrittene irreversible Niereninsuffizienz/Leberinsuffizienz
nicht kurativ behandelte Tumorerkrankungen
Systemerkrankungen (z.B. Amyloidose)
fortgeschrittene chronische Lungenerkrankungen
fortgeschrittene zerebrale/periphere arterielle Gefäßerkrankungen
bestehender schwerer Nikotin-, Alkohol- oder sonstiger Drogenabusus

psychosozial
unzureichende Compliance

Befundes sowie der Belastbarkeit (Ergospirometrie) vor. Bei Befundverschlechterungen (z. B. Ruhedyspnoe, Herzvergrößerung, zentrale und periphere Stauungszeichen, Zunahme oder Neuauftreten von Rhythmusstörungen, gastraler Stauung mit Appetitlosigkeit, Gewichtsverlust, Kachexie, etc.) werden die Patienten ggf. gelistet bzw. angemeldet oder die Dringlichkeit erhöht. Patienten mit hoher Dringlichkeit oder deutlicher Befundverschlechterung werden hospitalisiert, ggf. mit Katecholaminen, maschineller Beatmung oder mechanischen Kreislaufunterstützungssytemen mit Hilfe der intraaortalen Ballonpumpe (IABP) oder einem uni- oder biventrikulären Assist-System behandelt.

Als Kontraindikationen für die Herztransplantation gelten Tumorerkrankungen, Diabetes mellitus mit manifesten und schweren Sekundärschäden (Niereninsuffizienz, pAVK), akute und chronische Infektionen, fortgeschrittene chronische Lungenerkrankungen, kurzfristig vor der geplanten Transplantation aufgetretene Lungenembolien, fortgeschrittene irreversible Nieren- und Leberinsuffizienzen, bestimmte systemische Erkrankungen wie z. B. Amyloidosen sowie ein Empfängeralter > 65 Jahre. Beim Empfängeralter wird jedoch nach sonstigem gesundheitlichen Zustand des Empfängers auch ein höheres Alter akzeptiert.

Allgemeine Kontraindikationen, die auch für die anderen Organe gelten, sind schwerer Nikotin-, Alkohol- und Drogenabusus sowie eine unzureichende Compliance des Patienten. Eine weitere Kontraindikation zur Herztransplantation stellt die fixierte pulmonale Hypertonie dar, da nach der Transplantation aufgrund des zu hohen fixierten pulmonal-arteriellen Widerstandes (fixierter transpulmonaler Gradient > 15 mmHg (PAm-Druck – PC-Druck), Lungengefäßwiderstand > 240 dyn*s*cm^{-5} oder > 4 Wood-Einheiten) ein Rechtsherzversagen droht. Hierbei besteht dann die Indikation zur Herz-Lungen-Transplantation. Die pulmonale Hypertonie ist in jedem Fall durch eine Rechtsherzkatheterisierung abzuklären und es sollte grundsätzlich eine Testung der pulmonalen Reagibilität, in erster Linie mit Prostazyklinen i. v. (Flolan® = Epoprostenol), aber auch Sauerstoff und Nitraten, erfolgen. Entscheidend ist, daß der transpulmonale Gradient dabei absinkt (< 12 mmHg). Nach unseren Empfehlungen (Herzzentrum Berlin) sollte die Testung mit einer Anfangsdosis von 2 ng/kg/KG/min Flolan® i. v. unter hämodynamischem Monitoring über 10 Minuten (etwa 3 × HWZ) begonnen werden und dann jeweils um 2 ng/kg/KG/min alle 10 Minuten titriert bzw. erhöht werden. Der Abbruch sollte dann bei deutlichen Nebenwirkungen (Linksherzinsuffizienz*, Hypotension) bzw. bei Erreichen eines TPG unter 12 mmHg erfolgen.

(*Cave: Potentiell kann es bei dieser Testung zur Entwicklung eines Lungenödems kommen, wenn der Lungengefäßwiderstand [PVR] stärker abfällt als der systemische Widerstand [SVR]).

Vor der Entscheidung zur Transplantation werden in jedem Fall noch die Möglichkeiten der konventionell-chirurgischen Therapie in Erwägung gezogen. Zur Verbesserung der linksventrikulären Funktion wird z. B. die Möglichkeit einer Aneurysmektomie oder einer Mitralklappenreparatur, bei Ischämie die Möglichkeit der Bypass-Chirurgie oder bei Rhythmusstörungen „Antitachykardie-Operationen“ (z. B. Cox-Maze-Procedure) oder die Implantation eines Automatischen-Implantierbaren-Cardioverter-Defibrillators (AICD) evaluiert. Diese Überlegungen erfolgen im Rahmen der Evaluierungsuntersuchungen und erfordern in den meisten Fällen keine zusätzliche Diagnostik. Wird nach Abschluß der Diagnostik die Indikation zur Transplantation gestellt, erfolgt die Listung des Patienten unter Angabe der Blutgruppe, der Größe, des Gewichts, des Geschlechts, des Alters und der Dringlichkeit sowie etwaige Besonderheiten (Nebendiagnosen) bei Eurotransplant.

2.1.2 Chirurgische Technik: Zugang, Entnahme, Präparation, Implantation

Entnahme – spezielle Beurteilung des Spenderorgans

Multivariate Analysen der Cardiac Transplant Research Database (CTRD) und des Registers der International Society of Heart and Lung Transplantation (ISHLT) haben die klinische Erfahrung bestätigt, daß dem Spenderalter, der Ischämiezeit und der Notwendigkeit einer Katecholamin- bzw. positiv-inotropen Therapie für die Zielgröße des „1-Jahres-Überlebens" eine überproportionale Bedeutung zukommt. Die Analysen zeigen, daß ein Spenderalter über 50 Jahre ein erhöhtes Risiko im Vergleich unter 50 Jahre, und daß ein Spenderalter über 65 Jahre nochmals ein erhöhtes Risiko darstellt. Bezüglich der Ischämiezeit zeigen die Daten, daß jenseits von 4 Stunden mit einer merklichen Beeinträchtigung der Transplantatfunktion zu rechnen ist. Es ließ sich ferner zeigen, daß höhere Dosierungen positiv-inotroper Substanzen während der Herzentnahme mit einem reduzierten aktuarischen Überleben einhergehen. Dabei sind Dosierungen unter 6 µg/kgKG/min Dopamin oder Dobutamin mit einem noch „normalen Risiko" assoziiert, während Dosierungen zwischen 6–10 µg/kg KG/min ein erhöhtes und über 10 µg/kg KG/min ein deutlich erhöhtes Risiko darstellen. Jedwede Adrenalin- bzw. Noradrenalin-Therapie geht mit einem erhöhten Risiko für die postoperative Transplantatfunktion einher.

Bei der Beurteilung des EKG gelten komplette Schenkelblockbilder und chronisches Vorhofflimmern als Risiko für eine pathologische Myokardfunktion nach der Transplantation, während ST-Strecken-Veränderungen beim Hirntoten auch unspezifisch sein können.

Ein Sokolow-Lyon-Index über 3,5 mV ist ein Hinweis auf eine Myokardhypertrophie und sollte auf jeden Fall echokardiographisch überprüft bzw. abgeklärt werden. Grundsätzlich sollte eine transthorakale bzw. transösophageale Echokardiographie einerseits zur Beurteilung der Ventrikelfunktion und von myokardialen Wandbewegungsstörungen und andererseits zur Volumenkontrolle erfolgen. Dabei müssen die echokardiographischen Zeichen einer mäßigen Hypertrophie des Interventrikularseptum-Durchmessers zwischen 12–16 mm mit erhöhtem, und das Vorliegen eines Durchmessers über 16 mm mit deutlich erhöhtem Risiko eingestuft werden. Weitere Befunde bezüglich des linksventrikulären enddiastolischen Ventrikeldiameters (LVEDD >55 mm), der Verkürzungsfraktion (FS < 30 %), regionale Wandbewegungsstörungen sowie Klappenstenosen stellen entsprechend ihrer Ausprägung ein deutlich erhöhtes Risiko dar und müssen individuell beurteilt werden. Klappeninsuffizienzen 1. Grades und isolierte Vorhofseptumdefekte hingegen stellen noch kein erhöhtes Risiko dar. Bei Vorliegen einer Koronarangiographie sprechen eventuelle pathologische Veränderungen entsprechend ihrer Ausprägung für ein erhöhtes

Transplantationsrisiko. Eine Freilegung der Koronarien im Rahmen der Entnahme ist nicht in allen Gefäßabschnitten möglich, ferner lassen sich atheromatöse, aber noch nicht kalzifizierte Veränderungen kaum tasten, so daß der palpatorische Befund hinsichtlich der hämodynamischen Relevanz dieser Veränderungen schwer einzuschätzen ist. Gerade bei hohem Spenderalter bzw. V.a. das Vorliegen einer koronaren Herzerkrankung sollte die Durchführung einer Koronarangiographie angestrebt werden.

Die Beurteilung des aktuellen Röntgen-Thorax-Befundes gehört ebenso zur Spenderevaluierung, wenngleich er bei Vorlage von EKG, Echokardiographie und Koronarangiographie nur wenige Zusatzinformationen bietet.

Bei der Bestimmung der Laborparameter kommt den Herzenzymen (CK, LDH, GOT, etc.) eine besondere Bedeutung zu. Da die CK-MB in unterschiedlichem Maße auch durch die zerebrale Schädigung des Spenders erhöht sein kann, gewinnt die Bestimmung des Troponin T zunehmend an Bedeutung. Dabei ist ein Troponinwert über 2 U/l mit einem erhöhten und über 5 U/l mit einem deutlich erhöhten Risiko verbunden. Auch zeigen Serum-Natriumwerte über 150 mmol/l und Laktatazidosen mit pH-Werten unter 7,20 ein deutlich erhöhtes postoperatives Risiko (s. auch Kapitel 1.4).

Kardiopulmonale Reanimationen beim Spender stellen ein erhöhtes Risiko für die Transplantatfunktion dar, da durch den mechanischen Druck Myokardnekrosen und durch hypotensive Phasen mit arteriellen Mitteldrucken unter 60 mmHg über eine verminderte Koronarperfusion die myokardiale Funktion irreversibel beeinträchtigt sein kann.

Bei systemischen Infektionen mit positiver Blutkultur beim Spender ist die Erregerübertragung unter antibiogrammgerechter Therapie als eher unwahrscheinlich anzusehen. Eine Ausnahme stellt hierbei der Nachweis von Aspergillen dar, die über metastatische Absiedlungen im Myokard übertragen werden und die mit hoher Wahrscheinlichkeit zu einer systemischen Infektion beim Empfänger führen können. In diesem Fall sollte von einer Entnahme abgesehen werden. Die Möglichkeit des Vorliegens einer bakteriellen oder Pilz-Endokarditis bei positiver Blutkultur kann durch Echokardiographie und Inspektion des Klappenapparates nach Entnahme beurteilt werden. Bei viralen Infektionen (Hepatitis B und C, HIV) des Spenders sollte von einer Transplantation Abstand genommen werden. Einzige zu rechtfertigende Ausnahme ist die Transplantation eines HBsAG-positiven Spenderorgans, wenn die Transplantation zum derzeitigen Zeitpunkt für den Empfänger lebensrettend ist oder der Empfänger neutralisierende Antikörper besitzt. Bei CMV-positiven Spender wird in den meisten Zentren auf ein „matching" (nur CMV-positiver Empfänger) verzichtet. Allerdings sollte bei Risikokonstellationen (CMV-positiver Spender, CMV-negativer Empfänger) eine postoperative Prophylaxe (Aciclovir) erfolgen.

Metastasierende Tumore des Spenders stellen zwar kein unmittelbares Risiko dar, können aber zur Übertragung von Mikrometastasen mit dem Herzen führen. Eine solche Übertragung ist jedoch nur für das Mamma- und Bronchialkarzinom und für das Melanom zu befürchten.

Besondere Todesursachen beim Spender, wie z. B. Erhängen, Erwürgen, Ertrinken, Stromschlag oder Kohlenmonoxyd-Vergiftungen müssen bei der Evaluierung des Spenderorgans individuell berücksichtigt bzw. durch elektrokardiographische, echokardiographische, laborchemische und palpatorische Befunde sowie während der Inspektion des Spenderorgans beurteilt werden.

Spender-Empfänger-Matching

Körpergröße und -gewicht von Spender und Empfänger sollten nicht mehr als 20 % differieren, da ein zu kleines Spenderherz zu einer relativen Herzinsuffizienz führen kann. Bei weiblichem Spender und männlichem Empfänger ist diese Problematik nachweislich bekannt, so daß bei dieser Konstellation die Differenz 10 % nicht überschreiten sollte. Zusätzlich muß der pulmonalvaskuläre Widerstand des Empfängers mit in die Beurteilung des Spenderorgans einfließen (s. auch Kap. 2.1.1). Bei niedrigem pulmonalvaskulärem Widerstand des Empfängers ist ein relativ kleinerer Spender (bis zu 20 % kleiner) akzeptabel, während bei deutlich erhöhtem Lungengefäßwiderstand das Spenderherz eher an der oberen Grenze des akzeptablen Bereiches liegen sollte. Ein auf Größe und Gewicht bezogen relativ größeres Spenderherz bereitet bei Empfängern mit dilatativer Kardiomyopathie (DKMP) aufgrund des ausgeweiteten Herzbeutels in der Regel keine Schwierigkeiten, kann aber, insbesondere bei voroperierten Koronarpatienten, durchaus zu einem ernsthaften mechanischen Problem im Sinne einer Tamponade beim Thoraxverschluß werden, so daß hier ein Mismatch nicht mehr als 10 % betragen sollte. Da gerade bei Patienten mit ischämischer Kardiomyopathie (IKMP) oft eine fixierte pulmonale Hypertonie besteht, muß bei diesen Patienten besondere Sorgfalt auf das Größenmatching gelegt werden.

Schließlich müssen Vorerkrankungen und etwaige Voroperationen des Empfängers bekannt sein, da sich z.B. die Explantation eines Assistsystems (z. B. Novacor, Berlin Heart, etc.) auf die Ischämiezeit respektive die Zeitplanung auswirken kann. Auch kann bei bestimmten Indikationen, z.B. kongenitalen Vitien beim Empfänger, die Entnahme zusätzlicher Strukturen, wie z.B. des Aortenbogens oder einer Hohlvene, beim Spender erforderlich sein.

Entnahme – chirurgische Technik

Der chirurgische Zugang erfolgt sowohl zur Entnahme als auch zur Implantation über eine mediane Sternotomie. Nach Eröffnung des Thorax und einer nach kaudal offenen Y-förmigen Inzision des Perikards erfolgen als weitere Schritte 4–6 Perikardhochnähte und eine erste Beurteilung des Herzens (Koronarien, Muskeldicke, Kontraktilität, Füllungszustand, Hypokinesien, Akinesien, stattgehabte oder floride Perikarditis, etc.). Nach intraperikardialer Präparation und Separieren der großen Gefäße erfolgt zunächst das Anschlingen der Aorta, der Vena cava sup. und inf. (s. Abb. 1). Währenddessen erfolgt die Vorbereitung des Perfusionssystems inklusive der Kanülen, der Konservierungslösung und des sterilen Eiswassers zur Oberflächen-(topischen) Kühlung sowie der Gefäße für die Aufnahme der entnommenen Organe. Als nächster Schritt erfolgt eine 4-0-Prolene-Tabaksbeutelnaht in der Aorta ascendens, das Einstechen der Perfusionskanüle, Anschließen des mit Konservierungslösung gefüllten und entlüfteten Perfusionssystems und die vorherige i.v.-Gabe von 300–400 IE/ kgKG (20 000–30 000 IE) Heparin durch den Anaesthesisten. Bevor das Herz nun perfundiert und entnommen wird, erfolgt bei einer Mehrorganentnahme nach Unterbindung der Aorta oder der Aa. Iliacae nach kaudal das Einbringen der abdominellen

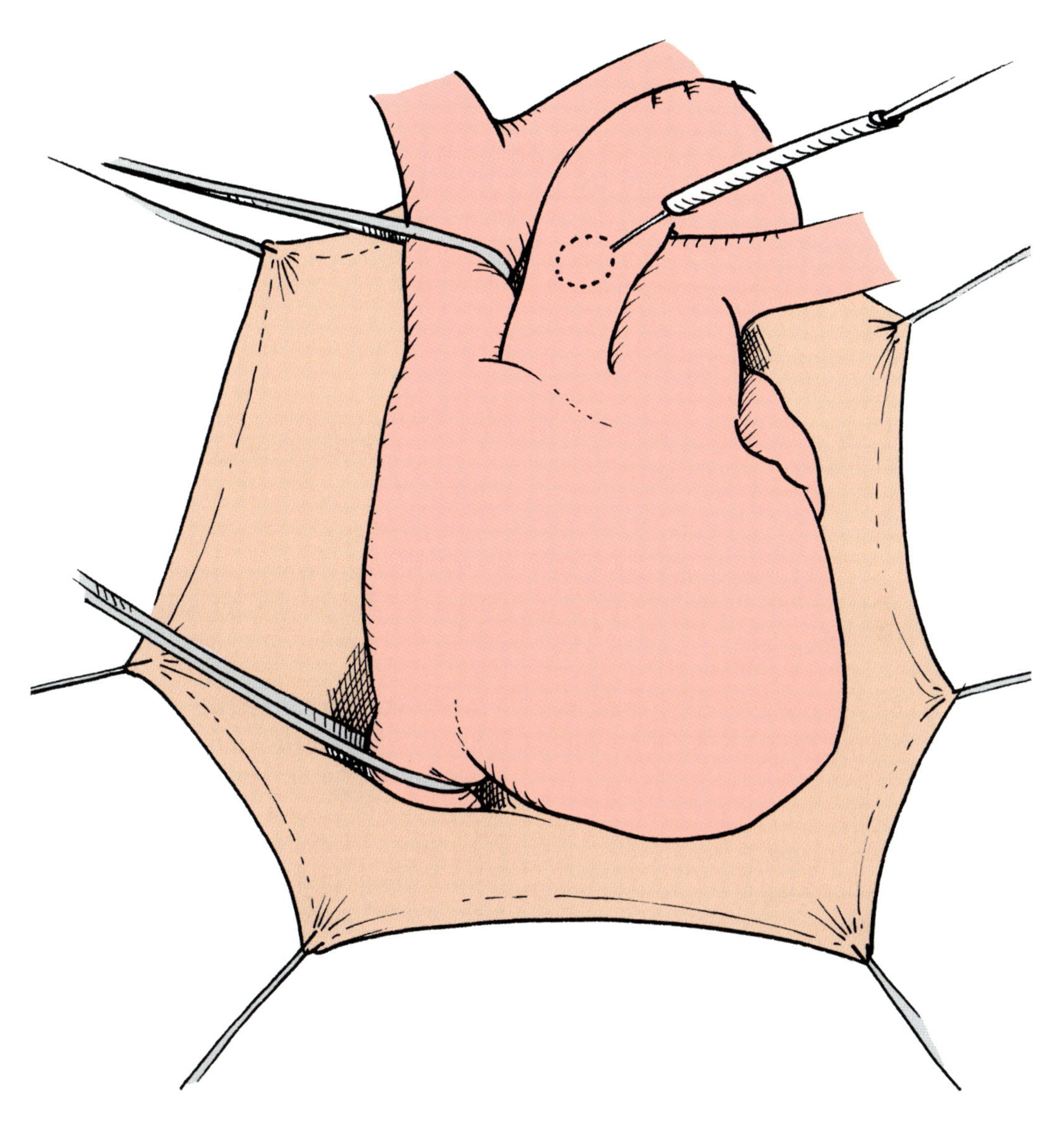

Abb. 1: Explantation des Spenderherzens: Perikardhochnähte, Separation der großen Gefäße, V. cava sup. und inf. angeschlungen, Anlage einer 4-0-Prolene-Tabaksbeutelnaht für die Perfusionskanüle in der Aorta ascendens.

arteriellen Perfusionskanüle kaudal des Abgangs der Art. mes. inf. oder Aa. Iliacae bei abberierenden Nierenarterien. Die mit Konservierungslösung gefüllten Perfusionsysteme werden ebenfalls zuvor entlüftet und dann plaziert. Nach Zurückziehen des zentralvenösen Katheters aus der V. cava sup. erfolgt die doppelte Ligatur und Durchtrennung der oberen Hohlvene (s. Abb. 2). In den weiteren Schritten wird die V. cava inf. eröffnet, das Herz leerschlagen gelassen, das linke Herzohr oder die linke untere Lungenvene (alternativ auch die linke obere) zur linksventrikulären Entlastung inzidiert und die Aorta ascendens distal der Kanüle abgeklemmt. Die Perfusion des Spenderherzens über die Aorta erfolgt sodann mit 3 800 ml 4 °C kalter Bretschneider- bzw. Histidin-Tryptophan-Ketoglutarat (HTK)-Lösung über ca. 10–15 Minuten mit einem Druck von ca. 100 mmHg bzw. je nach Blutdruck des Spenders, damit das Spenderherz ausreichend perfundiert, aber nicht dilatiert wird.

Die Bretschneider (HTK)-Lösung, die im Herzzentrum Berlin und in den meisten anderen Transplantationszentren Anwendung findet, ist eine an das intrazelluläre Milieu angepaßte Elektrolytlösung. Insgesamt werden 4 000 ml Bretschneider (HTK)-Lösung benötigt.

Tabelle 4: Zusammensetzung der Bretschneider (HTK)-Lösung

Natriumchlorid	15,0 mmol/l
Kaliumchlorid	9,0 mmol/l
Kaliumhydrogen-2oxoglutarat	1,0 mmol/l
Magnesiumchlorid (6 H_20)	4,0 mmol/l
Histidin-HCl (H_20)	18,0 mmol/l
Histidin	180 mmol/l
Tryptophan	2,0 mmol/l
Mannit	30,0 mmol/l
Osmolarität	320 mosmol/l
pH	7,40

Tabelle 5: Zusammensetzung der St. Thomas-Kardioplegielösung (STH2)

Natriumchlorid	110,0 mmol/l
Kaliumchlorid	16,0 mmol/l
Magnesiumchlorid	16,0 mmol/l
Calciumchlorid	1,2 mmol/l
Natriumbicarbonat	10,0 mmol/l
Osmolarität	324 mosmol/l
pH	7,80

Einige Zentren bevorzugen als Konservierungslösung 1 000–1 500 ml St. Thomas-Lösung.

Die weitverbreitetste Anwendung in Europa findet allerdings die Bretschneider(HTK)-Lösung. Zusätzlich wird während der gesamten Perfusionszeit eine Oberflächenkühlung des Herzens mit sterilem Eiswasser („slush-Eis") durchgeführt. Zeitgleich zur Perfusion des Herzens wird durch subphrenisches Ausklemmen der Aorta, venöse Entlastung via Eröffnung der V. cava inf. kaudal und subdiaphragmal kranial der Leber, um den vascular-flush-out durch Konservierungslösung zu drainieren, die Perfusion und Oberflächenkühlung aller Organsysteme durchgeführt. Nach Beendigung der Perfusion wird die Perfusionskanüle wieder entfernt und die Einstichstelle durch Knoten der Tabaksbeutelnaht verschlossen. Nach Anheben der Herzspitze und nach Obenhalten des Herzens unter leichtem Zug werden der Reihe nach die V. cava inf. und die angespannten Lungenvenen sowie zunächst der linke und dann der rechte Hauptast der Pulmonalarterie und letztlich die Aorta abgesetzt (s. Abb. 3). Als eine Entnahme-Variante kann das Herz bzw. können die Lungenvenen auch mit einem Vorhof-Patch („Cuff") entnommen werden. Nach Entnahme des Herzens und Lagerung in Eiswasser auf einem Bauchtuch erfolgt die

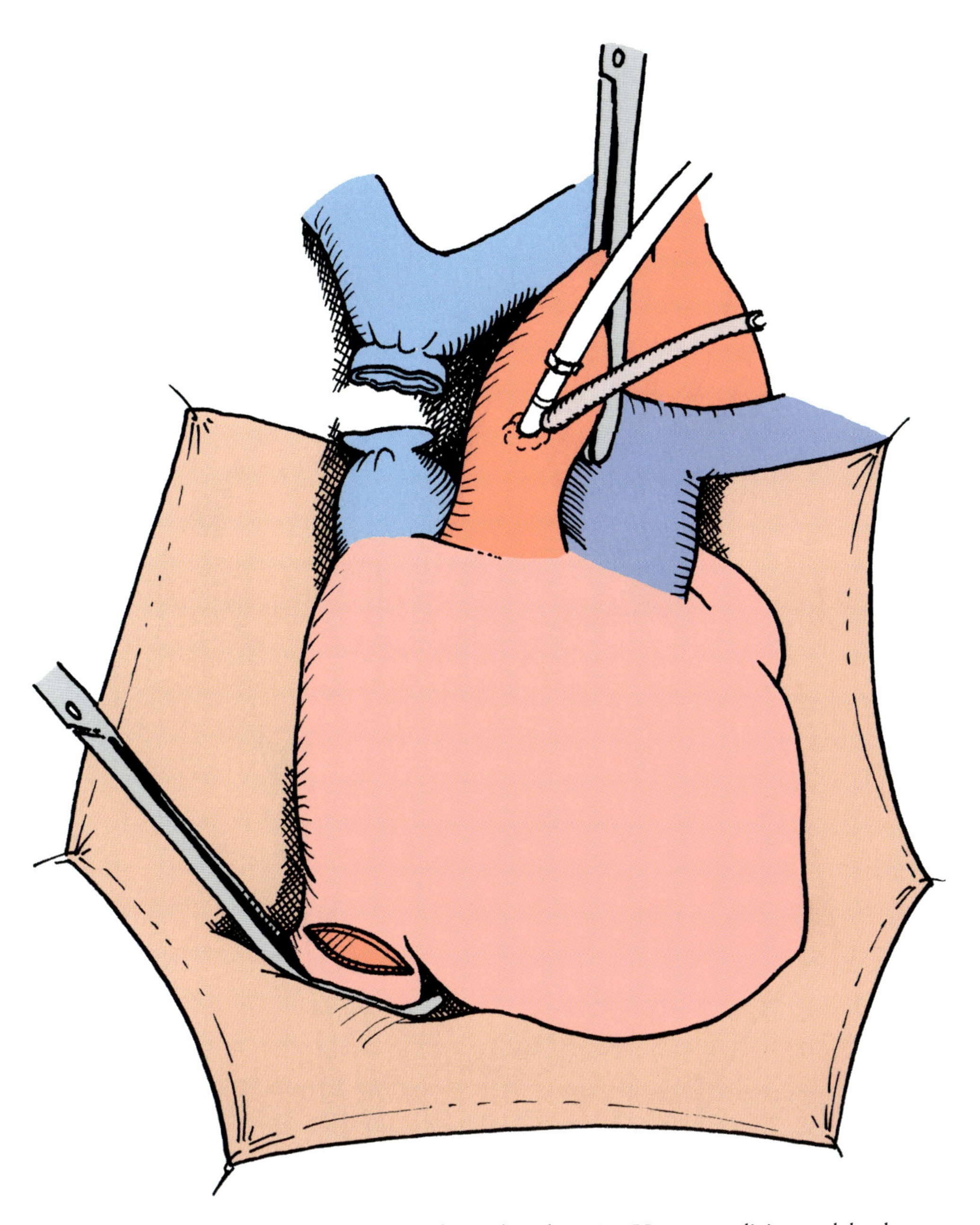

Abb. 2: Explantation des Spenderherzens: Perfusionskanüle in situ, V. cava sup. ligiert und durchtrennt, V. cava inf. nach kaudal abgeklemmt und breit eröffnet.

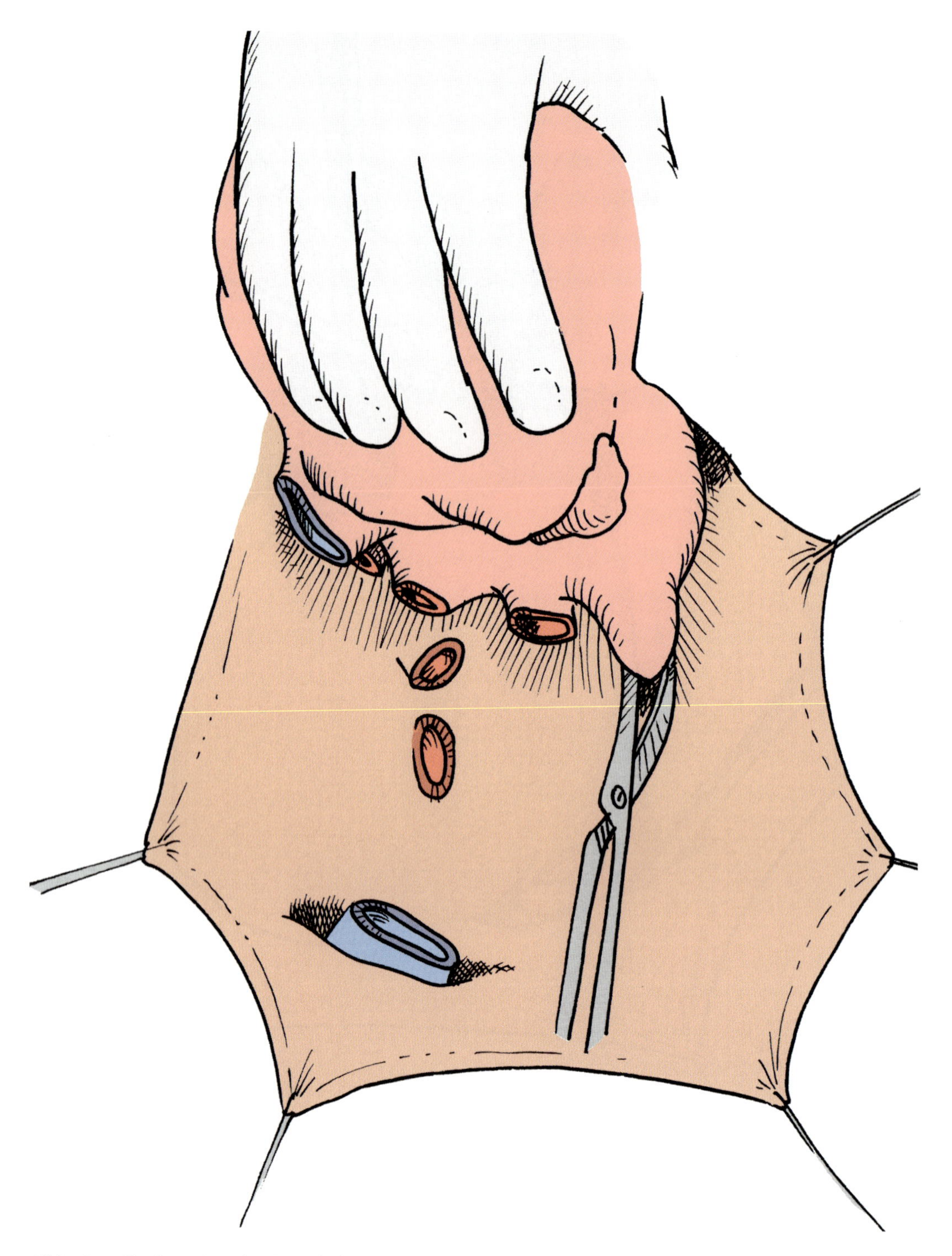

Abb. 3: Explantation des Spenderherzens: V. cava inf. und Lungenvenen bereits durchtrennt, Anheben der Herzspitze und Durchtrennung der oberen Lungenvenen, hier der linken oberen.

Beurteilung der Herzklappen, der Herzscheidewände (Defekte), der Herzrückseite und der Koronarien am Seitentisch zum Ausschluß einer eventuellen Hypertrophie, anatomischer Besonderheiten oder Fehlbildungen. Als absolute Spender-Kontraindikationen, neben den schon im allgemeinen Teil genannten (z. B. floride/chronische Infektionen) Kriterien, gelten eine nachgewiesene KHK, eine diffuse, intraoperativ nachgewiesene KHK, eine dokumentierte Infarktanamnese, therapie-resistente Kammerarrhythmien, eine inadäquate Sauerstoffsättigung (< 80 %) und eine Kohlendioxyd-Vergiftung wegen der klinisch nachgewiesenen deutlich eingeschränkten Transplantatfunktion. Nach Beurteilung des Spenderorgans erfolgt die endgültige Zusage (Akzeptanz) oder Ablehnung des Herzens und die telefonische Mitteilung im Transplantationszentrum unter zusätzlicher Information zur wahrscheinlichen Dauer des Rücktransports bzw. das Eintreffen des Spenderorgans. Das Spenderorgan wird dann im sterilen 3-Beutel-System verpackt. Im ersten Beutel wird das Herz mit 200 ml Konservierungslösung (Rest HTK-Lösung), im zweiten mit Slush-Eis und kalter physiologischer Spüllösung (Cave: Frostschäden vermeiden!) und im dritten Beutel trocken verpackt. Das Beutelpack wird in einer Kühlbox mit Flockeneis, inklusive Blut- und Milzprobe, transportiert. Die Begleitpapiere bleiben außerhalb der Box.

Checkliste zur Herzentnahme im Deutschen Herzzentrum Berlin

- Mediane Sternotomie
- Anschlingen der oberen Hohlvene
- Einlage der Perfusionslinie
- Heparingabe (25 000–30 000 IE)
- Unterbindung der oberen Hohlvene
- Inzision der linken unteren Pulmonalvene (ggf. des linken Herzohres) und der unteren Hohlvene
- Klemmen der Aorta ascendens und Beginn der Herzperfusion
- Topische Kühlung des Herzens
- Exzision des Herzens
- Übernähung der Mersileneligatur der oberen Hohlvene (ggf. des linken Herzohres)

Präparation

Vor der Implantation werden am sterilen Seitentisch („Back-Table") zunächst die Aorta und der Pulmonalis-Hauptstamm auf einer Länge von mindestens 2 cm separiert, aber nur so weit, daß es auf keinen Fall zu einer Verletzung des linken Koronarostiums kommt. Nach querer Durchtrennung der Art. pulmonalis knapp vor ihrer Aufteilung erfolgt die Präparation des rechten Vorhofes mit Eröffnung an seiner Rückseite von posterobasal an der unteren Hohlvene gegen die Basis des rechten Herzohres, um so Verletzungen des Koronarsinus und des Sinusknotens zu vermeiden. Als nächster Schritt erfolgt die Exzision des Gewebes zwischen den vier Pulmonalveneneinmündungen an der Rückseite des linken Vorhofs, so daß eine einzige große Öffnung zur späteren Anastomosierung mit dem linken Empfängervorhof entsteht (s. Abb. 7, S. 57).

Im Falle eines besonders großen Empfängervorhofes können die jeweils diagonal gegenüberliegenden Pulmonalveneneinmündungen verbunden werden, um den Vorhofrand zu verlängern bzw. mehr Strecke zu gewinnen. Zuletzt wird die obere Hohlvene durch eine doppelte Durchstichligatur mit einem 3-0-Prolene-Faden gesichert.

Explantation des Empfängerherzens

Nach medianer Sternotomie und Y-förmiger Perikarderöffnung erfolgen nach Freipräparation der Perikardumschlagfalte im Bereich der Aorta ascendens, damit die Aorta mühelos herzwärts des Truncus brachiocephalicus abgeklemmt werden kann, 4–6 Perikardhochnähte (s. Abb. 4a). Nach Separation von Aorta und Pulmonalis wird eine doppelte Tabaksbeutelnaht im Bereich der aszendierenden Aorta mit einem 4-0-Prolene-Faden und zwei Tabaksbeutelnähte mit 2-0-Prolene-Fäden im Bereich des rechten Vorhofs, möglichst weit dorso-lateral, nahe dem Sulcus interatrialis, gelegt.

Während der Präparation sollte der linke Ventrikel dabei möglichst wenig manipuliert werden, um das Abschwemmen von häufig vorhandenen Thromben zu vermeiden. Nach Vollheparinisierung mit einer Standarddosis von 300(–400) IE/kgKG Heparin (20000–30000 IE) als Bolus, Kanülierung der Aorta (32–36 French-Katheter) sowie der oberen und unteren Hohlvene (18–28 French, abgewinkelte Katheter) und Sicherung der Kanülen mit zusätzlichen Nähten erfolgt der Übergang auf die Extrakorporalzirkulation (EKZ) mit blutfreiem Priming (Vorfüllung) und die Beendigung der Beatmung.

An der EKZ erfolgt die weitere Freipräparation der oberen und unteren Hohlvene im Bereich der perikardialen Umschlagfalte, jeweils die Umschlingung mit einem Seidenfaden (Stärke 0) und Plazierung eines Tourniquet (s. Abb. 4a). Damit die Herz-Lungen-Maschine (HLM) durch Blutgerinnselbildung nicht verstopft („clotting"), erfolgt die Fortführung der Heparingabe (5000–10000 IE) und die Kontrolle der „activated clotting time" (ACT) mit Werten über 420 Sekunden durch den Kardiotechniker, um eine komplette Ungerinnbarkeit des Blutes zu erreichen. Bei voroperierten Patienten und starken Verwachsungen (Verletzungsrisiko!) kann die Präparation des Herzens unter Umständen auch unter partieller EKZ erfolgen, des weiteren empfiehlt es sich in diesen Fällen eine Leistenregion mit abzuwaschen und steril abzudecken, um ggf. die HLM über die Art. und V. femoralis anzuschließen.

Am totalen, moderat hypothermen Bypass beginnt nach elektrisch induziertem Kammerflimmern die Abklemmung der Aorta ascendens und unmittelbar herzwärts der Kanülierung die Explantation des empfängereigenen Herzens mit der Inzision des rechten Vorhofes dorsal am Herzohr (s. Abb. 4a, b). Direkt neben den Vorhofkanülen entlang erfolgt die Inzision nach kaudal bis zum Koronarsinus. Danach erfolgt die Exzision nach kranial (s. Abb. 4b). Hinter dem rechten Herzohr wird das Vorhofdach gespalten und nach Stichinzision im Bereich des Foramen ovale zur Eröffnung des linken Vorhofs wird das Vorhofseptum in ganzer Länge nach kranial und kaudal durchtrennt (s. Abb. 5, S. 54). Unter Entfernung des linken Herzohres erfolgt die weitere Schnittführung zur Explantation des linken Ventrikels am linken Vorhofdach entlang, anterior der Lungenvenen, dann von kaudal kommend in Höhe des Koronarsinus bis sich beide Inzisionen (links-lateral) treffen (s. Abb. 6, S. 55). Als letzter Schritt werden beide großen Gefäße etwa 2 cm oberhalb der Semilunarlappen quer abgesetzt, so daß das explantierte Herz ggf. noch zur Homograft-Gewinnung herangezogen werden kann. Der Situs ist nun zur Implantation des Spenderorgans soweit vorbereitet.

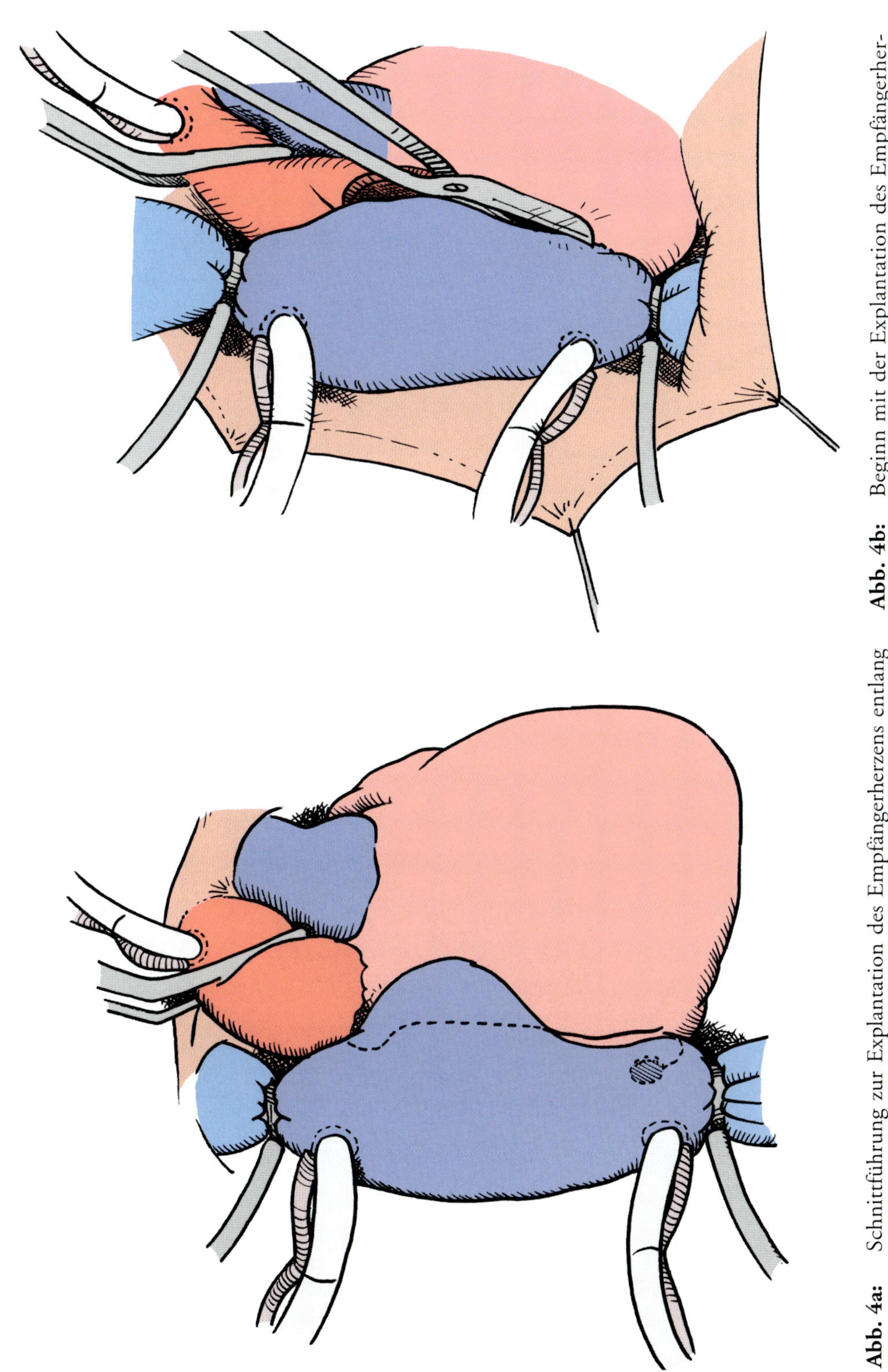

Abb. 4a: Schnittführung zur Explantation des Empfängerherzens entlang des AV-Sulcus nach proximal bis hinter die Aortenwurzel zum Vorhofseptum und nach distal bis in den Sinus coronarius hinein.

Abb. 4b: Beginn mit der Explantation des Empfängerherzens durch Atriotomie des rechten Vorhofs von kranial.

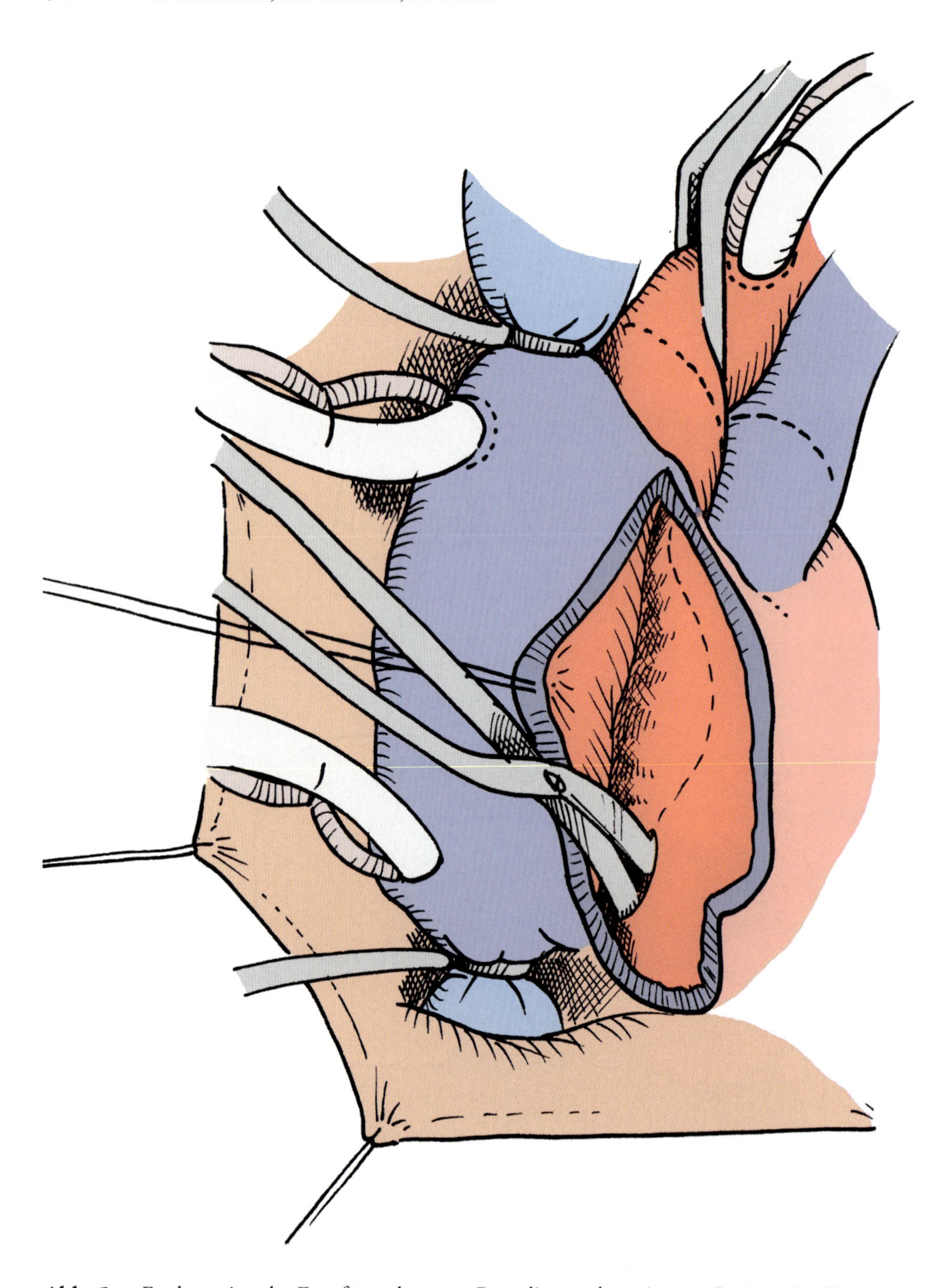

Abb. 5: Explantation des Empfängerherzens: Beendigung der primären Inzision im Sinus coronarius, Fortfahren mit Inzision des atrialen Septums und dann Durchtrennung von Aorta und Pulmonalis entlang der gestrichelten Linien.

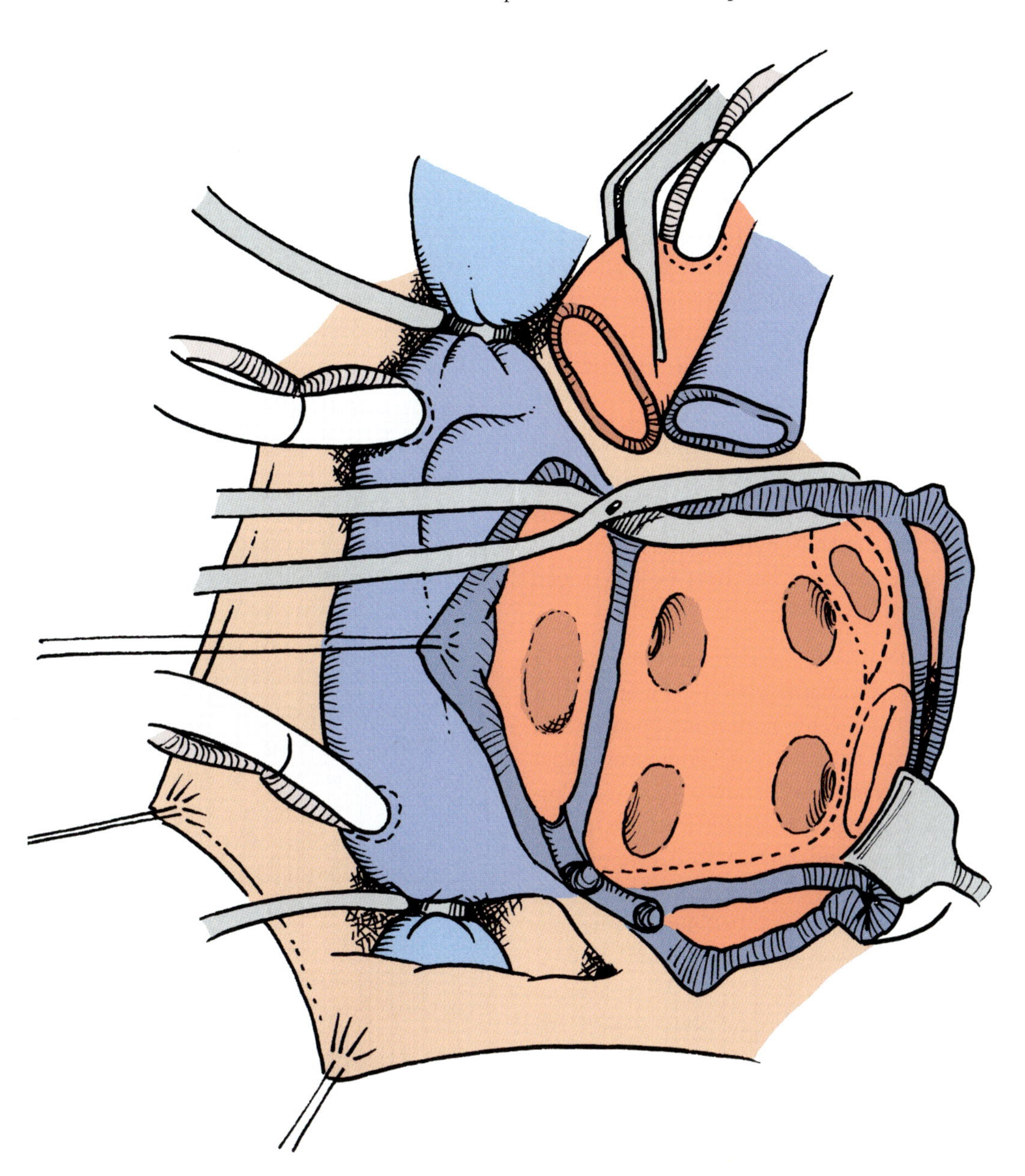

Abb. 6: Explantation des Empfängerherzens: Nach Durchtrennung des atrialen Septums Vervollständigung der Exzision an der links-lateralen Zirkumferenz des linken Vorhofs. Das linke Herzohr kann zunächst belassen, sollte jedoch dann komplett abgesetzt werden (---). Der diaphragmale Anteil des linken Vorhofes wurde entlang des Sinus coronarius durchtrennt. Durch die in Abb. 5a beschriebene Schnittführung verbleibt das rechte Herzohr am Vorhof-Cuff des Empfängers.

Orthotope Implantation

Die Implantation erfolgt in Normothermie oder mäßiger Hypothermie (32–34 °C) und beginnt nach der von R. R. Lower und N. E. Shumway standardisierten und nach D. Cooley und C. Barnard modifizierten Technik mit der linksatrialen (fortlaufenden) Nahtreihe kranial am Lateralrand in Höhe des exzidierten Herzohres beim Empfänger mit einem doppelt-armierten 3-0-Prolene-Faden in kranio-kaudaler Richtung (s. Abb. 7).

Nach Erreichen des atrialen Septums von kaudal und kranial durch Vereinigung des linken Vorhofdachs wird die rechts-laterale Zirkumferenz des linken Spendervorhofs zum Verschluß des atrialen Septums herangezogen (s. Abb. 8).

Durch Doppelfassen des atrialen Septums mit einer neuen fortlaufenden 3-0-Prolene-Naht wird dann der rechte Vorhof von Spender und Empfänger, nach entsprechender vorheriger Inzision des rechten Spendervorhofs und Prüfung auf Kongruenz beider Vorhöfe, durch eine End-zu-End-Anastomose vereinigt (s. Abb. 8, 9). Bei der Vereinigung der beiden rechten Vorhöfe muß unbedingt auf eine anatomisch korrekte Anastomosierung geachtet werden, da bei dieser Technik Verziehungen und dadurch bedingt eine höhergradige Trikuspidalklappeninsuffizienz resultieren kann. Nach entsprechender Trimmung von Aorta und Pulmonalis auf Größe (ggf. Längsinzision) und Länge erfolgt die spannungsfreie Anastomosierung mit jeweils einer fortlaufenden 4-0-Prolene-Naht, zunächst der beiden Pulmonalisstümpfe, dann der beiden Aortenstümpfe (s. Abb. 9, S. 61). Vor dem Knoten der Aortennaht erfolgt die sorgfältige Entlüftung des linken Herzens durch Öffnung der Tourniquets um beide Vv. cavae und die manuelle Blähung der Lunge. Erst nach dem Öffnen der Aortenklemme wird die aortale Nahtreihe verknotet, unmittelbar im Anschluß die Ventrikelspitze durch Stichinzision entlüftet und wieder durch eine U-Naht mit einem 4-0-Prolene-Faden verschlossen. Alternativ kann zur Entlüftung des Herzens eine Stichinzision in der Spender-Aorta und eine Punktion der Ventrikelspitze und deren entsprechender Verschluß durchgeführt werden.

Eine Alternative zur klassischen Implantationstechnik ist die sogenannte **bicavale Anastomosierung**, die durch vollständige Exzision beider Empfängervorhöfe und Anastomosierung beider Vv. cavae sup. und Vv. cavae inf. und demzufolge Intaktlassen des gesamten Spenderherzens eine Verringerung der Trikuspidalklappeninsuffizienz und der postoperativen, insbesondere supraventrikulären Rhythmusstörungen und einer damit günstigeren rechtsventrikulären Hämodynamik zur Folge haben soll. Nach Anastomosierung der pulmonalvenösen Einmündungsstellen in den linken Spender-Vorhof (s. Abb. 10), folgen die Anastomosierung der unteren und oberen Hohlvene (s. Abb. 11), der Pulmonalis und der Aorta (s. Abb. 12). Dementsprechend sind die Implantationszeiten und damit die warme Ischämiezeit des Organs etwas länger.

In Abhängigkeit von der Ischämiezeit und der Art der Myokardkonservierung schließt sich nach Beendigung der Implantation die Reperfusionsphase am vollständig entlasteten Herzen an. Die Dauer der Reperfusionsphase sollte mindestens ein Drittel der Gesamtischämiezeit des Herzens betragen, mindestens jedoch 20–30 Minuten. Häufig kommt es in der Reperfusionsphase durch die Wiedererwärmung, Elektrolytverschiebungen und das Reperfusionsödem zu Rhythmusstörungen, insbesondere Kammmerflimmern, so

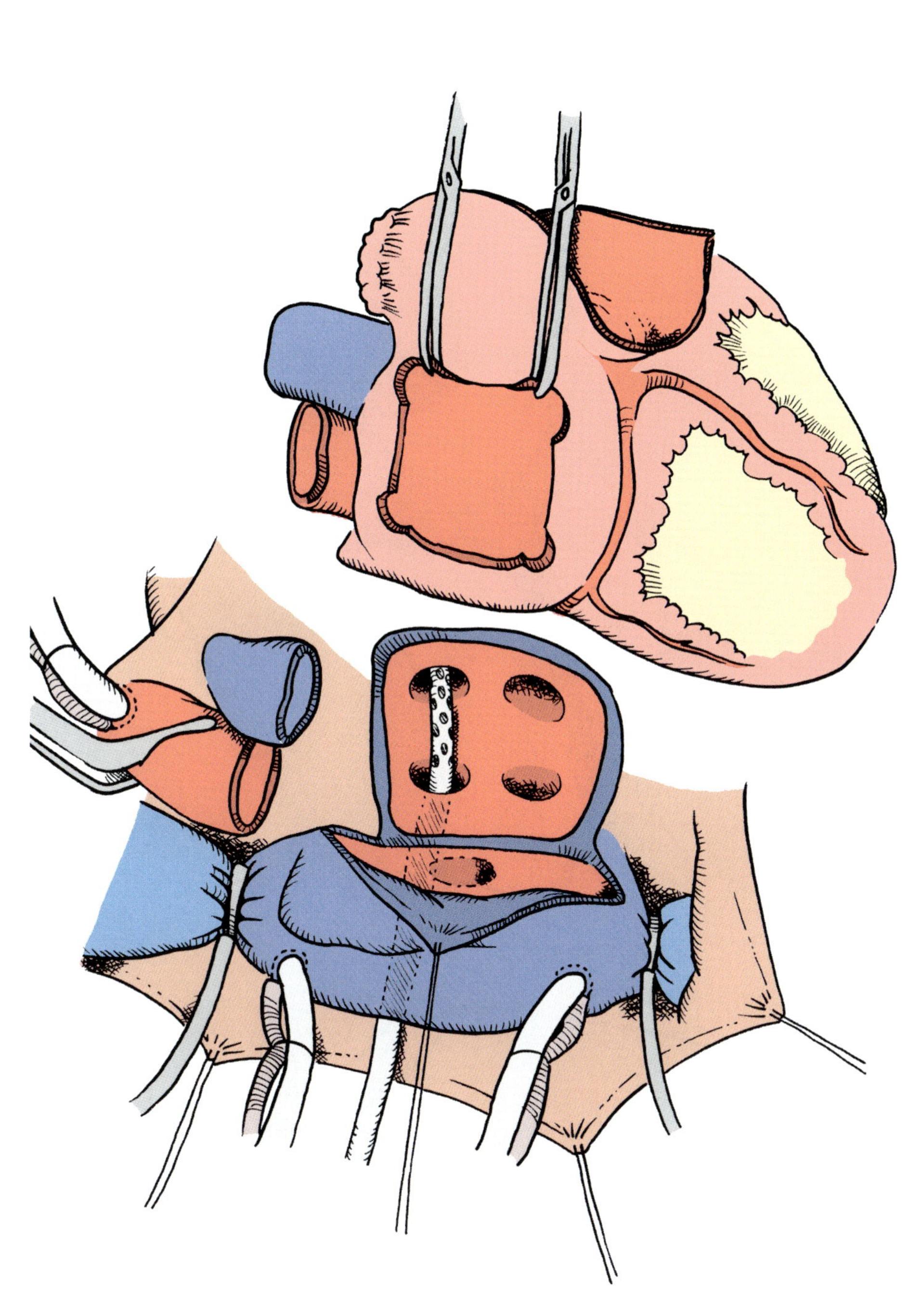

Abb. 7: Implantation des Spenderherzens (klassische Technik): Beginn der Implantation mit der links-atrialen Anastomose mit einer fortlaufenden Naht beider links-lateraler Vorhofwände nach Einlage eines Linksvents am Übergang der rechten oberen Lungenvene in den linksatrialen Cuff des Empfängers und Plazierung der Spitze im Ostium einer linken Lungenvene.

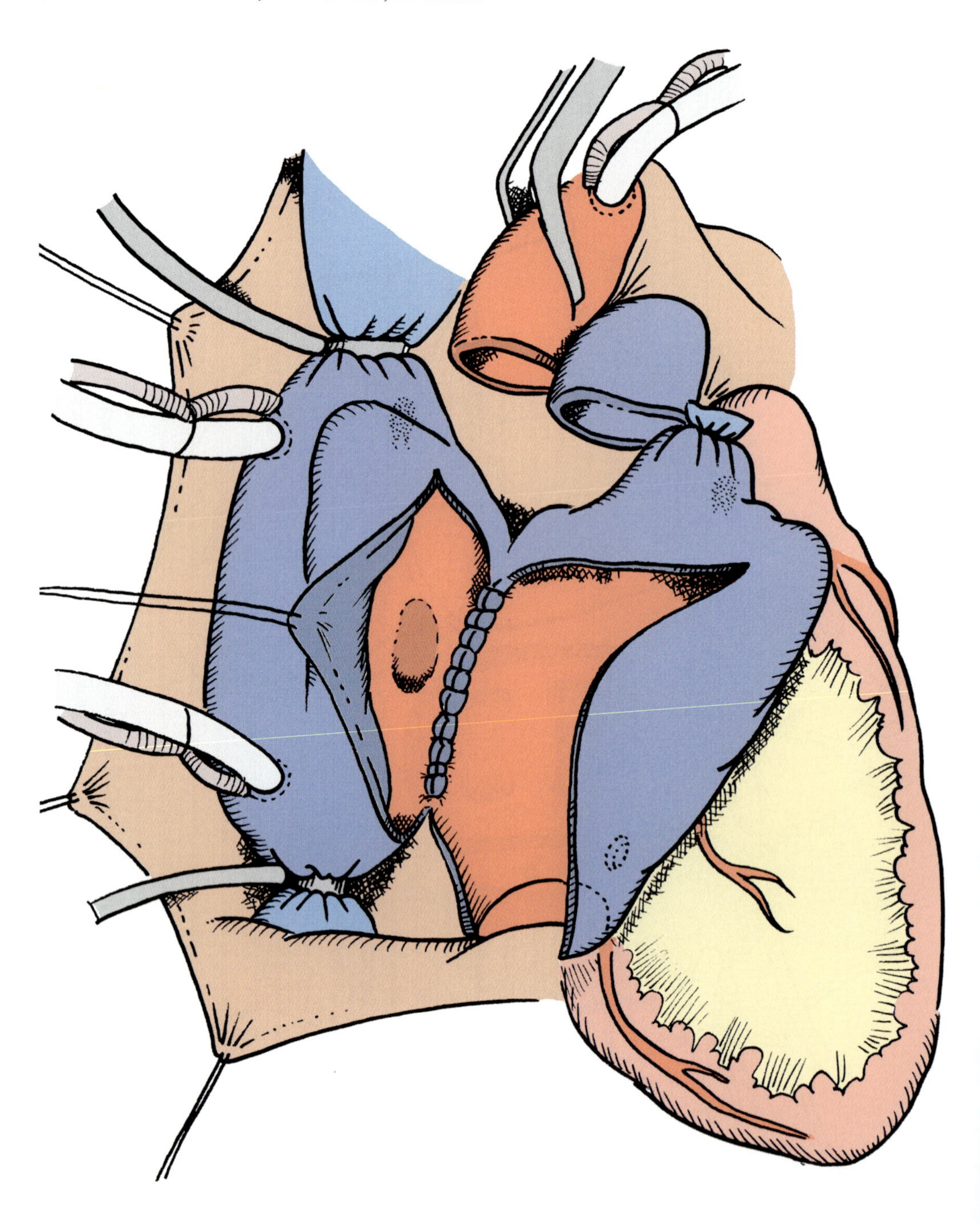

Abb. 8: Implantation des Spenderherzens (klassische Technik): Nach Anastomosierung beider Vorhofsepten Vereinigung beider rechter Vorhöfe mit einer fortlaufenden Naht nach entsprechender Schnitterweiterung vom Schnittrand der unteren Hohlvene aus in das rechte Herzohr des Spenderherzens zur Größenanpassung beider rechter Vorhöfe.

daß das Herz mehrfach intern defibrilliert werden muß, um seinen Eigenrhythmus wiederherzustellen. Nach entsprechender Prüfung der Nahtreihen auf Bluttrockenheit unter vollständiger Entlastung des Herzens und unter sorgfältiger Beobachtung der rechtsventrikulären Kontraktionen wird dann versucht, die EKZ durch langsame und stetige Zurücknahme des HLM-Zeitvolumens über 2–3 (–5) Minuten zu beenden. Zum Entwöhnen („weaning") von der HLM sind im allgemeinen positiv inotrope und chronotrope Substanzen (Adrenalin, Dobutamin, etc.) notwendig. Beim Auftreten von koronaren Luftembolien bietet sich die manuelle Kompression der Aorta ascendens herzwärts der Anastomose an, um den Perfusionsdruck isoliert im Bereich der Koronarien zu erhöhen und die eingetretenen Luftbläschen in die Peripherie zu manipulieren. Eine weitere Möglichkeit ist wieder die vollständige Entlastung und erneute sorgfältige Entlüftung des Herzens durch erneuten Anschluß an die EKZ, insbesondere bei rezidivierenden Embolien. Nach erfolgreichem Abgang von der EKZ werden zunächst die Hohlvenen und dann die Aorta (Volumenrückgabe noch möglich) dekanüliert, die Inzisionen durch Knotung der Tabaksbeutelnähte verschlossen und zusätzlich mit einer Übernähung 4-0-Prolene-Naht gesichert. Währenddessen wird die Ungerinnbarkeit des Blutes, d.h. die Heparinisierung mit Protamingabe (im Verhältnis 1:1) wieder antagonisiert. Nach erneuter Prüfung aller Nahtreihen auf Bluttrockenheit empfiehlt sich für das postoperative Monitoring und ggf. therapeutische Interventionen die Einlage eines linksatrialen Druckmeßkatheters (LA-Katheter) und das Aufnähen von zwei atrialen und zwei ventrikulären Schrittmacherdrähten. Nach Einlage von zwei subxiphoidalen Drainagen (Mediastinaldrainagen), die perikardial bzw. retrosternal plaziert werden, erfolgt der Verschluß des Sternums mit 6–8 Drahtcerclagen. Nach schichtweisem Wundverschluß, trockenem sterilen Wundverband, gelangt der Patient dann bei stabilen Herz-Kreislaufverhältnissen in der Regel intubiert und beatmet unter Begleitung durch einen Herzchirurgen, den Anaesthesisten und eine Pflegekraft in eine intensivmedizinische Überwachungseinheit. Zum Transport-Monitoring werden in der Regel das EKG, die periphere Sättigung und der arterielle Blutdruck überwacht, ggf. der ZVD, der Pulmonalisdruck (PAP) und der linksatriale Druck (LA-Druck).

Heterotope Implantation

Die heterotope Herztransplantation, die in anderen Zentren zeitweise durchgeführt wurde, wird nur noch in Einzelfällen bei zu kleinem Spenderherz, aber höchst dringlicher Transplantation, hohem Lungengefäßwiderstand des Empfängers oder bei grenzwertiger Spenderorganqualität durchgeführt. Aufgrund der zentralen Spenderorganvergabe bzw. -logistik durch Eurotransplant wird ein Größenmißmatch vermieden und diese Alternative ist eher selten bzw. wird praktisch gar nicht mehr durchgeführt. Die Langzeitergebnisse sind in der Regel, infolge pulmonaler Infektionen, durch Atelektasenbildung und damit erhöhter Pneumoniegefahr durch die zusätzliche Organplazierung im rechten Hemithorax und intrakardiale Thrombenbildung bedingt, bis zu 20% schlechter als bei der orthotopen Herztransplantation. Sie wird ebenfalls über eine mediane Sternotomie und routinemäßige Kanülierung zur EKZ durchgeführt. Bei der Entnahme des Spenderherzens, die wie bei der orthotopen Herztransplantation erfolgt, ist auf lange Stümpfe der

Aorta, der Pulmonalis und der oberen Hohlvene für die spätere Anastomosierung zu achten. Bei der Präparation des Spenderorgans werden die untere Hohlvene und die Ostien der rechten Pulmonalvenen übernäht. Die Anastomosierung erfolgt zwischen linkem Empfängervorhof und der zu einem einzigen Ostium vereinigten linken Pulmonalvenen des Spenders. Nach Vereinigung der rechten Vorhöfe erfolgt die Anastomosierung der beiden Aortae und Pulmonales in End-zu-Seit-Technik an das Empfängerorgan, ggf. mit Protheseninterposition bei zu kurzen Gefäßstümpfen (s. Abb. 13). Die Plazierung des Spenderherzens erfolgt im rechten Hemithorax und kann später gelegentlich durch Kompression zu Atelektasen im rechten Lungenunterlappen führen. Die Einlage von Thoraxdrainagen und der Thoraxverschluß verlaufen in gleicher Weise wie bei der orthotopen Herztransplantation.

Weiterführende Literatur

[1] O'Connell, J.B., R.C. Bourge, M.R. Costanzo-Nordin: Cardiac transplantation: Recipient selection, donor procurement, and medical follow up. Circulation 86 (1992) 1061.

[2] Stevenson, L.W.: Selection and management of candidates for heart transplantation. Curr Opin Cardiol 11 (1996) 166.

[3] Deng, M.C., C.E. Angermann, F. Beyersdorf et al.: Indikationen, Kontraindikationen und differentialtherapeutische Alternativen der Herztransplantation. Derzeitiger Stand und Ergebnisse einer Umfrage bei deutschen Transplantationsprogrammen. Z Kardiol 85 (1996) 519.

[4] Lower, R.R., N.E. Shumway: Studies on orthotopic homotransplantation of the canine heart. Surg Forum 11 (1960) 18.

[5] Barnard, C.N.: Human Cardiac Transplantation. An evaluation of the first two operations performed at the Groote Schuur Hospital, Cape Town. Am J Cardiol 22 (1968) 584.

[6] Hardy, J.D., C.M. Chavez, F.E. Kurrus et al.:Heart transplantation in man; developmental studies and report of a case. J Am Med Ass 188 (1964) 113.

[7] Land, W. (Hrsg.): Transplantationschirurgie. Aus: Breitner-Chirurgische Operationslehre-Band XII, Urban & Schwarzenberg, München-Wien-Baltimore, 1996.

[8] Cooper, D.K.C., D. Novitzky: Surgical technique of orthotopic heart transplantation. In: Cooper, D.K.C., D. Novitzky (eds.): The transplantation and replacement of the thoracic organs. Kluwer, Dordrecht-Boston-London, 1990.

[9] Scheld, H.H., M.C. Deng, D. Hammel: Leitfaden Herztransplantation. Steinkopff, Darmstadt, 1997.

[10] Haverich, A.: Herz- und Herz-Lungen-Transplantation. In: Borst, H.G., W. Klinner, H. Oelert (Hrsg.): Herzchirurgie. Die Eingriffe am Herzen und an den herznahen Gefäßen. Springer, Berlin-Heidelberg-New York, 1991: 541.

[11] Kirklin, J.W., B.G. Barrat-Boyes: Cardiac Surgery, 2nd Edition, Churchill-Livingstone, New York, 1993.

[12] Troitzsch,D., G. Tenderich, R. Körfer: Herz-, Herz-Lungen- und Lungentransplantation. In: Tschaut, R.J. (Hrsg.): Extrakorporale Zirkulation in Theorie und Praxis. Pabst Sciences Publishers, Lengerich, 1999: 181.

[13] Deiwick, M., P.A. Hamann, M. Weyand et al.: Heterotope Herztransplantation – eine Alternative in der Therapie der terminalen Herzinsuffizienz. Tx Med 6 (1994) 262.

[14] Aziz, T., M. Burgess, R. Khafagy et al.: Bicaval and standard techniques in orthotopic heart transplantation: Medium-term experience in cardiac performance and survival. J Thorac Cardiovasc Surg 118-1 (1999) 115.

[15] Chen, R.H., A. Kadner, D.H. Adams: Surgical Techniques in Heart Transplantation. In: Graft-Landes Bioscience 2–3 (1999) 119.

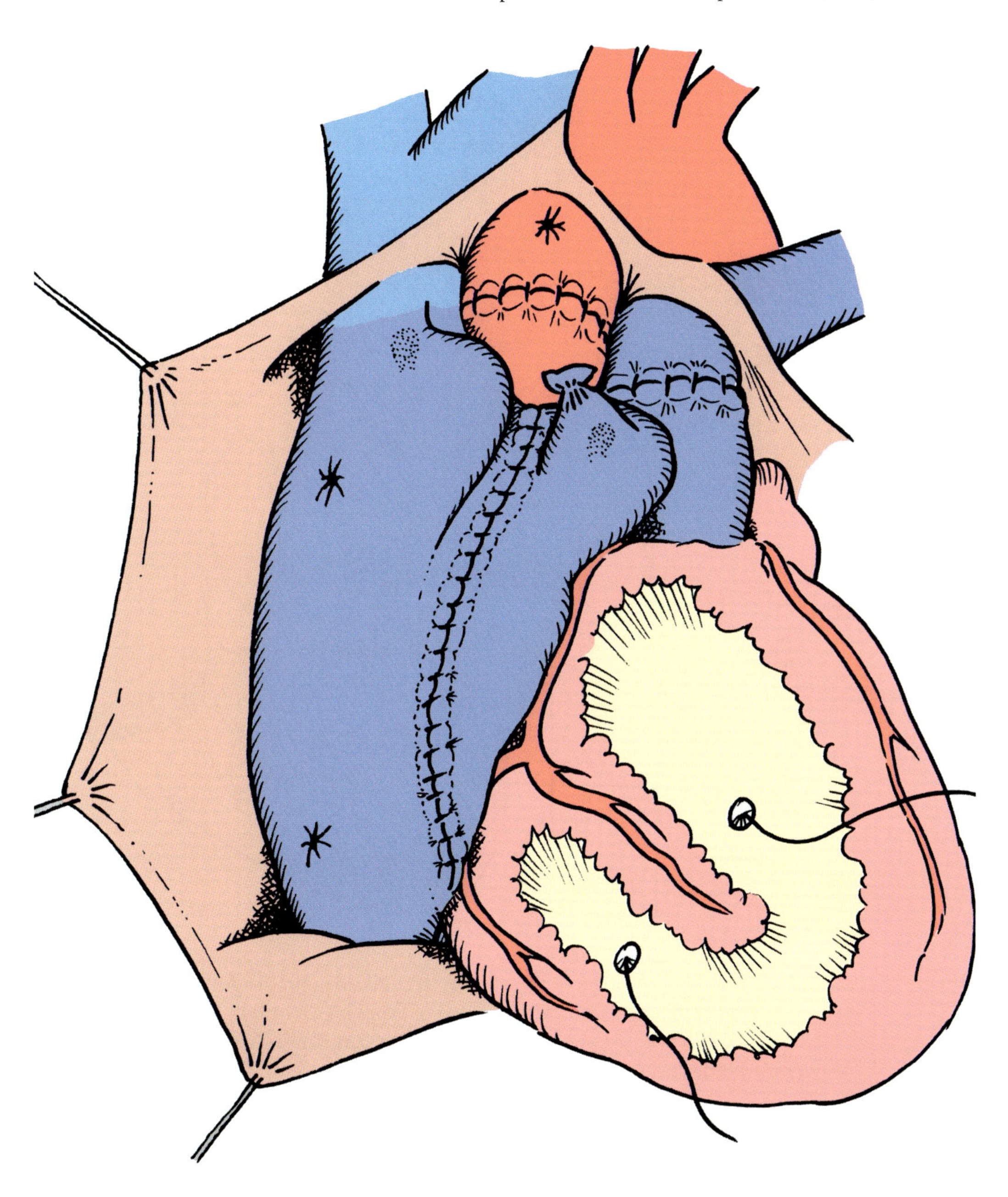

Abb. 9: Implantation des Spenderherzens (klassische Technik): Situs nach Vervollständigung der End-zu-End-Anastomosen beider Aortae und Pulmonales. Zuletzt Einschrauben zweier Schrittmacherelektroden in das rechte und linke Myokard. Die gepunkteten Regionen zeigen die ungefähre Lage der Sinusknoten von Spender und Empfänger.

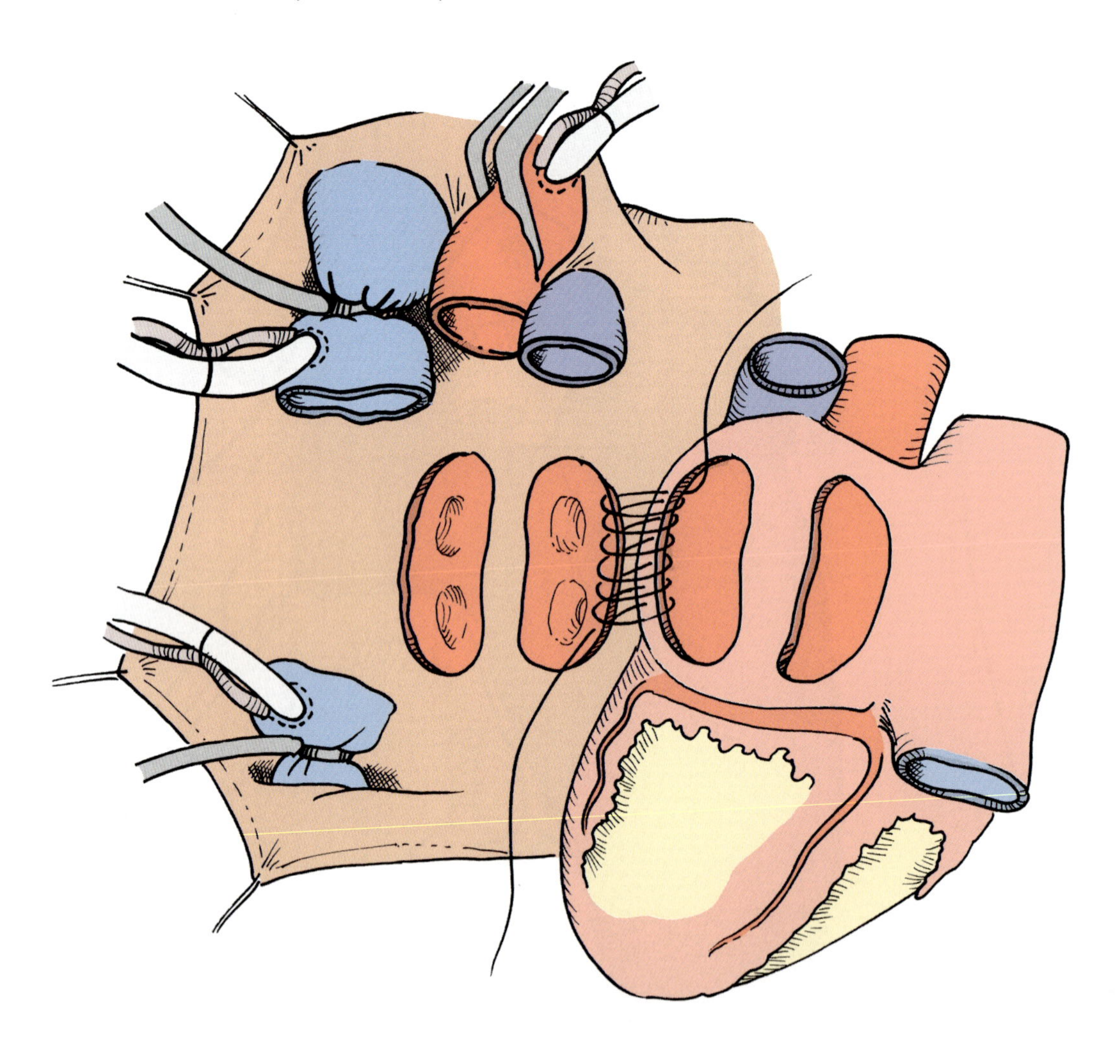

Abb. 10: Implantation des Spenderherzens in bicavaler Technik: Beginn der Anastomosen links-lateral mittels fortlaufender Naht zwischen linkem Empfänger-Vorhof-„Cuff" und Spender-Vorhofdach. Danach Anastomosierung des rechten Empfänger-Vorhof-„Cuffs" und des Spender-Vorhofdaches.

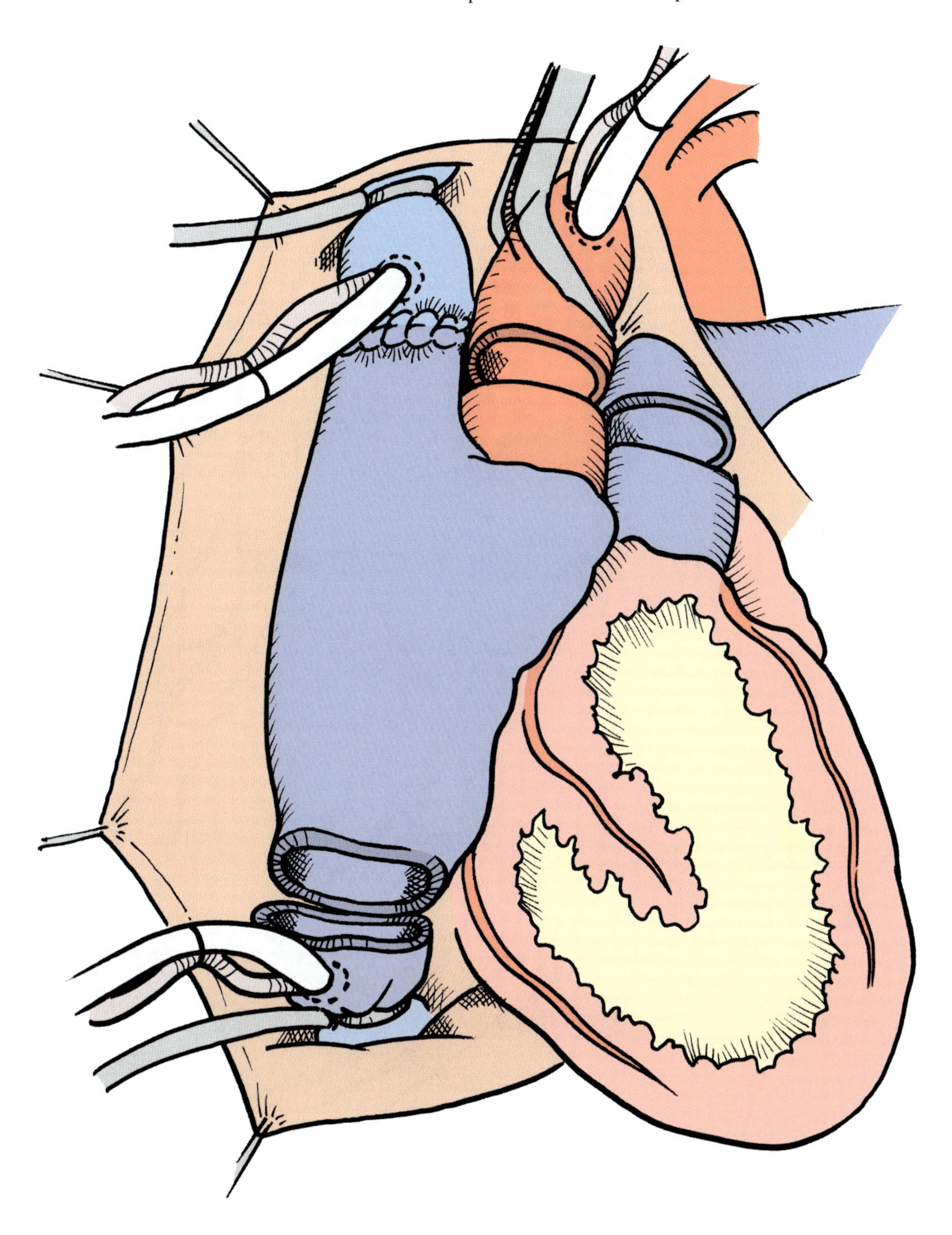

Abb. 11: Implantation des Spenderherzens in bicavaler Technik: Situs nach Abschluß der End-zu-End-Anastomose der oberen Hohlvenen in fortlaufender Nahttechnik. Untere Hohlvenen noch nicht anastomosiert.

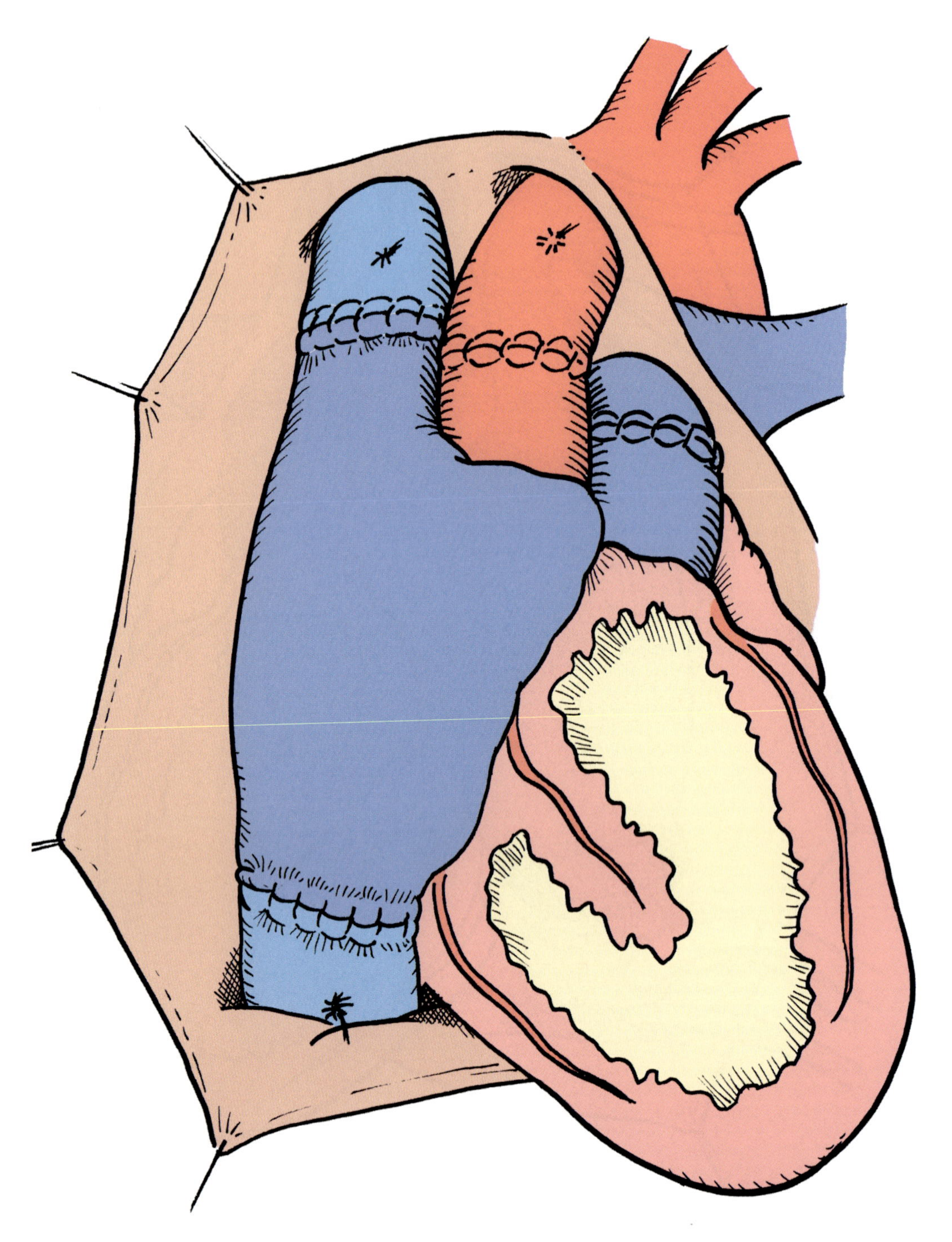

Abb. 12: Implantation des Spenderherzens in bicavaler Technik: Situs nach Vervollständigung der End-zu-End-Anastomosen der oberen und unteren Hohlvenen und beider Aortae und Pulmonales.

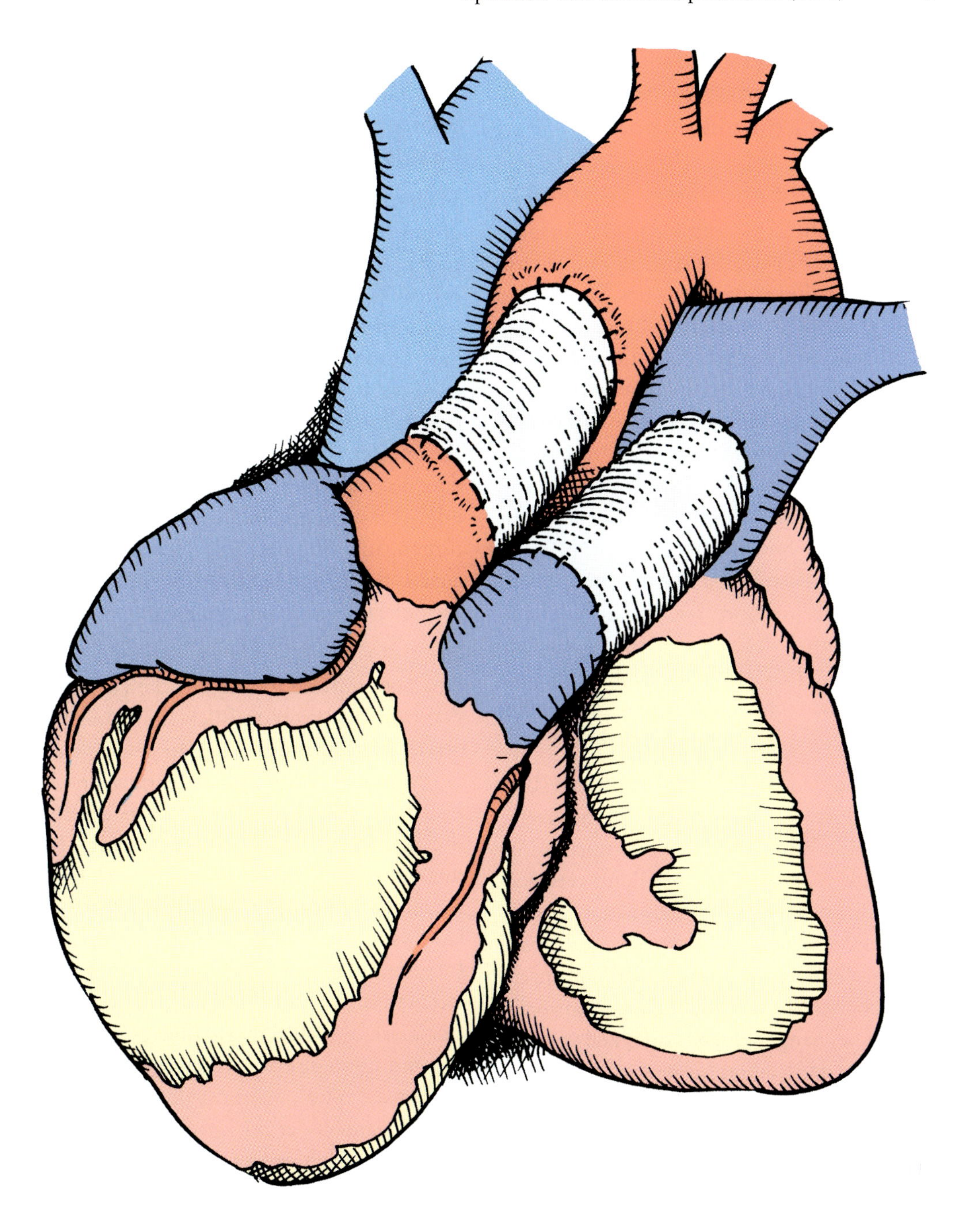

Abb. 13: Heterotope Herztransplantation mit Anastomosierung beider Aortae bzw. Pulmonales durch jeweils lange native Spender-Aorta bzw. -Pulmonalis oder wie hier durch Goretex-Prothesen-Interponate.

2.1.3 Postoperatives Management und Frühkomplikationen

Früh-postoperatives Management

Nach Abschluß der Implantation, entsprechend langer Reperfusionszeit und möglichst suffizientem Eigenrhythmus des Spenderorgans (ggf. Schrittmacherrhythmus), erfolgt der Abgang von der HLM, in der Regel mit Unterstützung von Katecholaminen (Adrenalin, Dobutamin, Milrinon) sowie intravenös verabreichtem Nitroglyzerin oder Prostacyclinen (Epoprostenol = PGI2 (Folan®) oder Alprostadil = PGE2 (Minprog®) oder inhalativ verabreichtem Stickstoffmonoxyd (NO) zur Rechtsherzentlastung bei sowohl präoperativ als auch früh-postoperativ häufig bestehenden erhöhten pulmonalarteriellen Drücken (PVR > 320 dyn*s*cm^{-5} = 4 Wood-Einheiten oder erhöhtem transpulmonalem Gradienten (TPG = PCW-LA) > 12–14 mmHg).

Schon während des Abgangs von der HLM kann es durch die erhöhten pulmonalarteriellen Drücke zur Rechtsherzdekompensation bzw. zum rechtsventrikulären Pumpversagen kommen. Im weiteren Verlauf adaptiert sich das Spenderorgan an die Drücke bzw. die pulmonalarteriellen Drücke sinken ab, in Einzelfällen können sie sich sogar wieder normalisieren. Dies hängt jedoch individuell von der Dauer der Herzerkrankung sowie von der Spenderorganqualität ab. Weitere Ursachen sind eine erhöhte Empfindlichkeit des rechten Ventrikels gegenüber einem Größenmißmatch des Spenderorgans und Volumenänderungen (Hypervolämie), in Einzelfällen wurden Pulmonalis-Abknickungen beschrieben. Gegenbenenfalls muß beim drohendem, medikamentös nicht beherrschbaren Rechtsherzversagen die Implantation eines mechanischen Rechtsherzunterstützungssytems (Assist-Device, Kreisel- oder Zentrifugalpumpe) noch während oder zu einem späteren Zeitpunkt nach der Transplantation erwogen werden.

In der früh-postoperativen Phase wird aufgrund der geringen Compliance in der Reperfusionsphase das Herzzeitvolumen (HZV) primär über die Herzfrequenz reguliert und nicht über den Frank-Starling-Effekt, so daß eine Herzfrequenz zwischen 100–130/Min angestrebt wird. Hierzu können neben externen Schrittmachern auch Orciprenalin, in Einzelfällen auch Adrenalin, verwendet werden. Es empfiehlt sich immer eine Vorhof- oder AV-sequentielle-Stimulation durchzuführen, um eine optimale Herzarbeit zu erzielen. Bei reiner Ventrikelstimulation ohne Vorhofsynchronisation kommt es zu einem HZV-Verlust bis zu 25–30 %.

Um hohe intrathorakale Drücke zu vermeiden bzw. den venösen Rückstrom zum Herzen in ausreichender Weise zu gewährleisten ist ein moderater positiv-endexspiratorischer Druck (PEEP) bei der maschinellen Beatmung zu wählen (5–6 mmHg). Durch Mediatorenfreisetzung, als Folge des fehlenden pulmonalen Blutflusses während der EKZ, kann es zur respiratorischen Insuffizienz, zum Lungenödem oder zum intrapulmonalen Rechts-Links-Shunt kommen, die den Gasaustausch verschlechtern und eine längere Beatmungsphase erforderlich machen. Intrapulmonale Shunts können durch i.v.-Nitroglyceringaben oder Stickstoffmonoxyd-Beatmung behandelt werden.

Die akute Niereninsuffizienz stellt nach Herztransplantationen eine der bedeutendsten und schwerwiegendsten Komplikationen dar, die nach dem heutigen Kenntnisstand auf einem Summationseffekt mehrerer Einflüsse beruht. Zum einen sind die Patienten, wenn sie zur Herztransplantation kommen, häufig schon aufgrund der chronischen und teilweise auch akuten Kreislaufdepression mit unterschiedlichen Graden der Einschränkung der Nierenfunktion behaftet, zum anderen wird die Nierenfunktion durch die Operation selbst und durch den Einsatz der extrakorporalen Zirkulation zusätzlich eingeschränkt. Weiterhin spielen die akuten Veränderungen der neuro-hormonalen Regulation von Kreislaufgrößen und des Wasser-Elektrolyt-Haushaltes durch die Transplantation selbst eine Rolle, da bei der Transplantation die Verbindung durchtrennt, d. h. die Interaktion des Herzens mit dem autonomen Nervensystem aufgehoben wird. Darüber hinaus wird der Einfluß von Rezeptoren und auch hormonbildenden Zellen in den Vorhöfen des Herzens durch Verlust eines Teils dieser Vorhöfe und akute Veränderungen der Vorhof-Innendrücke plötzlich verändert. Schließlich kommen medikamentös-toxische Einflüsse als Nebenwirkungen der immunsuppressiven Therapie, insbesondere durch Cyclosporin A aufgrund der Konstriktion der afferenten präglomerulären Gefäße und einem damit verminderten renalen Blutfluß, aber auch durch Tacrolimus, zum tragen. So sollte schon intraoperativ auf eine ausreichende Diurese geachtet werden, um die Wahrscheinlichkeit eines postoperativen Nierenversagens zu verringern. Empfehlenswert sind neben Osmodiuretika (z. B. Mannit) Schleifendiuretika (z. B. Furosemid). Die Ausscheidung sollte mindestens 1 ml/kg/h betragen. Bei schon präoperativ deutlich eingeschränkter Nierenfunktion ist die Möglichkeit der intraoperativen Hämofiltration über die HLM eine Möglichkeit zur Verhinderung einer Hypervolämie. Postoperativ kann bei Nierenversagen eine veno-venöse Hämofiltration (CVVH) eingesetzt werden, bei stabiler Hämodynamik, d. h. möglichst ohne oder niedrigdosierte Katecholamine, auch die temporäre Hämodialyse. Hypotone Phasen, und damit niedrige Perfusionsdrücke in den Nierenarterien, sollten möglichst auch vermieden werden. Eine weitere medikamentöse Alternative zur Verhinderung eines Nierenversagens nach Herztransplantation bietet die intravenöse Dauerinfusion von Urodilatin, einem renalen natriuretischen Peptidhormon. Diese Substanz hat aufgrund seiner vasodilatierenden und natriuretischen Wirkung an der Niere die Möglichkeit, die Diureseleistung entscheidend zu beeinflußen. Nach klinischen Erfahrungen mit dieser Substanz kann das akute Nierenversagen nach Herztransplantation in vielen Fällen verhindert bzw. günstig beeinflußt werden.

Hypokaliämien sollten frühzeitig ausgeglichen werden um die elektrische Instabilität, d. h. Rhythmusstörungen (ventrikuläre Extrasystolen, Vorhofflimmern mit tachykarder Überleitung, etc.) zu vermeiden. Des weiteren werden bradykarde Sinusrhythmen bzw. AV-Knoten-Rhythmen beobachtet, die durch entsprechende chronotrope Medikamente behandelt werden können (z. B. Orciprenalin, Theophyllin).

Nach Operationen mit Hilfe der EKZ besteht im allgemeinen schon aufgrund der intraoperativen Blutgerinnungshemmung durch Heparin, den Verbrauch bzw. die Verringerung der Thrombozyten und Blutgerinnungsfaktoren, die Aktivierung von Mediatoren (Hypothermie), endogenen Mechanismen und des Komplementsystems sowie letztlich durch die Hämodilution (HAES) eine erhöhte Blutungsneigung. Häufig sind die Patienten präoperativ aufgrund von Rhythmusstörungen, insbesondere Vorhofflimmern, und intrakardialen Thromben auch marcumarisiert.

Zusätzlich begünstigt das Operationstrauma eine Nachblutung, insbesondere bei Re-Transplantationen mit starken Verwachsungen. Hierzu sind die intraoperativ eingelegten Drainagen (Mediastinal- und Pleuradrainagen) hilfreich, die bei größeren Fördermengen oder bei Verstopfung durch Gerinnsel einen Hinweis liefern. Diagnostisch können bei Blutungen mit Perikardergußbildung ein Röntgen-Thorax-Bild mit einem häufig verbreiterten Mediastinum sowie ein vergrößerter Abstand zwischen Pulmonaliskatheter und rechter Vorhof-Berandung oder eine echokardiographische Untersuchung Klarheit verschaffen und so frühzeitig eine Rethorakotomie ermöglichen, bevor es zu ernsthaften Komplikationen, wie z. B. einer Tamponade, kommt.

Eine Tamponade ist eine Komplikation, die möglichst früh erkannt werden sollte, da sie zu einer diastolischen Füllungsbehinderung aller Herzhöhlen führen kann. Sie entsteht bei gerinnselbedingtem Verschluß der Drainagen und äußert sich klinisch durch arterielle Hypotension, steigendem zentralvenösem Druck, sinkendem HZV und verminderter Diurese sowie zunehmendem Katecholaminbedarf. Wird die Tamponade nicht oder zu spät erkannt kann dies von der Anurie bis zum Herz-Kreislaufversagen führen.

Des weiteren können Infektionen oder eine hochdosierte Katecholamintherapie durch Sekundärschädigung anderer Organe bzw. Organsysteme zum Multiorganversagen führen. Hochdosierte Katecholamingaben begünstigen Organischämien, insbesondere der Niere, Leber und des Intestinums, so daß es zu Darmischämien kommt. Diese führen häufig zu Durchwanderungsperitonitiden, die schwere Verläufe zeigen und die in den meisten Fällen zum Tod des Patienten führen. Auch Mediastinitiden zeigen einen sehr schweren Verlauf bei Herztransplantierten und führen in den meisten Fällen durch septische Krankheitsbilder zum Tod. Da durch die Katecholamintherapie sowie Steroidmedikation Streßulcera im Magen und Duodenum entstehen können, erhalten alle herztransplantierten Patienten routinemäßig während des stationären Aufenthaltes H_2- oder Protonenpumpen-Blocker sowie Sucralfat.

Frühkomplikationen

Infektionen

Neben den schon im vorherigen Abschnitt erwähnten früh-postoperativen Komplikationen wie Graft-, Rechtsherz- oder Nierenversagen etc., stellen Infektionen in der Frühphase nach Herztransplantation ein schwerwiegendes Problem dar. Hauptsächlich handelt es sich um bakterielle Infektionen, die auch gleichzeitig mit der höchsten Letalität verbunden sind (Pneumonien, Mediastinitiden). Während bei den grampositiven Erregern hauptsächlich Staphylokokken und Enterokokken im Vordergrund stehen, sind es bei den gramnegativen Keimen hauptsächlich E. coli, Enterobacter, Pseudomonaden oder Klebsiellen. Dieses besondere Erregerspektrum sollte bei der kalkulierten Antibiotika-Therapie auf jeden Fall berücksichtigt werden. In Anbetracht der hohen Letalität ist eine frühzeitige Diagnostik bzw. eine gewissenhafte Keimgewinnung (Sputum-, Urin-, Blutkultur, serologische Untersuchungen, etc.) sowie eine frühzeitige Therapie erforderlich. Zur Vermeidung von Infektionen erfolgt in den meisten Zentren eine Infektionsprophylaxe, die einerseits früh-postoperativ fakultativ durch die Gabe von Hyperimmunseren begonnen und andererseits später mit einer

Trimethoprim/Sulfamethoxazol-Prophylaxe gegen Pneumocystis-carinii-Erkrankungen und mit einer Aciclovir-Prophylaxe gegen Herpes-simplex-/-zoster- Erkrankungen für ca. 3–4 Monate weitergeführt wird. Bei den viralen Infektionen stehen insbesondere die Reaktivierung bzw. die Neuinfektion mit Cytomegalieviren (CMV) im Vordergrund. Im Gegensatz zu CMV-Reaktivierungen, die mit Virostatika und Reduktion der immunsuppressiven Therapie (fakultativ Hyperimmunseren) gut beherrschbar bzw. zu behandeln sind, stellen die CMV-Neuinfektionen ein großes Problem dar, da sie sehr schwer verlaufen und zu Pneumonien, gastrointestinalen Entzündungen, Hepatitis und zur Encephalitis führen können.

Pilzinfektionen, insbesondere durch Candidaspezies und Aspergillen hervorgerufen, sind ebenfalls eine gefürchtete Komplikation in den ersten vier Wochen nach Herztransplantation, da für die antimykotische Therapie stark toxische Substanzen (Niere, Leber) eingesetzt werden müssen (Amphotericin B, Flucytosin, Itraconazol, Ketoconazol, etc.).

Akute Abstoßungen

Nach den Infektionen stellen die akuten Abstoßungsreaktionen eine wichtige Frühkomplikation dar, die es gilt, frühzeitig zu diagnostizieren und entsprechend früh zu behandeln. In Einzelfällen wurde über präformierte Antikörper induzierte hyperakute Abstoßungsreaktionen berichtet. Diese treten sehr selten auf, führen jedoch in einem sehr hohen Prozentsatz zum Verlust des Spenderorgans bzw. zum Tod des herztransplantierten Patienten, wenn nicht unverzüglich eine suffiziente Abstoßungstherapie oder eine Retransplantation erfolgt.

Neurologische Komplikationen

Im allgemeinen wird nach herzchirurgischen Eingriffen mit Hilfe der Extrakorporalzirkulation in einem hohen Prozentsatz das Phänomen des „Durchgangssyndroms“ beobachtet, so auch bei herztransplantierten Patienten. Hierbei handelt es sich um Verwirrtheitszustände, die die postoperative Compliance des Patienten erheblich beeinflußen können (Beatmungsweaning, Medikamenteneinahme, Mobilisation, etc.). Als Ursache wird ein multifaktorielles Geschehen diskutiert, in erster Linie aber der Verlust des pulsatilen Blutflusses unter den Bedingungen der Extrakorporalzirkulation. In den meisten Fällen ist keine spezifische Therapie erforderlich, die Symptomatik verschwindet in der Regel nach wenigen Tagen wieder. In schwerwiegenden Fällen ist eine flankierende/begleitende psychopharmakologische Therapie erforderlich mit z. B. Phenothiazinderivaten (Atosil®, Neurocil®) oder Butyrophenonen (Haldol®). Hierunter läßt sich die Symptomatik bis zum Abklingen des Durchgangssyndroms gut beherrschen bzw. kupieren.

Hypertonie, Diabetes mellitus, Nierenfunktionseinschränkung, Lipidstoffwechselstörungen

Wenige Tage bis Wochen nach der Transplantation kann es durch die initial notwendige hochdosierte immunsuppressive Therapie mit Cyclosporin A und Steroiden zur Entwicklung einer arteriellen Hypertonie (bei ca. 66% der Patienten im 1. postoperativen Jahr), zum Diabetes mellitus (bei ca. 19% der Patienten im 1. postoperativen Jahr), u.a. zu Nierenfunktionseinschränkungen mit kompensierter Retention (bei ca. 17% der Patienten im 1. postoperativen Jahr) bis hin zum Nierenversagen mit Dialysepflichtigkeit (bei ca. 1% der Patienten im 1. postoperativen Jahr) kommen. Die arterielle Hypertonie, die bei 70–90% aller Patienten innerhalb von 3 Monaten auftritt, kann dabei in den meisten Fällen gut therapiert werden, häufig finden Calciumantagonisten (Diltiazem) Verwendung. Neben einer Drucksenkung muß gleichzeitig auf eine Cyclosporin A-Interaktion durch eine Enzyminhibition (Cytochrom-P-450) mit einer Cyclosporinspiegelerhöhung (Cave: Intoxikation) geachtet werden.

Die diabetische Stoffwechsellage bei den herztransplantierten Patienten erfordert häufig eine Insulin-Therapie. Eine überwiegend durch Cyclosporin A induzierte Hyperlipidämie durch Veränderungen des Lipidstoffwechsels werden in ca. 35% aller herztransplantierten Patienten diagnostiziert und häufig auch behandelt, um der Koronarsklerose bzw. Graftsklerose entgegenzuwirken. Aufgrund der Nephrotoxizität der immunsuppressiven Medikamente, insbesondere des Cyclosporin A, muß neben einer ausreichenden Trinkmenge dann auf eher niedrige Vollblutspiegel geachtet werden.

Viele Patienten zeigen jedoch schon vor der Transplantation eine eingeschränkte Nierenfunktion, so daß besonders hier auf möglichst niedrige Spiegel geachtet werden muß, denn nach längerer Behandlung mit hohen Cyclosporindosen hat sich gezeigt, daß es zu irreversiblen funktionellen Schäden an den Nieren, zuerst an den Gefäßen und später an den Tubuli kommt, die dann in eine interstitielle Fibrose übergehen. Erschwerend kommen noch eine schlechte Hämodynamik oder hohe Katecholamindosierungen prä- und postoperativ hinzu, die früh zu einer eingeschränkten Nierenfunktion bzw. zum Nierenversagen führen können.

Spättamponade

Innerhalb der ersten vier Wochen gibt es auch Einzelberichte über Spättamponaden nach Herztransplantation, die stets bei sinkender Diureseleistung differentialdiagnostisch berücksichtigt werden sollten. Diese läßt sich durch eine echokardiographische Untersuchung abklären.

Malignome

Maligne Erkrankungen treten nach internationalen Statistiken im ersten postoperativen Jahr in ca. 3,7% der transplantierten Patienten auf. Es handelt sich in rund 35% um Hauttumore (Basaliome, Plattenepithelkarzinome) und in rund 33% der Fälle um lymphoproliferative Erkrankungen (überwiegend hochmaligne B-Zell-Lymphome).

Weiterführende Literatur

[1] Bojar, R.M., F. Siclari: Perioperativer Ratgeber für die Herz- und Thoraxchirurgie. Blackwell Wissenschafts-Verlag, Berlin-Wien, 1995.
[2] Schnell, P.: Medikamente in der Herzchirurgie. In: Tschaut, R.J. (Hrsg.): Extrakorporale Zirkulation in Theorie und Praxis. Pabst Sciences Publishers, Lengerich, 1999: 423.
[3] Scheld, H.H., M.C. Deng, D. Hammel: Leitfaden Herztransplantation. Steinkopff-Verlag-Darmstadt, 1997.
[4] Deng, M.C., H.H. Scheld (Hrsg.): Perioperative Betreuung in der Erwachsenenherzchirurgie – ein interdisziplinärer Leitfaden, 2. Auflage, Pabst-Verlag, Lengerich, 1995.
[5] Stein, K.L., J.M. Armitage, G.D. Martich et al.: Intensive Care of the Cardiac Transplant Recipient. In: Shoemaker, W.C., S.M. Ayres, A. Grenvik et al. (eds.): Textbook of Critical Care. 3rd Edition, W.B. Saunders Company, Philadelphia-London-Toronto, 1995: 1649.

[6] Firestone, L.L., S. Firestone, G.D. Martich: Cardiopulmonary Transplantation. In: Murray, M.J., D.B. Coursin, R.G. Pearl et al. (eds.). Critical Care Medicine: Perioperative Management. Lippincott-Raven Publishers, Philadelphia, 1997: 369.
[7] Shumway, S.J.: Specific Critical Care Problems in Heart, Heart-Lung and Lung Recipients. In: Irwin, R.S., F.B. Cerra, J.M. Rippe (eds.): Critical Care Medicine. Lippincott-Raven Publishers, Philadelphia, 1996: 2167.
[8] Lenhardt, F.P., M.V. Rosen, K. Peter: Intensivtherapie nach Organtransplantation. In: Lawin, P. (ed.): Praxis der Intensivbehandlung. 7. Auflage, 1994: 1110.
[9] Hummel, M.: Akutes Nierenversagen nach Herztransplantation. Habilitationsschrift 1994, FU Berlin.
[10] Brown, D.L. (Ed.): Cardiac intensive care. W.B. Saunders Company, 1998.

2.1.4 Spätkomplikationen

Im Langzeitverlauf stehen neben der arteriellen Hypertonie, der Diabetes mellitus, die Hyperlipidämie, Gicht, Osteoporose, periphere arterielle Verschlußkrankheit, Adipositas, Tumoren und die Koronarsklerose im Vordergrund. Bakterielle Infektionen stellen dann eher eine untergeordnete Rolle dar. Im Langzeitverlauf werden eher virale Infekte beobachtet (CMV, Herpesviren, EBV). Bei der Behandlung der arteriellen Hypertonie kommen neben den schon genannten Calcium-Antagonisten, ACE-Hemmer, Diuretika und die weiteren klassischen Medikamente der Hypertoniebehandlung zum Einsatz. Neben den Lipidsenkern bei der Hyperlipidämie kommen für den Diabetes orale Antidiabetika (Glibenclamid, Biguanide) oder eine Insulin-Therapie zur Anwendung. Durch Steroide und eine verminderte intestinale Calciumaufnahme durch die Immunsuppressiva wird die frühzeitige Osteoporose-Entstehung begünstigt, so daß eine prophylaktische Therapie mit Calcium, Vitamin D und Calcitonin frühzeitig begonnen wird.

Die im Langzeitverlauf eine Rolle spielenden Neoplasien und die Graft- bzw. Koronarsklerose (Transplantatvaskulopathie) können nur durch eine konsequente und regelmäßige Nachsorge erkannt und entsprechend behandelt werden. Wie bei allen Organtransplantierten ist ein besonderes Augenmerk auf die frühzeitige Erkennung von Malignomen zu richten, die aufgrund der lebenslangen immunsuppressiven Therapie eine höhere Inzidenz als in der Allgemeinbevölkerung haben (5–10 %).

Bei der Transplantatvaskulopathie handelt es sich um eine konzentrische Intimahyperplasie, deren Ätiologie ungeklärt ist und als multifaktoriell diskutiert wird. Grundsätzlich zeigt sie ein anderes Verteilungsmuster in den Transplantat-Koronarien als bei der klassischen koronaren Herzkrankheit (KHK). Es werden u.a. immunologische Prozesse, Protektionsschäden, Hypercholesterinämie, medikamentös-toxische Einflüsse durch die immunsuppressive Therapie und eine durch eine CMV-Infektion getriggerte Endothelproliferation diskutiert. Sie führt letztendlich neben stummen Myokardinfarkten zur regionalen Fibrose und Einschränkungen der Pumpfunktion bis hin zum Verlust des Organs. Aufgrund der fehlenden Sensitivität nicht-invasiver Verfahren wird die Graftsklerose durch regelmäßige Angiographien (Linksherzkatheter) verifiziert (in der Regel in 1-Jahres-Abständen), in den letzten Jahren mit zusätzlicher Unterstützung durch intravaskuläre Ultraschalluntersuchungen (IVUS) zur Erkennung von Frühformen der Koronarsklerose bzw. der Intimaproliferation. Die Inzidenz nach angiographischen Kriterien beträgt ca. 10%/Jahr. In frühen Stadien besteht die Möglichkeit der perkutanen transluminalen Coronar-Angioplastie (PTCA) mit Ballondilatation und Stentimplantation bei entsprechenden Stenosen, in fortgeschrittenen Stadien aufgrund der im allgemeinen eher diffusen Verteilung der Koronarsklerose im gesamten Spenderorgan nur die Retransplantation. Diese weist jedoch eine etwa um 20–30% schlechtere aktuarische Überlebenszeit auf, so daß sie auch in Hinblick auf die weiter zunehmende Spenderknappheit nur ausgewählten Patienten vorbehalten sein kann. Bei isolierten Stenosen besteht die Möglichkeit einer konventionellen Bypass-Operation (ACVB), jedoch auch mit einem deutlich erhöhten Risiko verbunden. Zur konservativen bzw. medikamentösen Therapie werden neben dem empfohlenen Herz-Kreislauftraining frühzeitig Lipidsenker und verschiedene Thrombozytenaggregationshemmer eingesetzt.

Besondere Aufmerksamkeit erregte in den letzten Jahren die Möglichkeit der antibiotischen Therapie bei den als mögliche Ursache diskutierten Infektionen des Koronarendothels mit Cytomegalieviren bzw. einer chronischen Chlamydieninfektion als Hauptursache der Koronarsklerose. Ob sie eine Bedeutung in der Behandlung der Koronarsklerose herztransplantierter Patienten erfahren werden, ist jedoch derzeit noch nicht abschätzbar.

Im Langzeitverlauf kommt es bei einigen herztransplantierten Patienten durch Verziehungen der atrialen Anastomose infolge der Standardimplantationstechnik oder als Biopsiefolge (Trabekelabriß) zu einer mittel- bis höhergradigen behandlungbedürftigen Trikuspidalklappeninsuffizienz, so daß aufgrund der klinischen Symptomatik einer Rechtsherzbelastung ein Trikuspidalklappenersatz erfolgen muß.

Weiterführende Literatur

[1] Scheld, H.H, M.C. Deng, D. Hammel: Leitfaden Herztransplantation. Steinkopff-Verlag, Darmstadt, 1997.

[2] Kieler-Jensen, N., S. Lundin, S.E. Ricksten: Vasodilator therapy after heart transplantation: Effects of inhaled nitric oxide and intravenous prostacyclin, prostaglandin E1, and sodium nitroprusside. J Heart Lung Transplant 14 (1995) 436.

[3] Kieler-Jensen, N., I. Milocco, S.E. Ricksten: Pulmonary vasodilation after heart transplantation. A comparison among prostacyclin, sodium nitroprusside, and nitroglycerin on right ventricular function and pulmonary selectivity. J Heart Lung Transplant 12 (1993) 179.

[4] Pagano, D., J.N. Townend, R. Horton et al.: A comparison of inhaled nitric oxide with intravenous vasodilators in the assessment of pulmonary haemodynamics prior to cardiac transplantation. Eur J Cardiothorac Surg 10-12 (1996) 1120.

[5] Miller, L.W., D.C. Naftel, R.C. Bourge et al.: Infection after heart transplantation: a multiinstitutional study. J Heart Lung Transplant 13 (1994) 381.

[6] Smart, F.W., D.C. Naftel, M.R. Costanzo: Risk factors for early, cumulative and fatal infections after heart transplantation: a multiinstitutional study. J Heart Lung Transplant 15 (1996) 329.

[7] Gonwa, T.A., M.L. Mai, J. Pilcher et al.: Stability of long-term renal function in heart transplant patients treated with induction therapy and low dose cyclosporine. J Heart Lung Transplant 11 (1992) 926.

[8] Miller, L.W.: Transplant coronary-artery disease: Editorial. J Heart Lung Transplant 11 (1992) 1–4.
[9] Schroeder, J.S., S.Z. Gao, E.L. Aldermann et al.: A preliminary study of diltiazem in the prevention of coronary artery disease in heart transplant recipients. N Engl J Med 328 (1993) 164.
[10] Halle, A.A., R.F. Wilson, E.K. Massin: Coronary angioplasty in cardiac transplant patients: Results of a multicenter study. Circulation 86 (1992) 458.
[11] Christensen, B.V., S.M. Meyer, C.L. Iacarella et al.: Coronary angioplasty in heart transplant recipients: a quantitative angiographic long-term follow-up study. J Heart Lung Transplant 13 (1994) 212.

2.1.5 Spezielle immunsuppressive Therapie

Als immunsuppressive Standardtherapie nach Herztransplantation gilt in den meisten Transplantationszentren bei Erwachsenen eine Dreifachkombination (Tripeltherapie), die aus Cyclosporin A, Azathioprin und Prednisolon besteht, als etabliert. Bei Kindern wird aufgrund der Nebenwirkungen versucht, primär ohne Steroide zu beginnen oder frühzeitig die Steroide wieder auszuschleichen. In einigen Zentren werden auch Herztransplantierte von Anbeginn steroidfrei immunsupprimiert. Zusätzlich kann postoperativ eine initiale Induktionstherapie mit Cyclosporin A, Azathioprin, Prednisolon und ATG (1,5–2,5 mg/kgKG/Tag) (je nach Hersteller) über 1–3(5) Tage als Quadrupeltherapie eingeleitet werden. Die immunsuppressive Therapie wird präoperativ 2–3 Stunden vor der Transplantation mit Cyclosporin A und Azathioprin, in einigen Zentren zusätzlich mit Steroiden oder ausschließlich mit Steroiden (1 000 mg) begonnen. Im Herzzentrum Berlin beginnt die immunsuppressive Therapie 2 Stunden vor der Transplantation mit Cyclosporin A (4 mg/kgKG) und Azathioprin (5 mg/kgKG). Erst intraoperativ vor der Reperfusion erfolgt eine Methylprednisolongabe mit 500 mg und noch am Operationstag eine einmalige ATG-Gabe (1,5–2,5 mg ATG/kg/KG; je nach Präparat: z. B. TECELAC® von Biotest (1,5 mg ATG/kgKG) oder Thymoglobin® von Merieux (2,5 mg ATG/ kg/KG)). Ziel der ATG-Gabe ist es, die im Blut zirkulierenden T-Lymphozyten auf weniger als 5 % zu reduzieren. Die Therapielänge richtet hierbei sich nach der täglichen Bestimmung der Lymphozytensubpopulationen mittels FACS (Fluorescence Activated Cell Sorting) und wird von den verschiedenen Transplantationszentren in bezug auf die Therapiedauer unterschiedlich gehandhabt. Im weiteren Verlauf erhalten die Patienten als Basisimmunsuppression bzw. Erhaltungstherapie die eingangs beschriebene Erhaltungs-Tripeltherapie. Hierbei werden in den ersten 6 Monaten monoklonale Cyclosporin-A-Vollblut-Talspiegel zwischen 250–300 ng/ml angestrebt, bis zum 12. Monat zwischen 200–250 ng/ml und nach dem ersten postoperativen Jahr zwischen 100–200 ng/ml. Die Dosierung der Cyclosporin-A-Erhaltungsdosis beträgt ca. 6–10 mg/kg/Tag. Soll Cyclosporin A i. v. verabreicht werden gilt für die i. v.-Dosierung als Faustregel 1/3 der oralen Cyclosporindosis. Individuell erfolgen Spiegelanpassungen bei Patienten mit Niereninsuffizienz, ausgeprägten Nebenwirkungen durch Cyclosporin (Spiegelreduktion) oder Patienten mit häufigen oder schweren Rejektionen (Spiegelanhebung). In den ersten 14 Tagen erfolgen tägliche Spiegelbestimmungen, danach 3 × wöchentlich und später 1 ×/Woche, dann meistens durch den Hausarzt, der das Blut per Post in die Transplantationsambulanz schickt. Durch telefonische Rückmeldung beim Patienten erfolgt dann die Dosisveränderung bzw. -bestätigung durch den verantwortlichen Ambulanzarzt. Bei Infektionen kann der Cyclosporinspiegel zur Steigerung der Immunkompetenz reduziert aber niemals abgesetzt werden. Dies kann bei schwersten Infektionen (z. B. Sepsis) nur unter engmaschiger Kontrolle im jeweiligen Transplantationszentrum erfolgen.

Azathioprin wird in einer i. v.-Dosierung von 0,7 mg/kg/KG bzw. oral mit 1–3 mg/kgKG/Tag dosiert. Da Azathioprinspiegel nicht meßbar sind erfolgt die Kontrolle der immunsuppressiven Wirkung durch die Überwachung von Nebenwirkungen (Leukozytopenie). Es werden dauerhaft Leukozytenzahlen zwischen 4 000–6 000/nl angestrebt. Bei Infektionen kann Azathioprin reduziert oder kurzfristig bis zur Genesung auch abgesetzt werden. Auf jeden Fall sollten regelmäßige Blutbildkontrollen (meistens durch den Hausarzt) erfolgen.

Nach intraoperativer Gabe (500 mg) erfolgt die Prednisolon-Medikation in der Regel nach einem absteigenden Dosierungsschema, am Op-Tag mit 3 x 125 mg, am 1. Tag mit 100 mg und dann Reduktion um jeweils 10 mg bis 40 mg/Tag. Danach wird die Reduktion in 5 mg-Schritten durchführt, so daß letztendlich nach 60 Tagen eine Erhaltungsdosis von 0,1 mg/kgKG/Tag resultiert (7,5–10 mg/Tag). Nach 3–6 Monaten erhalten die Patienten insgesamt noch 5 mg Prednisolon/ Tag. In einigen Zentren wird es dann ganz ausgeschlichen. Statt Cyclosporin A wird in einigen Zentren die Immunsuppression primär mit Tacrolimus (FK506) geführt. Tacrolimus wurde auch schon erfolgreich nach primärer CyA-Gabe und rezidivierenden Rejektionen

Tabelle 6: Dosierungen der immunsuppressiven Substanzen nach HTx

Substanz	Dosierung
Cyclosporin A	3–6 mg/kgKG/Tag p. o.; i. v. Dosis: 1/3 der oralen Dosis
FK506 (Tacrolimus)	0,05–0,1 mg/kgKG/Tag p.o.
Azathioprin	0,7 mg/kgKG/Tag i. v. oder 1–3 mg/kgKG/Tag p. o.; Induktion mit 2–4 (5) mg/kg p. o. (Leukozyten zw. 4000–6000/nl angestrebt)
Prednisolon	präop. 0,5–1 g oder 0,5 g Methylprednisolon vor der Reperfusion i. v., dann absteigende Dosierung je nach Zentrum: 0. Tag 125 mg, 1.Tag 100 mg, 2. Tag 90 mg, etc.; oder 0. Tag 3 × 125 mg; 1.Tag 125 mg und 1 mg/KG abends; ab 2. POD absteigende Dosierung bis 0,1 mg/kgKG/Tag nach 2 Monaten (DHZB)
Mycophenolat Mofetil	0,5–3 g/Tag
ATG	1,5–2,5 mg/kgKG/Tag (abhängig von der Präparation); Induktion mit 100 mg 1–4. (7.)Tag (T-Lymphozyten < 5 %)
ALG	30 mg/kgKG/Tag 1.–4. Tag
OKT3	1 × 5 mg/Tag über 3– max. 14 Tage

eingesetzt. Postoperativ wird ein Tacrolimus-Talspiegel von 10–20 ng/ml in den ersten vier postoperativen Wochen und danach zwischen 10–15 ng/ml angestrebt. Nach dem ersten postoperativen Jahr sollte der Spiegel zwischen 5–10 ng/ml betragen.

Da Mycophenolat (0,5–3g/Tag) in der immunsuppressiven Therapie nach Herztransplantation in den ersten klinischen Berichten gute Ergebnisse zeigte, insbesondere bei steroidresistenten Rejektionen, ist es mittlerweile für den klinischen Einsatz zugelassen. Im klinischen Vergleich zu Azathioprin fanden sich eine signifikante Reduktion der Inzidenz von behandlungsbedürftigen akuten Abstoßungsreaktionen im ersten postoperativen Jahr sowie signifikant niedrigere Mortalitäts- und Infektionsraten (bakteriell/Pilze) sowie weniger septische Kompikationen. Bei den viralen Infektionen war die Inzidenz für CMV-Infektionen vergleichbar, für Herpes simplex und Zoster-Infektionen zeigten sich allerdings höhere Inzidenzen.

Für den Einsatz von Rapamycin nach Herztransplantation laufen derzeit noch Studien zur Dosisfindung. In Tierversuchen zeigte sich ein günstiger Einfluß auf den Verlauf der Transplantatvaskulopathie.

Weiterführende Literatur

[1] Olivari, M., S.H. Kubo, E.A. Braunlin et al.: Five-year-experience with triple-drug immunosuppressive therapy in cardiac transplantation. Circulation 82 (1990) 276.

[2] Scheld, H.H., M.C. Deng, D. Hammel: Leitfaden Herztransplantation. Steinkopff-Verlag, Darmstadt, 1997.

[3] Largiader, F. (Hrsg.): Checkliste Organtransplantation. 2. Auflage, Thieme-Verlag, Stuttgart-New York, 1999.

[4] European Multicenter Tacrolimus (FK506) Heart Pilot Study: One-year results – European Multicenter Heart Study Group. J Heart Lung Transplant 17–8 (1998) 775.

[5] Onsager, D.R., C.C. Canver, M.S. Jahania et al.: Effiacy of tacrolimus in the treatment of refractory rejection in heart and lung transplant recipient. J Heart Lung Transplant 18–5 (1999) 448.

[6] Kobashigawa, J., L. Miller, D. Renlund et al.: A randomized active-controlled trial of Mycophenolate Mofetil in heart transplant recipients. Mycophenolate Mofetil Investigators. Transplantation 66–4 (1998) 507.

[7] Kobashigawa, J.A.: Mycophenolate Mofetil in heart transplantation. Current Opinion in Cardiology 13–2 (1998) 117.

[8] Troitzsch, D., G. Tenderich, R. Körfer: Herz-Herz-Lungen- und Lungentransplantation. In: Tschaut, R.J. (Hrsg.): Extrakorporale Zirkulation in Theorie und Praxis. Pabst Sciences Publishers, Lengerich, 1999: 181.

2.1.6 Abstoßungsdiagnostik und -therapie

Trotz der prophylaktischen Basisimmunsuppression kann es nach der Transplantation zu akuten Abstoßungsreaktionen kommen. Sie sind eine typische Komplikationen des frühen Verlaufs nach Herztransplantation (bis zu einem Jahr), danach treten sie eher selten auf und sind häufig durch eine zu niedrige Immunsuppression bedingt. Sie führen unbehandelt zu einer raschen Verschlechterung der Transplantatfunktion, die anfangs mit Belastungseinschränkung bzw. Leistungsabfall, Abgeschlagenheit, Verschlechterung der Nierenfunktionswerte (Kreatinin- und Harnstoffanstieg) als Zeichen des sinkenden Herzzeitvolumens bis hin zu Beinödemen und zur Entwicklung eines Lungenödems infolge Herzinsuffizienz führen kann. Da die Häufigkeit und Schwere akuter Abstoßungsreaktionen für das Ausmaß einer irreversiblen Schädigung des transplantierten Organs und damit für den Langzeitverlauf von Bedeutung sind, ist es notwendig, akute Abstoßungsreaktionen so früh wie möglich zu erkennen und entsprechend dem Schweregrad zu behandeln. In den Anfängen der Herztransplantation standen keine spezifischen Untersuchungsmethoden, sondern ausschließlich klinische Parameter zur Abstoßungsdiagnostik zur Verfügung. Diese beinhalten Rhythmusstörungen (insbesondere Vorhoftachykardien), Voltageverluste des QRS-Komplexes in den Extremitätenableitungen des Oberflächen-EKG, Zeichen der Rechts- bzw. Herzinsuffizienz, Gewichtszunahme, Temperaturanstieg, Anorexie, Blutbild- und laborchemische Veränderungen und Veränderungen des Herz-Lungen-Quotienten in der Röntgen-Thorax-Untersuchung. Die genannten Parameter charakterisieren jedoch jeweils ein recht fortgeschrittenes Stadium bzw. für die Anorexie ein Endstadium der Transplantatabstoßung, die durch eine Abstoßungsbehandlung nur noch bedingt beeinflußbar sind.

Die Beurteilung der Transplantatfunktion und die heutigen Möglichkeiten der invasiven und nicht-invasiven Abstoßungsdiagnostik, die routinemäßig oder experimentell angewandt werden, und die in sehr unterschiedlichem Maße sensibel und spezifisch sind, gliedern sich in folgende Verfahren:

- Histologische Verfahren: Endomyokardbiopsie (EMB)
- Funktionelle Verfahren: Echokardiographie (UKG).
- Immunologische Verfahren: Cytoimmunologisches Monitoring (CIM), Bestimmung der Lymphozytensubpopulationen, weitere immunologische Verfahren (flußzytometrische Bestimmung von Transferrinrezeptoren, HLA-DR-Antigenen oder IL-2-Rezeptoren auf Monozyten, Nukleoli-Aktivierung).
- Elektrophysiologische Verfahren: Oberflächen-EKG, Intramyokardiales Elektrogramm (IMEG), transmyokardiale Impedanzmessungen (bioelektrische myokardiale Impedanz)
- Physikalische Verfahren: Myokardbewegungs- und dynamische Wanddicken-Analyse, Myokardszintigraphie, Magnetresonanztomographie (MRT), Positronenemissionstomographie (PET)

Im folgenden werden aus Gründen des Grundkonzeptes dieses Buches nur die heute gängigen bzw. routinemäßig angewandten Abstoßungsverfahren kurz erläutert. Die genannten, aber nicht erläuterten Methoden konnten sich aufgrund allgemein mangelnder Sensitivität und Spezifität (immunologische Verfahren, biochemische Marker) bzw. ungünstiger Praktikabilität (Myokardszintigraphie: Faktor Zeit!) oder zu hoher Kosten (MRT, PET) nicht durchsetzen bzw. etablieren.

Endomyokardbiospie

Den ersten entscheidenden Erfolg bei der Erkennung von Abstoßungsreaktionen erreichte P.K. Caves 1973 in Stanford mit der Einführung der transvenösen Endomyokardbiopsie (EMB) mittels eines über die rechte V. jugularis interna in das rechte Herz eingebrachten Zangenbiotoms zur Gewebsentnahme im Bereich des inferioren Septums und der Apex, jedoch nur in Hinblick auf die histologisch sichtbaren zellulären Veränderungen des Myokards. Die in regelmäßigen Abständen (zentrumsspezifische Biopsieschemata) bzw. bei Verdacht auf das Vorliegen einer akuten Rejektion durchzuführenden Endomyokardbiopsien gelten als Goldstandard der Abstoßungsdiagnostik nach Herztransplantation. In der Regel erfolgen die Biopsien 1 ×/Woche im ersten postoperativen Monat, nach 6, 8 12, 26 und 52 Wochen sowie zusätzlich bei Verdacht auf eine Abstoßung. Nach dem ersten postoperativen Jahr erfolgen die Biopsien in halbjährlichen Abständen. Ausgehend von einer Probenentnahme von durchschnittlich fünf bis sechs Biopsaten besitzt die Methode eine Sensitivität von ca. 90% und eine Spezifität von ca. 83%. In 2–5% der Fälle kommt es zu falsch negativen Ergebnissen. Die histologische Einteilung der Abstoßungsreaktionen erfolgt nach der seit 1990 durch die „International Society of Heart and Lung Transplantation (ISHLT)" standardisierten und international anerkannten Klassifikation:

Grad 0: keine Rejektion.

Grad 1A: leichte Rejektion; fokales, perivaskuläres oder interstielles Lymphozyteninfiltrat. Keine Myozytolysen.

Grad 1B: leichte Rejektion; diffuses, perivaskuläres oder interstitielles (bzw. beides) Lymphozyteninfiltrat. Keine Myozytolysen.

Grad 2: mittelschwere Rejektion. Fokus mit aggressiver Infiltration und/oder fokalen Myozytolysen.

Grad 3A: mittelschwere Rejektion. Multifokale aggressive Infiltration und/oder Myozytolysen.

Grad 3B: schwere Rejektion. Diffuse aggressive Infiltrate mit Myozytolysen.

Grad 4: sehr schwere Rejektion. Diffuse aggressive polymorphe Abstoßung mit ausgeprägten Myozytolysen, + Ödem, + Hämorrhagie, + Vaskulitis.

Echokardiographie

Die Echokardiographie stellt ein etabliertes und zuverlässiges nicht-invasives Verfahren zur Transplantatbeurteilung dar. Hierbei werden im M-Mode- und dopplersonographischen Verfahren Myokarddicke, insbesondere die linksventrikuläre Massenzunahme und Septumdicke, Wandbewegungsstörungen, die linksventrikuläre Verkürzungsfraktion (FS = fraction of shortening), frühdiastolische Ventrikelfunktionanalysen (Te-Intervall, frühdiastolische Relaxationszeit) zur Erkennung frühdiastolischer abstoßungsinduzierter Myokardfunktionsstörungen zur Abstoßungsdiagnostik herangezogen. Durch Abstoßungen kommt es infolge des inflammatorischen Prozesses mit Ödembildung zur Wanddickenzunahme mit Wandbewegungsstörungen, Verlagerung des Te-Intervalls, der frühdiastolischen Relaxationszeit und der linksventrikulären Verkürzungsfraktion, die echokardiographisch erfaßbar sind. Mit Hilfe der Echokardiographie können sowohl morphologische als auch funktionelle Aspekte des Transplantates mit hoher Aussagekraft beurteilt werden. Sie eignet sich sehr gut zur engmaschigen, den Patienten wenig belastenden Verlaufskontrolle und ist in allen Transplantationszentren etabliert. Ein relativ neues echokardiographisches Verfahren, das sich noch in der Testphase befindet, ist das Tissue-

Doppler-Imaging mit Registrierung bzw. Messung der Wandbewegungsgeschwindigkeiten des Herzens zur Detektion von Abstoßungsreaktionen. Gegenüber den bisherigen dopplersonographischen Untersuchungen soll das Tissue-Doppler-Imaging eine höhere Sensitivität und Spezifität besitzen. Die ersten Ergebnisse erscheinen recht vielversprechend.

Cytoimmunologisches Monitoring und Bestimmung der Lymphozytensubpopulationen

Beim cytoimmunologischen Monitoring (CIM), das mittlerweile seit über 15 Jahren in vielen Transplantationszentren Anwendung findet, werden Abstoßungsreaktionen und auch Infektionen durch cytologische Untersuchung der mononukleären Zellen im peripheren Blut erkannt. Unter Auszählung von 100 Zellen unter dem Lichtmikroskop wird das Verhältnis von Lymphoblasten, aktivierten Lymphozyten, large granular lymphhocytes (LGL) und juvenilen Granulozyten bestimmt. Es werden frühpostoperative Sensitivitäten bis 95 % und Spezifitäten bis 74 % beschrieben. Zur Differenzierung der Lymphozytensubpopulationen wird ein mononukleäres Konzentrat mit monoklonalen Antikörpern (CD3, CD4, CD8 und CD20) inkubiert und mittels eines Fluoreszenzverfahrens (Fluorescence Activated Cell Sorting = FACS) das Verhältnis der verschiedenen T-Lymphozyten bestimmt. Bei der Bestimmung der CD4-positiven zu den CD8-positiven-Zellen (T4 %/T8 %) liegt das Verhältnis bei Normalpersonen zwischen 2,0 und 1,0. Lymphotrope Viren (z. B. CMV, Herpes-Viren, etc.), die sich vor allem in T4-Zellen vermehren, verschieben diesen Wert gegen 0. Akute Abstoßungsreaktionen hingegen zeigen, ebenso wie bakterielle und Pilz-Infektionen, einen Wert größer 1. Unter Hinzuziehung des prozentualen Anteils der CD20-positiven-Zellen und der juvenilen Granulozyten im CIM lassen sich dann akute Abstoßungen (< 20 %) von bakteriellen oder Pilz-Infektionen (> 20 %) unterscheiden. Zusätzlich können heutzutage Bestimmungen der Zytokine und Immunglobuline (IgG, M, A), dem C-reaktiven Protein und einzelner Komplementfaktoren zur weiteren Differenzierung herangezogen werden.

Oberflächen-EKG

Das Oberflächen-EKG wurde schon seit Anbeginn der Herztransplantationsära als ein einfaches und nicht-invasives Verfahren eingesetzt. Wichtigster Parameter ist die Beurteilung der Voltageveränderungen bzw. des Voltageabfalls bei Abstoßungen. Durch Analyse uni- und bipolarer Brustwand-Ableitungen im Hinblick auf Amplitudenverminderungen des QRS-Komplexes, insbesondere der Summationsamplitude aller zwölf Standard-Ableitungen oder isoliert von V1+V6, wurde ein Amplitudenverlust von mehr als 20 % als signifikant für eine Abstoßung gefunden.

Zur Vermeidung von Zufallsschwankungen der Voltage kommen heutzutage Verfahren zur Anwendung, die durch Signalmittelung und durch selektive Betrachtung und Auswertung der Hochfrequenzanteile des EKG (Fast-Fourrier-Analyse) eine höhere Aussagekraft erreichen. Nachteil dieser Methode sind die vielen möglichen Störeinflüsse (Elektrodenposition, zirkadiane Rhythmik des EKG, Änderung der Herzachse, Perikarderguß, Adipositas, etc.). Es findet nur noch in wenigen Zentren Anwendung.

Intramyokardiales Elektrogramm

Die Amplitudenanalyse des intramyokardialen Elektrogramms (IMEG) stellt ein zuverlässiges und nicht-invasives Verfahren zur Abstoßungsdiagnostik dar, das seit mittlerweile 15 Jahren erfolgreich im Herzzentrum Berlin zur Anwendung kommt. Die Idee zu dieser Methode entstand Mitte der achtziger Jahre durch die Beobachtung, daß die Herzschrittmacher der herztransplantierten Patienten während akuter Abstoßungsreaktionen Sensingdefekte zeigten. Durch ein während der Herztransplantation implantiertes Telemetriesystem und im Bereich des rechten und linken Ventrikels epikardial eingebrachte unipolare Schraubelektroden (Schrittmacherelektroden) erfolgt während der Schlafphase des Patienten in der Nacht über 4–6 Stunden alle 10 Minuten eine Voltageregistrierung und Frequenzanalyse des Transplantates. Mit Hilfe der registrierten Voltageschwankungen, die über ein bettseitiges Monitorgerät via Telefonmodem täglich ins Herzzentrum Berlin übertragen werden, können die Patienten engmaschig überwacht werden. Verminderungen der Amplitudenwerte von mehr als 10 % über die individuelle Variabilität hinaus, über drei oder mehr aufeinanderfolgende Tage, wurden als signifikant für eine Abstoßung gefunden. Hierdurch konnten die nur schwer zu beurteilenden Störgrößen im thorakalen und perikardialen Raum zwischen Herz und Elektroden beim Oberflächen-EKG weitestgehend eliminiert werden. Vorteil dieser Methode ist die tägliche, engmaschige und auch über große Distanzen durchführbare Überwachung ohne Einbestellung des Patienten. Durch die routinemäßige Anwendung dieses Verfahrens konnte die Biopsierate im Herzzentrum Berlin um 95 % gesenkt werden. Nur noch in Einzelfällen, bei unklaren oder widersprüchlichen Befunden, ist die Biopsie als ultima ratio indiziert.

Transmyokardiale Impedanzmessungen, Myokardbewegungs- und dynamische Wanddicken-Analyse

Bei diesen beiden Verfahren handelt es sich ebenfalls um nicht-invasive, telemetriefähige Verfahren zur Abstoßungsdiagnostik, die im Herzzentrum Berlin entwickelt wurden und sich seit Anfang 1999 in Form eines mit dem IMEG integrierten schrittmacherähnlichen Multisensorimplantates (MUSE) in der klinischen Anwendung befinden. Bei der transmyokardialen Impedanz werden mittels hoch- und niederfrequenter Wechselströme im Myokard, parallel dem Voltageverlust des IMEG, Veränderungen des bioelektrischen Widerstandes des myokardialen Extra- und Intrazellulärraumes gemessen. In Abhängigkeit von der Schwere der Abstoßung kommt es zum signifikanten Anstieg der Widerstände, insbesondere der Hochfrequenzanteile des nach der Depolarisation in der nicht-vulnerablen Phase des Herzzyklus im Myokard applizierten Wechselstromes. Die Messung erfolgt über eine in den rechten und linken Ventrikel eingebrachte Vierpolelektrode und wird ebenfalls in der Nacht während der Schlafphase des Patienten in einem dem IMEG vergleichbaren Meßzyklus registriert.

Bei der Myokardbewegungs- und dynamischen Wanddicken-Analyse werden zwischen einem während der Transplantation implantierten endokardial positionierten Magneten und einem gegenüber epikardial positionierten magnetoresistiven Sensor Magnetfeldänderungen registriert. Die während der Abstoßung auftretenden ödembedingten Abstands- und Bewegungsänderungen (Kontraktilitätsverlust,

Zunahme der Myokardwandsteifigkeit) zwischen Magnet und Sensor werden mittels eines eingespeisten Konstantstroms am Sensor mit Widerstandsänderungen im Magnetfeld und infolgedessen Spannungsänderungen registriert. Beide Methoden stellen zum in Berlin etablierten IMEG zusätzliche nicht-invasive Verfahren zur Erhöhung der Sensitivität bzw. Spezifität dar und können ohne Einbestellung des Patienten täglich registriert und via Telefonmodem übertragen werden. Vorteil der nicht-invasiven Verfahren ist, daß Patienten auch im Urlaub engmaschig und regelmäßig überwacht werden können, da nur ein Strom- und Telefonanschluß erforderlich ist.

Weiterer Vorteil der nicht-invasiven Methoden ist die engmaschige und regelmäßige sowie risikoarme Anwendbarkeit bei herztransplantierten Säuglingen, Kleinkindern und Kindern zur Abstoßungsüberwachung.

Abstoßungstherapie

Nach Diagnose einer akuten Abstoßungsreaktion kommt je nach Transplantationszentrum ein individuell abgestuftes Behandlungsprotokoll zur Anwendung.

Im allgemeinen wird die Rejektionstherapie zunächst mit einer Methylprednisolon-Stoßtherapie mit je 500 (–1 000) mg/Tag in der Regel für 3 Tage, aber auch bis zu 7 Tagen und länger durchgeführt. Unter dieser Behandlung kommt es in 85 % der Fälle zu einer Rejektionsrückbildung. In Einzelfällen genügt es, bei geringgradigen (ISHLT Grad 1A/1B) oder rezidivierenden leichten und mittelgradigen (ISHLT Grad 2) Rejektionen die Erhaltungsimmunsuppression temporär zu erhöhen (Anhebung des Cyclosporinspiegels und/oder Erhöhung der Azathioprin- und/oder Prednisolondosis). Je nach Transplantationszentrum und Einschätzung einer geringgradigen oder mittelgradigen Abstoßung kann auch als weitere Stufe ein orales Cortisonschema (z. B. je 2 × 50 mg am 1./2. Tag, 2 × 40 mg am 3. Tag, 2 × 30 mg am 4. Tag, 2 × 20 mg am 5. Tag, 2 × 15 mg am 6. Tag, je 2 × 10 mg am 7./8. Tag, dann Erhaltungsdosis ab dem 9. Tag; Schema im Herzzentrum Berlin) verordnet werden. Bei Vorliegen einer schweren (ISHLT Grad 4) oder einer steroidresistenten Rejektion erfolgt die Therapie mit Anti-Thymozyten-Globulin (ATG) oder monoklonalen Antikörpern (OKT3; CD3-Antikörper) über 3 bis maximal 10 Tage in einer Dosierung von 1,5–2,5 mg/kgKG/Tag bzw. 5 mg/Tag für OKT3. In einigen Fällen ist bei häufigen oder steroidresistenten Rejektionen die Umstellung der immunsuppressiven Therapie von Cyclosporin A z. B. auf Tacrolimus (FK506) oder die zusätzliche Gabe von Mycophenolsäure (CellCept®) indiziert. Dies wird jedoch von Transplantationszentrum zu Transplantationszentrum unterschiedlich gehandhabt. Sollten Rejektionen unter den o. g. Therapien weiter sistieren, kann als Akuttherapie die Plasmapherese und im langfristigen Verlauf Methotrexat oder Cyclophosphamid oder die Bestrahlung mediastinaler und paraaortaler Lymphknotenregionen eingesetzt werden. Bei überwiegend humoralen Abstoßungen, die durch immunhistochemische Marker in der Biopsie verifiziert werden können, findet als Akuttherapie die Plasmapherese über mehrere Tage Verwendung, längerfristig wird auch hier Methotrexat, Cyclophosphamid (3–6 mg/kg/Tag) oder die Bestrahlung mediastinaler und paraaortaler Lymphknotenregionen eingesetzt. Im Herzzentrum Berlin gehen wir bei positivem IMEG- und Echobefund bei gleichzeitig negativem Biopsiebefund von einer humoralen Abstoßung aus, die, wenn sie hämodynamisch wirksam ist, mittels Plasmapherese und längerfristig mit o. g. Möglichkeiten therapiert wird. Grundsätzlich verlaufen humorale Abstoßungen in der Regel prognostisch ungünstiger.

Bei der hyperakuten Rejektion, die schon wenige Stunden nach der Transplantation durch präformierte Antikörper ausgelöst wird, ist neben einer hohen Immunsuppression die Plasmapherese über mehrere Tage erforderlich. Bei Therapieversagen gibt es nur noch die Option zur Retransplantation. In der Regel wird nach der Abstoßungsbehandlung, teilweise bei schweren Rejektionen, auch während der Therapie eine Kontrollbiopsie durchgeführt, um den Erfolg bzw. die Fortführung oder Umstellung der Abstoßungstherapie zu verifizieren.

Weiterführende Literatur

[1] Armitage, J.M., R.L. Kormos, J. Fung et al.: The clinical trial of FK506 as primary and rescue immunosuppression in adult cardiac transplantation. Ann Thor Surg 54 (1992) 205.

[2] Kobashigawa, J., L. Miller, D. Renlund et al.: A randomized active-controlled trial of Mycophenolate Mofetil in heart transplant recipients. Mycophenolate Mofetil Investigators. Transplantation 66-4 (1998) 507.

[3] Kobashigawa, J.A.: Mycophenolate Mofetil in heart transplantation. Current Opinion in Cardiology 13–2 (1998) 117.

[4] Salter, M.M., J.K. Kirklin, R.C. Bourge et al.: Total lymphoid irradiation in the treatment of early or recurrent heart rejection. J Heart Lung Transplant 11 (1992) 902.

[5] Madden, B.P., J. Barros, L. Backhouse et al.: Intermediate term results of total lymphoid irradiation for the treatment of non-specific graft dysfunction after heart transplantation. Eur J Cardiothoracic Surg 15–5 (1999) 663.

[6] Thompson, M.E., T.E. Starzl (eds.): Immunosuppressive drugs. Development in antirejection therapy. Arnold, Boston, 1994.

[7] Olson, S.L., L.E. Wagoner, E.H. Hammon et al.: Vascular rejection in heart transplantation: Clinical correlation, treatment options, and future considerations. J Heart Lung Transplant 12 (1993) 135.

[8] Troitzsch, D., G. Tenderich, R. Körfer: Herz-Herz-Lungen- und Lungentransplantation. In: Tschaut, R.J. (Hrsg.): Extrakorporale Zirkulation in Theorie und Praxis. Pabst Sciences Publishers, Lengerich, 1999: 181.

2.1.7 Klinische Ergebnisse

Seit 1967 wurden weltweit in über 300 Transplantationszentren bis heute mehr als 56 000 Herztransplantationen durchgeführt, in den letzten Jahren (1994-99) jährlich zwischen 4 400 und 2 700, aufgrund mangelnder Spenderorgane jedoch derzeit mit rückläufiger Tendenz (s. Abb. 15). Im Deutschen Herzzentrum Berlin wurden von 1986–2000 mittlerweile über 1 100 orthotope Herztransplantationen durchgeführt. In ca. 88 % der Fälle der Indikation zur Herztransplantation stehen, etwa zu gleichen Teilen, die dilatative (DKMP; 44 %) und die ischämische Kardiomyopathie (IKMP; 44 %) im Vordergrund. Untergeordnete Indikationen nehmen Herzklappenerkrankungen mit ca. 4 % und kongenitale Vitien und Retransplantationen mit jeweils ca. 2 % sowie andere Ursachen mit rund 5 % ein.

Die Überlebenszeiten liegen derzeit unter Miteinbeziehung der frühpostoperativen Sterblichkeit nach einem Jahr bei 79 %, nach

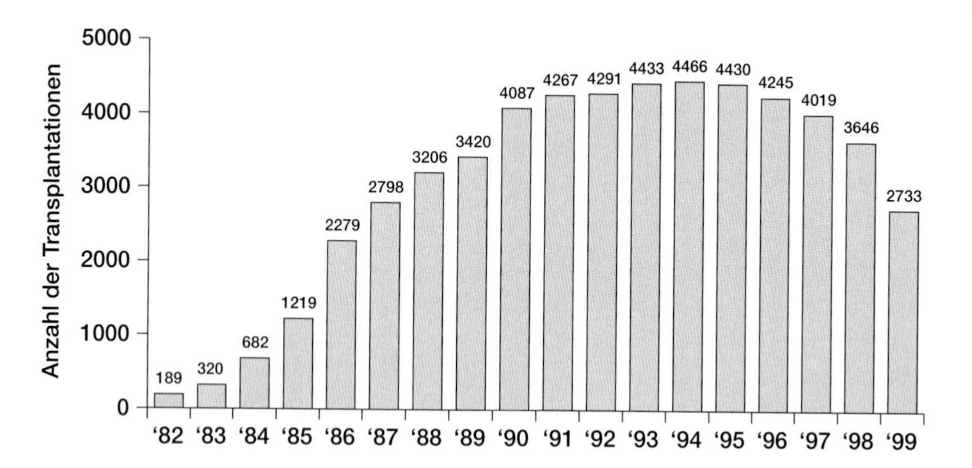

Abb. 14: Übersicht über die Anzahl der Herztransplantationen weltweit von 1982–1999 (ISHLT-Daten).

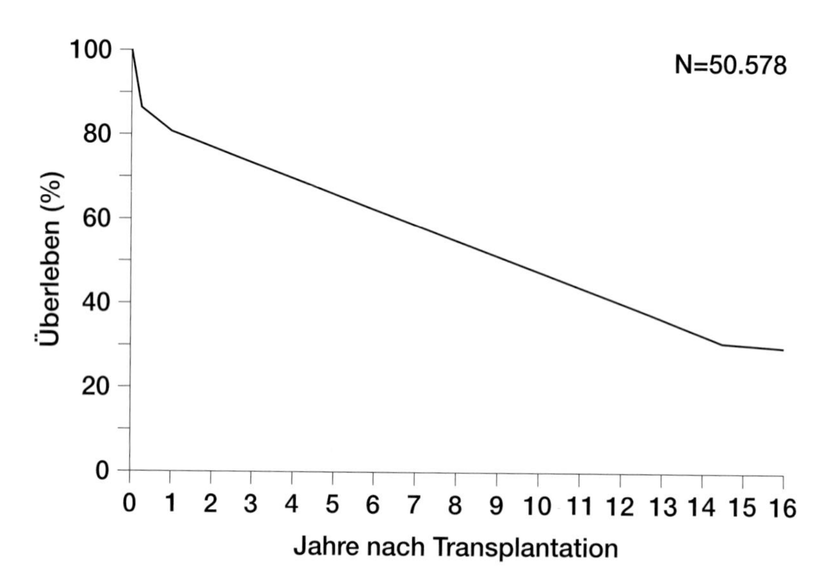

Abb. 15: Aktuarisches Langzeitüberleben nach Herztransplantation (ISHLT-Daten).

fünf Jahren bei ca. 65 % und nach zehn Jahren bei ca. 45 % (s. Abb. 16). Die Sterberate nach dem ersten postoperativen Jahr beträgt ca. 4 %/Jahr und die half-life-time nach Tx (1991–1999) derzeit 9,8 Jahre. Die Haupttodesursache im ersten Jahr nach Herztransplantation stellen Infektionen mit ca. 35 % dar, in ca. 30 % der Fälle akute Abstoßungsreaktionen. Im Langzeitverlauf stehen eher Neoplasien, insbesondere Lymphome (in bis zu 90 % der Fälle hochmaligne B-Zell-Lymphome), Hauttumoren (Basaliome, Plattenepithelkarzinome) und die Transplantatvaskulopatie ([TVP], Graftsklerose) im Vordergrund. Während die Hauttumoren relativ spät auftreten, kommt es bei den Lymphomen und anderen Malignomen zu einer relativ frühen Manifestation im ersten postoperativen Jahr. Gesicherte Daten über die Ursache liegen derzeit nicht vor; man vermutet einen Zusammenhang zwischen der hohen immunsuppressiven Therapie in der frühen Phase nach Transplantation und der dadurch relativ früh auftretenden Manifestation von Malignomen. Des weiteren werden auch onkogene Viren in Zusammenhang mit der hohen Immunsuppression in der Frühphase nach HTx diskutiert. Als Ursache der Transplantatvaskulopathie werden in erster Linie chronische Abstoßungen diskutiert, die durch den permanenten inflammatorischen Prozeß zu einer Intimaproliferation und letztendlich zu einer Graftsklerose führen.

Die seit der ersten Herztransplantation 1967 und Beginn der Herztransplantationsära in den achtziger Jahren zunehmend guten Ergebnisse sind einerseits auf die verbesserte Abstoßungsdiagnostik, insbesondere der nichtinvasiven Verfahren (intramyokardiales Elektrogramm (IMEG), cytoimmunologisches Monitoring (CIM), etc.), andererseits auf die modifizierten Therapiestrategien und neu entwickelten Immunsuppressiva sowie die zunehmenden Erfahrungen in der Nachsorge herztransplantierter Patienten zurückzuführen. Somit hat sich die Herztransplantation von einem experimentellen Verfahren zu einer akzeptierten und fest etablierten Therapieoption bei der medikamentös ausbehandelten schweren Herzinsuffizienz entwickelt. Nach der internationalen Statistik sind ca. 32,5 % der Patienten drei Jahre nach der Herztransplantation wieder voll berufstätig, ca. 8,5 % arbeiten zumindest halbtags, rund 59 % der Patienten sind berentet. Die längste Überlebenszeit nach Herztransplantation mit einer guten Organfunktion beträgt derzeit 25 Jahre.

Weiterführende Literatur

[1] Hosenpud, J.D., L.E. Bennett, B.M. Keck et al.: The Registry of the International Society of Heart and Lung Transplantation: Seventeenth Official Report-2000. J Heart Lung Transplant 19 (2000) 909.

[2] Hammer, C., D. Klanke, C. Lersch et al.: Cytoimmunologic monitoring for differention between cardiac rejection and viral, bacterial, or fungal infection. Ist specificity and sensivity. Transplant Proc 21 (1989) 3631.

[3] Diemel, K.D.: Das intramyokardiale Elektrogramm (IMEG) – Grundlagen und klinische Anwendung zur nichtinvasiven Abstoßungsdiagnostik nach Herztransplantation. Dissertation 1991, FU Berlin.

[4] Warnecke, H., S. Schüler, H.J. Goetze: Noninvasive monitoring of cardiac allograft rejection by intramyocardial electrogram recordings. Circulation 74, Suppl. III (1986) 72.

[5] Warnecke, H., J. Müller, T. Cohnert et al.: Clinical heart transplantation without routi-

ne endomyocardial biopsy. Heart Lung Transplant 11–6 (1992) 1093.
[6] Sodian, R.: Tumoren nach Herztransplantation. Dissertation 1996, FU Berlin.
[7] Largiadèr, F., A. Sturm, O. Wicki: Checkliste Organtransplantation. Thieme-Verlag, Stuttgart-New York, 1999.
[8] Rose, M.L., M.H. Yacoub: Immunology of Heart and Lung Transplantation. Arnold, London, 1993.
[9] Penn, I.: Tumors after renal and cardiac transplantation. Hematol Oncol Clin North Am 7 (1993) 431.

2.1.8 Spezielle Aspekte nach Herztransplantation

Da das transplantierte Organ denerviert ist, unterliegt es nicht den physiologischen Regelmechanismen des Parasympathikus bzw. Sympathikus. Nicht-transplantierte Herzen unterliegen physiologischerweise in Ruhe einem überwiegend parasympathischen Einfluß (Vagotonus), der nach der Transplantation entfällt, wodurch deutlich höhere Herzfrequenzen bei herztransplantierten Patienten resultieren (in der Regel 90–110/min). So sind Vagusmanöver (Karotisdruckversuch, Valsalva-Manöver) bei herztransplantierten Patienten bei der Behandlung von paroxysmalen Tachykardien (z.B. Vorhofflimmern) wirkungslos. Aufgrund der fehlenden parasympathischen und sympathischen Efferenzen sind einige diesbezügliche Medikamente bei herztransplantierten Patienten (z.B. Atropin) unwirksam. Infolge der Sympathikus-Denervierung des Spenderorgans kommt es zu einer Up-Regulation der Rezeptoren und damit zu einer Denervierungshypersensitivität, d.h. einer Überempfindlichkeit gegenüber Katecholaminen (Adrenalin, Noradrenalin). Aufgrund der Denervierung (sympathische Efferenzen) ist die Belastungsanpassung von Herztransplantierten verzögert. Das transplantierte Organ ist bei körperlicher Belastung auf die Katecholaminausschüttung aus dem Nebennierenmark angewiesen und erreicht im Gegensatz zu Normalpersonen erst nach wenigen Minuten die volle Belastbarkeit. Nach entsprechender Belastung hat dies wiederum zur Folge, daß Herztransplantierte einige Minuten länger benötigen, um ihre Herzfrequenz und ihren Blutdruck wieder zu normalisieren.

In 70–100% der Fälle zeigen Herztransplantierte innerhalb der ersten postoperativen drei Monate einen inkompletten Rechsschenkelblock und eine geringgradige Trikuspidalklappeninsuffizienz. Als Ursachen hierfür werden das relative Größenmißmatch zwischen Spender- und Empfängerherz, die Spenderherzischämie, der durch die chirurgische Technik bedingte Rotationsfehler des Herzens, Abstoßungs- und Biopsiefolgen zugrunde gelegt.

Da bei der mehrheitlich angewandten Implantationstechnik Anteile der Empfängervorhöfe im Situs belassen werden, existieren nach Herztransplantation zwei unabhängig voneinander arbeitende Sinusknoten, die im EKG durch zwei unterschiedliche Konfigurationen und Frequenzen der P-Wellen zu unterscheiden sind. Der Empfänger-Sinusknoten kann durch fehlende Kammeraktion, der Spender-Sinusknoten durch die nachfolgende Kammeraktion identifiziert werden.

Grundsätzlich sollten Herztransplantierte regelmäßig Sport und ein adäquates Herz-Kreislauftraining betreiben, um allgemein fit bzw. belastungsfähig zu sein und zu bleiben. Leistungssport ist Herztransplantierten jedoch nicht zu empfehlen.

Impfungen bei Herztransplantierten sollten in der Regel schon vor der Transplantation, im Rahmen der Evaluierungsuntersuchungen oder während der Wartezeit erfolgen. Diese sind anhand einer Liste in den einzelnen Transplantationszentren zu erfragen. Die Vorstellungstermine zur Nachsorge in der Transplantationsambulanz finden im ersten halben Jahr engmaschig und regelmäßig statt und werden danach in größeren regelmäßigen Abständen vereinbart. Hierbei werden neben der klinischen Untersuchung mit Blutdruckmessung und Pulskotrolle, einem ausführlichen Gespräch, laborchemischen Untersuchungen, ein EKG, eine Röntgen-Thorax- und eine echokardiographische Untersuchung durchgeführt. Zusätzlich erfolgt im Herzzentrum Berlin die Bewertung des intramyokardialen Elektrogramms (IMEG) als ein fester Bestandteil der nicht-invasiven Abstoßungsdiagnostik, im Gegensatz zu den meisten Zentren, bei denen die Routine-Endomyokardbiopsie als Goldstandard gilt. Im Herzzentrum Berlin werden nur noch Patienten mit weiterhin unklaren oder zweifelhaften Befunden bioptiert. Weitere erhobene Befunde bzw. neu aufgetretene Beschwerden werden durch zusätzliche Untersuchungen abgeklärt. Die weitere medizinische Betreuung erfolgt dann durch den niedergelassenen betreuenden Kollegen des Patienten bzw. den Hausarzt in enger Zusammenarbeit mit dem Transplantationszentrum bzw. der -ambulanz.

2.1.9 Mechanische Herzunterstützungssysteme

Intraaortale Ballonpumpe (IABP)

Sowohl bei schlechter Pumpfunktion vor als auch nach der Transplantation (low cardiac output) kann zur linksventrikulären Unterstützung bzw. Entlastung des Herzens die intraaortale Ballonpumpe (IABP) oder auch Ballongegenpulsation genannt, eingesetzt werden. Vorraussetzung ist hierbei eine gewisse Mindestfunktion des Myokards. Über einen üblicherweise transfemoralen Zugang (Art. fem. com.; transkutane Insertionstechnik oder chirurgisch über eine 6 mm-End-zu-Seit-Gefäßprothese) wird der Ballon (30, 40 oder 50 ccm) des Katheters in der Aorta descendens unmittelbar unterhalb des Abgangs der linken Art. subclavia positioniert. Bei stark verkalkten bzw. verschlossenen Femoralisgefäßen besteht als Alternative die Zugangsmöglichkeit über die Aa. Iliacae, subclaviae oder direkt über die Aorta ascendens. Hier wird durch das EKG- oder das druckgesteuerte schlagartige Aufblasen des IABP-Ballons nach Schluß der Aortenklappe das vor und im Ballonbereich befindliche Blutvolumen in der Diastole nach zentral zum Herzen und damit in die Koronarien vorgeschoben. Hierdurch kommt es zu einem verbesserten Sauerstoffangebot des rechts- und linksventrikulären Myokards und während der Austreibungsphase des Herzens durch das schlagartige vollständige Entleeren des Ballons zu einer Nachlastsenkung (Volumendefizit). Durch die Druckentlastung des linken Ventrikels kommt es zu einer Verminderung der linksventrikulären Wandspannung und damit wiederum des Sauerstoff- und Nährstoffverbrauchs des Myokards. Die Ballonassistenz kann über mehrere Tage bis Wochen durchgeführt werden, die Unterstützung orientiert sich an der Kreislaufsituation bzw. der Stabilisierung der Kreislaufverhältnisse. Hierbei kann sowohl jede Herzaktion (1:1), jede zweite (1:2) oder jede dritte Herzaktion (1:3) EKG-getriggert oder bei Rhythmusstörungen (z. B. Vorhofflimmern) alternativ druckgesteuert unterstützt werden. Nach schrittweiser Entwöhnung der IABP (1:1 > 1:2 > 1:3 und Gasvolumenverminderung) sowie Erreichung niedriger Katecholamindosierungen, soweit eingesetzt, kann der Ballonkatheter wieder explantiert werden. Die IABP-Katheter sind in verschiedenen Größen, d. h. verschiedenen Längen und Ballonvolumina, je nach Körpergröße und -länge des Patienten, erhältlich. Komplikationen beim Einsatz der IABP werden mit 5–10 % angegeben und betreffen zum einen Embolien durch Thrombenbildung am Ballon, die Möglichkeit der Dissektion oder Perforation der Aortenwand, insbesondere bei stark arteriosklerotisch veränderten Gefäßen des Patienten, Verlegung von Gefäßen durch zu hohe (Kopfgefäße) oder tiefe Lage (Verlegung des Tr. coeliacus, der Mesenterialgefäße oder der Nierengefäße, etc.) oder zum anderen durch Verlegung des Beingefäßes zum Auftreten einer Ischämie und infolgedessen zur Ausbildung eines Kompartmentsyndroms. Bei Verlegungen des Tr. coeliacus, der Mesenterialgefäße oder der Nierengefäße kann es z. B. neben Organschäden zu Darmischämien mit Durchwanderungsperitonitiden oder zum Nierenversagen kommen. In einem solchen Fall ist die sofortige Lagekorrektur unter Röntgenkontrolle oder aufgrund der Beinischämie die sofortige Explantation des Ballonkatheters erforderlich. Um den Verlust des Beines zu verhindern, kann sogar eine Revision der peripheren Gefäße bzw. eine Fasziotomie bei Auftreten eines Kompartmentsyndroms erforderlich sein (Cave: Crush-Niere). Zur Verhinderung einer Beinischämie sollten regelmäßig der periphere Pulsstatus und bei nicht tastbaren Pulsen die dopplersonographische Untersuchung mit kleinen tragbaren Geräten erfolgen. Zur Prophylaxe thrombembolischer Ereignisse sollte beim IABP-Einsatz eine PTT-wirksame i. v.-Heparinisierung erfolgen, die in den meisten Fällen vor oder nach herzchirurgischen Eingriffen ohnehin durchgeführt wird.

Uni- und biventrikuläre Assist-Systeme

Durch uni- bzw. biventrikuläre Assist-Systeme kann ein völliges Myokardversagen bzw. eine hochgradige Herzinsuffizienz (NYHA Stadium IV) bei ausgereizter maximaler medikamentöser Therapie temporär überbrückt werden. Es existieren mittlerweile auch Erfahrungen und Berichte über Patienten, die länger an das Assistsystem angeschlossen waren (bis zu 2 Jahren) und nach entsprechender myokardialer Erholung wieder vom Gerät entwöhnt (geweant) werden konnten. Erstmalig gelang D. Cooley 1969 der Einsatz einer mechanischen, pneumatisch angetriebenen Überbrückung (Liotta-Hall-Kunstherz) über einen Zeitraum von 65 Stunden bis zur Herztransplantation. Danach folgten eine Reihe von Entwicklungen wie das pneumatisch angetriebene uni- bzw. biventrikulär einsetzbare System von E. S. Bücherl in Berlin, das heute noch als Weiterentwicklung als BerlinHeart erfolgreich zum Einsatz kommt oder das erste elektrisch angetriebene System (Novacor) durch P. M. Portner Mitte der achtziger Jahre.

Grundsätzlich gibt es die Möglichkeit der atrio-aortalen (linker Vorhof → Aorta), der ventrikulo-aortalen (linker Ventrikel → Aorta) sowie der atrio-pulmonalen (rechter Vorhof → Pulmonalis) Unterstützung als uni- (LVAD = left ventricular assist device; Unterstützung des linken Ventrikels) oder biventrikuläre (BVAD = biventricular assist device; Unterstützung des rechten und linken Ventrikels) Unterstützungssyteme.

Der Einsatz der einzelnen Systeme richtet sich nach den klinischen Befunden und dem Pumpversagen, d. h. ob es sich um ein linksventrikuläres oder ein biventrikuläres Pumpversagen handelt. Die gegenwärtig benutzten Alternativen zum Assist-Einsatz umfassen das Kunstherz Jarvik 7, das Thoratec-System und das BerlinHeart für den uni- und biventrikulären Einsatz und das Thermosystem (TCI)-HeartMate-System sowie das Novacor-System als ventrikulo-aortale Überbrückung für die ausschließlich linksventrikuläre Unterstützung. Den größten Komfort bzw. die größte Bewegungsfreiheit aller Systeme bieten derzeit das portable, elektrisch angetriebene Novacor N 100- und das TCI-HeartMate-System.

Als allgemein akzeptierte Indikationskriterien für den Einsatz der Unterstützungssysteme unter maximaler medikamentöser Therapie, ggf. IABP-Einsatz, gelten:

- Herzindex (Cardiac Index = CI) $< 2\ l/min/m^2$
- Systemgefäßwiderstand (PVR) > 2100 dyn x s x cm^{-5}
- linksatrialer Druck (LA) > 20 mmHg
- mittlerer arterieller Druck (MAD) < 80 mmHg
- Diurese < 20 ml/h

sowie die kontinuierliche klinische Verschlechterung des Allgemeinzustandes des Patienten (Dyspnoe, Ödeme, Inappetenz, Kachexie, Inaktivität, etc.).

Das am häufigsten verwendete Verfahren ist die temporäre Linksherzentlastung an der HLM, gegebenenfalls durch eine Verlängerung der Beendigungsphase (Weaningphase) des kardiopulmonalen Bypasses. Aufgrund der damit verbundenen schwerwiegenden Komplikationen (Hämolyse, Gerinnungsstörungen, etc.) ist die Anwendung jedoch auf wenige Stunden begrenzt. Durch die Anwendung einer Zentrifugalpumpe kann ein externes System bis zu mehreren Tagen eingesetzt werden.

Je nach Pumpversagen muß die Indikation für die Implantation eines bi- oder univentrikulären Systems gestellt werden. Schwierigkeit hierbei ist die Indikationsstellung, ob ein univentrikuläres System ausreichend ist oder ob beide Ventrikel mechanisch unterstützt werden müssen. Ähnlich wie nach der Herztransplantation neigen Patienten mit einem linksventrikulären Unterstützungssystem zur Rechtsherzinsuffizienz und benötigen häufig in den ersten postoperativen Tagen positiv inotrope Substanzen zur Rechtsherzunterstützung (Dobutamin, Adrenalin) sowie vorlastsenkende Medikamente (Nitroglycerin) bzw. Medikamente, die den Lungengefäßwiderstand (Prostazykline [Epoprostenol], NO-Beatmung) effizient senken. Erst nach einigen Tagen bis Wochen kommt es durch die Linksherzunterstützung langfristig zur Senkung der pulmonalarteriellen Drücke bzw. des Lungengefäßwiderstandes und damit zur Rechtsherzentlastung. Dies ist bei der Indikationsstellung zur uni- oder biventrikulären mechanischen Unterstützung stets zu berücksichtigen bzw. zu evaluieren.

Infektionen, Blutungen und thrombembolische Ereignisse stellen die häufigsten Komplikationen nach der Implantation eines mechanischen Rechts- und/oder Linksherzunterstützungssytems dar. Durch die für das jeweilige System entsprechend notwendige Antikoagulation haben die Patienten eine erhöhte Blutungsgefahr, insbesondere intrazerebral. Bei ineffektiver Antikoagulation besteht aufgrund der Fremdoberflächen in den

Tabelle 7: Antriebsart, Einsatzmöglichkeiten und Geräteeigenschaften der gebräuchlichsten Assist-Systeme in der Bundesrepublik Deutschland

Gerät	Antrieb	RVAD	LVAD	BVAD	Plazierung	Klappen	Mobilität
Hemopump	elektrisch	+	+	–	transkutan	keine	–
Zentrifugal-pumpe	elektrisch	+	+	–	extrakorporal	keine	–
BerlinHeart	pneumatisch	+	+	+	extrakorporal	2 × Kippscheibe	–
Medos HIA-VAD	pneumatisch	+	+	+	extrakorporal	2 × Polyurethan	–
Abiomed	pneumatisch	+	+	+	extrakorporal	2 × Polyurethan	–
Thoratec	pneumatisch	+	+	+	extrakorporal	2 × Kippscheibe	+
Novacor	elektrisch (Batterien)	–	–	–	intrakorporal	2 × Bioklappe	+
TCI HeartMate	elektrisch (Batterien)	–	–	–	intrakorporal	2 × Bioklappe	+
TAH	pneumatisch	+	+	+	intrakorporal	4 × Kippscheibe	–
Medos Deltastream	elektrisch	–	+	–	intrakorporal	keine	–

Tabelle 8: Basisantikoagukation der gebräuchlichsten Assist-Systeme

Assist-System	BerlinHeart	Medos	Novacor	TCI-HeartMate	Thoratec
Medikament	Heparin, ggf. ASS oder Dipyridamol	Heparin	Phenprocoumon + ASS	ASS ggf. Dipyridamol	Heparin ggf. Phenprocoumon
Zielgröße	ACT: 150–200 sec	ACT: 150–200 sec	INR: 3,5–4,5	–	ACT: 150–200 sec (INR: 3–4)

Assistsystemen die Gefahr von thrombembolischen Ereignissen, insbesondere Schlaganfällen. Solange es kein vollständig implantierbares System gibt, muß die Zuleitung des Antriebs, der Energiequelle und der Steuerung der Systeme durch einen Hautkanal erfolgen, der ein erhebliches Infektionsrisiko und damit klinisch durch systemische Infektionen mit Sepsis und Multiorganversagen derzeit die Haupttodesursache nach Kunstherzimplantation darstellt.

Aufgrund der technischen Entwicklungen und der heutigen klinischen Erfahrungen im Einsatz mit mechanischen Kreislaufunterstützungssystemen sowie in Hinblick auf die weiterhin bestehende Organknappheit bei zunehmenden Patientenzahlen auf den Wartelisten läßt der Einsatz von Assistsystemen mittlerweile nicht nur eine Überbrückung, sondern im Langzeiteinsatz auch als eine Alternative zur Herztransplantation realistisch erscheinen. Hierbei sind in Hinblick auf einen möglichen denkbaren Langzeiteinsatz der Geräte viele Fragen zur Wirkung auf den menschlichen Organismus bzw. Kreislauf noch nicht geklärt.

Weitere herzunterstützende Verfahren

Auf der Suche nach weiteren chirurgischen Alternativen zur Behandlung der schweren Herzinsuffizienz NYHA Stadium III/IV und in Hinblick auf den herrschenden Spenderorganmangel wurden die dynamische und die passive Kardiomyoplastie entwickelt. Bei der dynamischen Kardiomyoplastie wird ein über mehrere Wochen präoperativ durch einen speziellen Schrittmacher getriggerter und konditionierter Latissimus (M. latissimus dorsi)-Schwenklappen, der durch einen Zwischenrippenraum geführt wird, zirkulär um das Herz geschlungen. Durch Synchronisation mit der Herzaktion kommt es dann durch die Kontraktion des Latissimus-dorsi-Schwenklappens zu einer höheren Auswurfleistung. Bei diesem Verfahren konnten viele Patienten vom NYHA-Stadium IV in das Stadium III und II überführt werden. Dieses Verfahren wird jedoch nur in sehr wenigen Zentren durchgeführt.

Ein weiteres und relativ neues Verfahren zur Verbesserung der Auswurfleistung des Herzens ist die passive Kardiomyoplastie, bei der das Herz mit einem Polyesternetz straff umhüllt wird. Zusätzlich wird bei Mitralklappeninsuffizienz, infolge der Klappenringdilatation bei dilatativer oder ischämischer Kardiomyopathie, eine Mitralklappenrekonstruktion bzw. ein Mitralklappenersatz durchgeführt.

Man vermutet, daß es durch die Kompression des Herzens durch das Netz zur Verringerung der Wandspannung des dilatierten und überdehnten Ventrikels kommt, mit der Folge, daß sich die Pumpfunktion verbessert. Die ersten klinischen Ergebnisse mit 1-Jahresüberlebensraten von 84 % bzw. nach 2 Jahren von 74% sind vielversprechend und stellen eine Alternative dar, wenn man berücksichtigt, daß ca. 30% der Transplantationskandidaten während der Wartezeit auf ein passendes Spenderorgan versterben. Vorteile dieser Methode gegenüber der dynamischen Kardiomyoplastie sind, daß kein Schrittmacher benötigt und keine präoperative Konditionierung des Muskelstiels erfolgen muß, und daß das Verfahren sofort durchführbar ist.

Weiterführende Literatur

[1] Klövekorn, W.P., H. Meisner, F. Sebening: Assistierte Zirkulation und Kunstherz. In: Borst, H.G., W. Klinner, H. Oelert (Hrsg.): Herzchirurgie. Die Eingriffe am Herzen und an den herznahen Gefäßen. Springer, Berlin-Heidelberg-New York, 1994: 38.

[2] Horisberger, J., M. Weyand, H.H. Scheld: Mechanische Kreislaufunterstützung. In: Tschaut, R.J. (Hrsg.): Extrakorporale Zirku-

lation in Theorie und Praxis. Pabst Sciences Publishers, Lengerich, 1999: 523.
[3] Ramasamy, N., P.M. Portner: Novacor LVAS: Results with bridge to transplant and chronic support (state-of-the-art-review). Cardiac Surg 7 (1993) 363.
[4] McCarthy, P.M., K.B. James, R.M. Savage et al.: Implantable left ventricular assist device. Approaching an alternative for end-stage heart failure. Circulation 90 (part 2) (1994) 83.
[5] McCarthy, P.M., P.M. Portner, H.G. Tobler: Clinical experience with the Novacor assist system: Bridge to transplantation and the transition to permanent application. J Thorac Cardiovasc 102 (1991) 578.
[6] McCarthy, P.M., J.F. Sabik: Implantable circulatory support devices as a bridge to heart transplantation. Sem Thorac Cardiovasc Surg 6 (1994) 174.
[7] Mueller, J., G. Wallukat, Y.G. Wenig et al.: Weaning from mechanical cardiac support in patients with idiopathic dilated cardiomyopathy. Circulation 96–2 (1997) 542.
[8] Loebe, M., J. Mueller, R. Hetzer: Ventricular assistance for recovery of cardiac failure. Curr Opin Cardiol 14–3 (1999) 234.
[9] Wagner, F., M. Dandel, G. Gunther et al.: Nitric oxide inhalation in the treatment of right ventricular dysfunction following left ventricular assist device implantation. Circulation 96 (9 Suppl.) (1997) 291.
[10] Loebe, M., E. Hennig, J. Mueller et al.: Long-term mechanical circulatory support as a bridge to transplantation, for recovery from cardiomyopathy, and for permanent replacement. Eur J Cardiothorac Surg 11 (Suppl) (1997) 18.

2.2 Lungentransplantation (LTx)

R. Ewert, O. Grauhan

Die technischen Voraussetzungen für die Entwicklung der LTx wurden erstmals 1939 durch Bronchotomie mit anschließendem Verschluß und intakter Wundheilung durch L. Eloesser sowie die erste Bronchialanastomose nach Lobektomie 1947 durch C. Price-Thomas gelegt. Parallel haben verschiedene Arbeitsgruppen experimentelle Versuche eines Organersatzes vorgenommen und vorrangig chirurgische Probleme der Bronchial- und Gefäßanastomosen sowie der Immunsuppression im Tiermodell einer Lösung zugeführt. Bei einem 58jährigen Mann mit einem Plattenepithelkarzinom des linken Hilus und emphysematöser Destruktion der Lunge erfolgte durch J. D. Hardy 1963 die erste klinische LTx. Der Patient starb nach 18 Tagen am Nierenversagen. Wenig später wurde durch die Arbeitsgruppe um E. S. Bücherl über zwei Patienten mit erfolgloser Transplantation nach Inhalationstrauma durch Salzsäure bzw. nach schwerer Lungenverletzung mit Pneumektomie und konsekutiver Pneumonie der verbliebenen Lunge berichtet. Die erste klinisch erfolgreiche rechtsseitige LTx bei einem 23jährigen Patienten mit Silikose, welcher acht Monate unter stationären Bedingungen überlebte und nach zweimonatiger ambulanter Betreuung verstarb, wurde 1971 von F. Derom durchgeführt. Erste Sammelstatistiken zur LTx (23 Fälle bis 1970 und 36 Fälle bis 1974 dokumentierten lediglich für zwei Patienten ein Überleben von mehr als 30 Tagen. Die genauere Analyse machte deutlich, daß von den zwanzig Patienten mit einem Überleben von mehr als sieben Tagen sechzehn relevante Bronchialkomplikationen aufwiesen. Diese Feststellung führte zur Modifizierung der Anastomosentechnik (Omentum-Hochzug, Telekoskop-Technik), Reimplantation der Bronchialarterien und zur Verwendung eines veränderten Immunsuppressionsschemas. Somit konnte mit Beginn der 80er Jahre ein längeres Überleben der Patienten ermöglicht werden, so daß 1983 ein 58jähriger Mann mit einer idiopathischen Lungenfibrose nach rechtsseitiger LTx über sechs Jahre lebte. Diese Erfolge beruhten auf der Optimierung der chirurgischen Techniken, der verbesserten Organkonservierung und den Fortschritten bei der Immunsuppression (z. B. Einführung von Cyclosporin A).

2.2.1 Indikationen

Die Indikation zur LTx stellt das terminale Organversagen, in diesem Falle der Lunge, aufgrund einer irreversiblen Schädigung des Parenchyms und/oder der pulmonalen Zirkulation dar. Das Spektrum der zugrundeliegenden Erkrankung ist breitgefächert und typischerweise altersabhängig. Entsprechend den Daten der „International Society for Heart and Lung Transplantation" wird deutlich, daß für die erwachsenen Patienten die chronisch obstruktiven Lungenerkrankungen (COLD) mit dem Schwerpunkt des Lungenemphysems, die (meist) idiopathische Lungenfibrose, die Mukoviszidose und die primäre pulmonale Hypertonie (PPH) als häufigste zur Transplantation führenden Grunderkrankungen gelten (s. Tab. 1). Die Vorgehensweise (Doppellungen-[DLTx]- oder Einzellungen-

Tabelle 1: Anteil verschiedener Grunderkrankungen an den Transplantationen (modifiziert nach [9])

Grunderkrankung	Anteil an Transplantationen	
	SLTx	DLTx
1. Emphysem	55,8	30,1
2. Lungenfibrose	21,9	7,3
3. Mukoviszidose	2,0	32,8
4. Primäre Pulmonale Hypertonie	4,7	9,9

(SLTx)-Transplantation) unterliegt neben objektiven medizinischen Gründen auch Besonderheiten, die durch das Spenderorgan bzw. die Logistik im Zentrum bestimmt wird. Bei vergleichbaren Resultaten beider Verfahren hinsichtlich Lebenserwartung und Leistungsfähigkeit sowie dem permanenten Mangel an geeigneten Spenderorganen geht international der Trend zur häufigeren Anwendung der SLTx.

Evaluierung

Um die Möglichkeit einer Transplantation für den jeweiligen Patienten zu prüfen, wird in den einzelnen Zentren eine Evaluierung durchgeführt. Diese umfaßt

- die Abschätzung der Prognose des Patienten unter Berücksichtigung der Grunderkrankung sowie der physischen, psychischen und sozialen Begleitumstände und
- die Risikoeinschätzung des Patienten hinsichtlich des Erfolgs der Transplantation.

Die Evaluierung erfolgt in allen Transplantationszentren nach vergleichbaren Kriterien (Übersicht s. [11]) und basiert auf internationalen Empfehlungen [12]. Diese setzen u. a. für die Organempfänger eine orientierende Altersgrenze von 65 Jahren bei der SLTx und 60 Jahren bei der DLTx an. Bereits in Vorbereitung der Vorstellung im Zentrum wird die orientierende Durchführung von Standarduntersuchungen empfohlen. Bei der körperlichen Untersuchung liegt dabei der Schwerpunkt auf der Bewertung des Schweregrades der Erkrankung, auf Neben- oder Folgeleiden und der Erfassung bestehender Einschränkungen der Mobilität. Die letzteren müssen prinzipiell in ausreichendem Maße reversibel sein, da sonst eine aktive Rehabilitation nach LTx erschwert ist. Nach derzeitiger Auffassung sind eine komplette Lungenfunktionsanalyse einschließlich Diffusionsmessung, standardisierte Belastungstests (6-Minuten-Gehtest, Spiroergometrie), ein Elektrokardiogramm, eine Echokardiographie, ein hochauflösendes Computertomogramm des Thorax (HR-CT), eine Koronarangiographie bei Patienten mit erhöhtem Risiko einer koronaren Herzerkrankung, eine Kreatininclearance und Leberfunktionsuntersuchungen gefordert. Letztere sind in den internationalen Empfehlungen nicht weiter definiert und unterliegen der Modifikation des jeweiligen Zentrums. Wir halten optional eine Rechtsherzkatheter-Untersuchung bei Verdacht auf pulmonalen Hochdruck, eine Ultraschall-Untersuchung des Abdomens sowie Konsiliar-Untersuchungen (Urologe ggf. Gynäkologe, Augenarzt, HNO-Arzt) für sinnvoll. Hinzu kommen Laboruntersuchungen einschließlich spezifischer Marker entsprechend des zugrundeliegenden Krankheitsbildes (u. a. Blutbild mit Differenzierung, Gerinnungstests [PTT, TZ, Quick bzw. INR-Wert], Serumelektrolyte, Serum-Eiweiß-Elektrophorese, Intermediate [Kreatinin, Harnstoff, Bilirubin, Cholesterin, Harnsäure, Triglyzeride] und Enzymaktivitäten [ASAT, ALAT, Amylase, GGT], Blutgruppenbestimmung mit Bestimmung der Rhesusfaktoren, Lues- bzw. Virus-Serologie [HIV, Hepatitis B und C, CMV, HSV, EBV] und Toxoplasmose-Titer).

Ziel ist es, sich ein vollständiges Bild vom Patienten zu verschaffen und die aktuell verbliebene körperliche und geistige Leistungsfähigkeit zu beurteilen. Neben der Klassifizierung entsprechend den NYHA-Stadien werden besondere körperliche und soziale Einschränkungen dokumentiert (selbständig in der Lage, den Haushalt zu führen bzw. Einkäufe zu erledigen; Einschränkung der Gehstrecke; Notwendigkeit einer dauernden Sauerstoffapplikation; Auftreten von Hämoptysen, Notwendigkeit des Schlafens mit erhöhtem Oberkörper; Vorhandensein einer Nykturie und Bedarf an Diuretika u.s.w.).

Im Ergebnis der Evaluierung (nach Vorliegen aller genannten Untersuchungsbefunde) wird dem Patienten mitgeteilt, ob er prinzipiell zur Transplantation akzeptiert wird. Bei Ablehnung empfehlen wir eine Zweitvorstellung in einem anderen Zentrum und es gilt zu überlegen, ob in Zusammenarbeit mit dem Überweiser korrigierende Maßnahmen eingeleitet werden können. Häufig sind es soziale oder rehabilitative Maßnahmen (Physio- und Psychotherapie, Atemtraining, Anlage einer PEG-Sonde zur Ernährung bei Kachexie), die im Sinne des Patienten unternommen werden können. In diesen Bereich gehört auch die ständige Anpassung therapeutischer Maßnahmen in Vorbereitung einer geplanten Transplantation. Aus eigener Erfahrung stehen im Bereich der medikamentösen Behandlung die Reduktion oraler Kortikoide, die optimierte Behandlung der meist rechtsventrikulären Herzinsuffizienz und die Einleitung einer oralen Antikoagulation im Vordergrund. Eine enge Zusammenarbeit mit dem Hausarzt wird angestrebt und teilweise können vorbestehende Kontraindikationen beseitigt werden.

Die nächste Entscheidung betrifft den Zeitpunkt der aktiven Anmeldung zur LTx, welche nur in seltenen Fällen mit dem Zeitpunkt der Evaluierung übereinstimmt. Häufig wird erst im Verlauf der individuell festgelegten Wiedervorstellungen der Patienten diese Anmeldung vorgenommen bzw. über den Verbleib auf der aktiven Transplantationsliste entschieden. Hierfür werden Einflußfaktoren, wie

- der Gesamtzustand des Patienten,
- die Progredienz der Erkrankung und die somit geschätzte Lebenserwartung,
- die übliche Wartezeit auf ein Organ und
- die Fortschritte auf dem Gebiet der Transplantationsmedizin berücksichtigt.

Mit den derzeit eher zunehmend längeren Wartezeiten auf eine LTx sind solche prognostischen Entscheidungen selbst für den Spezialisten häufig sehr schwierig.

Kontraindikationen

Als absolute Kontraindikationen werden progressive neuromuskuläre Erkrankungen, eine Niereninsuffizienz mit einer Clearance unter 50 mg/ml/min (ggf. LTx kombiniert mit einer Nierentransplantation), HIV-Infektionen, Tumorerkrankungen in den letzten zwei Jahren und ein positiver Hepatitis-B-Antigen-Nachweis sowie eine Hepatitis C mit histologischem Aktivitätsnachweis angesehen. Bei den Tumorerkrankungen existieren einige Besonderheiten, wobei nach allgemeiner Auffassung Basaliome und Plattenepithelkarzinome der Haut keine Ausschlußkriterien darstellen. Eine tumorfreie Beobachtungszeit von fünf Jahren wird jedoch bei Patienten mit extrakapsulärem Nierenzellkarzinom, Mamma-Karzinom (Stadium 2 und höher), Kolon-Karzinom (höher als Dukes A) und Melanomen (Grad III oder höher) dringend empfohlen.

Als relative Kontraindikationen gelten eine symptomatische Osteoporose, das Vorliegen einer Kyphoskoliose, ein deutliches Unter- oder Übergewicht und ungelöste psychosoziale Probleme. Einzelentscheidungen sollten bei Kolonisation der potentiellen Transplantatempfänger mit Problemkeimen (Pilze, Burgholderia, Mykobakterien), bei fortgesetzter Behandlung mit hochdosierten Kortikoiden (möglichst unter 20 mg Kortikoid/Tag reduzieren) und bei Notwendigkeit zur invasiven Beatmung getroffen werden. Für die Mehrzahl der Zentren gilt heute das Vorliegen von Systemerkrankungen (z. B. Sarkoidose), teilweise mit der Möglichkeit der Rekurrens der pulmonalen Manifestation, nicht zwangsläufig als Kontraindikation zur LTx.

Die Akzeptanz der Einführung von absoluten und relativen Kontraindikationen basiert auf retrospektiv ermittelten Faktoren, welche das 1-Jahres-Überleben nach einer Transplantation beeinflußen, wie die maschinelle Beatmung vor LTx (Odds Ratio 2,3) oder bestimmte Grunderkrankungen wie angeborene Herzfehler (Odds Ratio 2,15) bzw. die primäre pulmonale Hypertonie (Odds Ratio 1,45).

Warteliste

Durch die wachsende Zahl von Patienten auf der Warteliste muß mit einer verlängerten Wartezeit und zunehmenden Letalität gerechnet werden. In diesem Zusammenhang ist die Erfassung der Progredienz der Erkrankung bedeutsam, um ggf. die Dringlichkeitstufe des Patienten der klinischen Notwendigkeit anzupassen. Da sich jedoch auch die Prognose für den Patienten unter optimaler konservativer Behandlung und neueren experimentellen Therapieansätzen (z. B. kontinuierliche intravenöse Prostanoidinfusion als „bridging"-Konzept bei Patienten mit pulmonaler Hypertonie) verändert, bleiben die Evaluierung und Betreuung der Patienten auf der Warteliste immer ein dynamischer Prozeß. Die Mitbetreuung durch einen speziell auf dem Gebiet der Transplantation erfahrenen Psychologen während der Wartezeit ist hilfreich. Aussagen zur Prognose gegenüber den Patienten sind bei einer Sterblichkeit von über 20 % auf der Warteliste zur LTx von praktischer Bedeutung und müssen einfühlsam vermittelt werden. Die emotionale und kognitive Einstellung des Patienten zur geplanten Transplantation und zur Wartezeit zeigt nach unserer Erfahrung eine gute Korrelation zur Compliance der Patienten nach LTx.

2.2.2 Chirurgische Technik: Zugang, Entnahme, Präparation, Implantation

Organentnahme zur Lungentransplantation

In Vorbereitung der Organentnahme werden vom potentiellen Spender Daten zur Krankengeschichte, zur aktuellen kardiopulmonalen Situation sowie infektiologische Fragen an das Transplantationszentrum des Empfängers mitgeteilt. Als Besonderheit werden zur Beurteilung der Größenverhältnisse zwischen Spender und Empfänger neben dem Körpergewicht und der -größe ausgewählte Meßparameter anhand des Röntgen-Thoraxbildes erhoben. Nach unseren Erfahrungen kann mit diesen Meßparametern eine bessere Abschätzung der Organgröße erfolgen (Abb. 1).

Dieses Vorgehen ist der Tatsache geschuldet, daß zu große Differenzen in der Organgröße zwischen Spender und Empfänger zu operationstechnischen und kardio-pulmonalen Problemen prädisponieren. Nachdem das Organpaket aufgrund der zuvor bereits übermittelten Parameter und Untersuchungsergebnisse für geeignet befunden wurde, erfolgt nach Eintreffen des Entnahmeteams im Spenderkrankenhaus eine flexible Bronchoskopie.

Beim Multiorganspender ist die Lunge das am häufigsten abgelehnte Organ, da es im Verlauf der Beatmung vor und nach dem Hirntod häufig zur Aspiration kommt. Dadurch besteht zum Zeitpunkt der geplanten Organentnahme bereits eine Aspirationspneumonie. Zusätzlich kann im Verlauf der Beatmung eine Kolonisation der Atemwege mit verschiedenen Erregern erfolgen, die dann zu pulmonal-parenchymalen Infektionen führen können. Bei der Beurteilung dieser Situation sollte die Beatmungsdauer berücksichtigt werden. Eine auf die großen Atemwege beschränkte Sekretion nach 24-stündiger Beatmung ohne relevante endoskopische Infektionszeichen spricht nicht gegen eine Organentnahme. Kritisch sollte die Situation hinsichtlich der Organentnahme abgewogen werden, wenn bereits eine generelle auch die Peripherie der Atemwege einschließende putride erscheinende Sekretion sichtbar ist. In Kombination von endoskopischen Zeichen einer vermehrten Schleimhautgefäßinjektion und gegenüber mechanischen Belastungen (Absaugung, Bronchoskopie) vulnerablen Atemwegen kann von einer manifesten Infektion ausgegangen werden. Mit zunehmender Beatmungsdauer treten solche infektiologischen Probleme häufiger auf, selbst wenn im Röntgen-Thoraxbild noch keine Infiltration erkennbar ist. Zudem gilt für die Akzeptanz eines Spenderorgans als Richtwert für einen ausreichenden Gasaustausch, daß bei einem positiv-endexpiratorischem Druck (PEEP) von 5 cmH_2O und reiner Sauerstoffbeatmung (FiO_2 = 1,0) ein PaO_2 von mindestens 350 mmHg erreicht werden muß.

Da die Lunge empfindlicher als das Herz ist und außerdem die allgemein akzeptierten Altersgrenzen für die Lungenspende enger gezogen werden als für die Herzspende, werden die Lungen nur selten ohne Herzentnahme entnommen. Daher soll im Folgenden auch auf die gleichzeitige Entnahme von Herz und Lungen eingegangen werden:

Die Entnahme der Lungen erfolgt über eine mediane Sternotomie. Das Perikard wird für die Einlage der Perfusionskanüle in den Pulmonalisstamm eröffnet und die Perikardränder werden mittels Haltenähten und Klemmen vorübergehend fixiert. Nach der Beurteilung des Herzens werden die beiden Pleurahöhlen eröffnet und die Lungen auf Verwachsungen, Emphysemblasen, Kontusionsherde etc. hin untersucht. Insbesondere in den dorsalen und kaudalen Abschnitten sollten Atelektasen ausgeschlossen, respektive durch vorsichtiges Blähen der Lunge entfernt werden. Die Geschwindigkeit des Kollabierens nach kurzfristiger Diskonnektion der Beatmung kann einen Anhalt für die Compliance des Lungengewebes geben. Anschließend

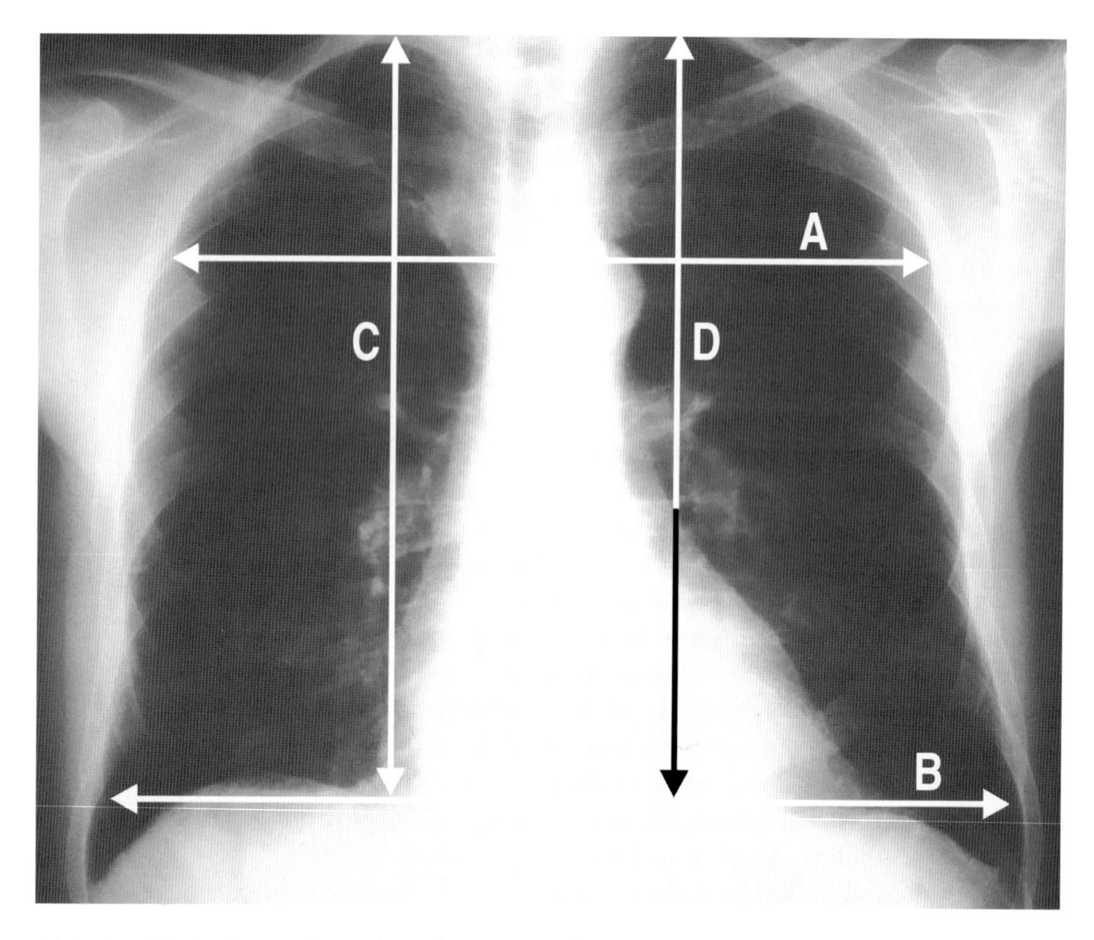

Abb. 1: Meßpunkte zur Beurteilung der Organgröße.

werden Aorta und Pulmonalis ein Stück weit getrennt, um ein Mitfassen des Pulmonalisstammes mit der Aortenklemme sicher zu vermeiden. Dieser Schritt kann bei isolierter Lungenspende unterbleiben, da hier die Aorta nicht geklemmt werden muß. Die obere Hohlvene wird mit einer kräftigen Ligatur angeschlungen und die bereits entlüfteten Kanülen für die Organperfusion in den Pulmonalisstamm und ggf. für die Herzperfusion in die Aorta eingebracht. Die Kanülen werden mittels je einer 4-0-Prolene-Tabaksbeutelnaht und einem Tourniquet gesichert.

Ein bis zwei Minuten nach Vollheparinisierung (300 I.E. kg/KG) werden die zentralvenösen Katheter gezogen und die obere Hohlvene mittels der vorgelegten Ligatur unterbunden (partielle „inflow occlusion"). Anschließend wird die „inflow occlusion" durch eine quere Inzision der unteren Hohlvene komplettiert und der Abfluß der Konservierungslösung durch Abtrennen der Spitze des linken Herzohres sichergestellt. Die Perfusion der Lunge kann nun über den blutleeren (inflow occlusion) Pulmonalisstamm aufgenommen werden. Gleichzeitig werden die Lungen durch ein Eiswasserbad in den Pleurahöhlen oberflächlich gekühlt. Dabei sollte das insbesonders aus der unteren Hohlvene nachfließende warme Blut mittels eines Korb- oder Siebsaugers zügig abgesaugt werden.

Anschließend erfolgt nach Entfernung der Perfusionskanülen in der Regel zunächst die Exzision des Herzens. Sollten nur die Lungen zur Transplantation entnommen werden, kann die Trennung vom Herzen auch später auf dem Seitentisch („back table") erfolgen. Hier werden auch die beiden Lungen für den Fall getrennt, daß sie für zwei verschiedene Einzellungenempfänger bestimmt sind. In jedem Fall ist aber darauf zu achten, daß bei der Exzision des Herzens die Pulmonalgefäße und die linke Vorhofhinterwand, inklusive der Lungenvenenostien, nicht verletzt werden.

Bei der Exzision der Lungen wird zunächst beidseits das Perikard reseziert. Anschließend werden die Ligamentae pulmonales bis zum Lungenhilus durchtrennt. Das Perikard wird unterhalb des linken Vorhofes nach dorsal hin quer durchtrennt. Nun wird zunächst die linke Lunge nach medial aus der Pleurahöhle luxiert, die Pleura parietalis hinter dem Lungenhilus längs inzidiert und das Lungenpaket dorsal im hinteren Mediastinum mobilisiert.

In gleicher Weise wird im Folgenden mit der rechten Lunge verfahren. Anschließend wird die hinter dem Aortenbogen gelegene Trachea freigelegt. Nach nochmaligem Blähen der Lunge wird der Tubus gezogen und die Trachea 2–3 cm oberhalb der Karina mit einem Klammernahtgerät abgesetzt. Das Organpaket kann nun auf den Seitentisch gebracht werden. Hier wird die Kanülierungsstelle der A. pulmonalis mit einer 4-0-Prolene-Naht übernäht. Zum Schluß wird das Organpaket zum Transport in sterilen Plastiktüten verstaut und auf Eis gelegt.

Allgemeine Aspekte der Lungentransplantation

Eine Lungentransplantation kann ein- oder beidseitig durchgeführt werden. Während die unilaterale Transplantation seit ihrer klinischen Einführung technisch nahezu unverändert durchgeführt wird, wurde die Operationstechnik der bilateralen Lungentransplantation im Laufe der Zeit in zwei Punkten wesentlich modifiziert.

Einerseits wurde als Zugang anfangs die mediane Sternotomie gewählt, während heute die einseitige Transplantation über einen lateralen Zugang im Bett der 4. Rippe oder im 5. Interkostalraum durchgeführt wird, da dieser Zugang eine wesentlich bessere Exposition der Lungenwurzel gestattet. Die bilaterale Transplantation wird dementsprechend über eine beidseitige ventro-laterale Thorakotomie vorgenommen, die mit einer queren Durchtrennung des Sternums im unteren Drittel verbunden wird. Dadurch wird der Zugang zu beiden Pleurahöhlen (Verwachsungen) erheblich vereinfacht. Zum zweiten wurde die Doppellungentransplantation initial „en bloc" durchgeführt, daß heißt mit einer trachealen Atemwegsanastomose wie bei der Herz-Lungentransplantation (s. a. Kapitel 2.3.2) sowie der Anastomosierung des Pulmonalarterienhauptstammes und der links-atrialen Anastomosierung unter Erhalt der gesamten hinteren linken Vorhofwand, inklusive aller vier Lungenvenen, entsprechend dem Vorgehen bei der Herztransplantation (s. a. Kapitel 2.1.2). Vor allem die schlechteren Durchblutungsverhältnisse an der trachealen Anastomose, mit oft letalen Komplikationen, haben dazu geführt, daß die bilaterale Lungentransplantation heute als sequentielle Transplantation beider Lungenflügel entsprechend der Technik der unilateralen Transplantation durchgeführt wird, d.h. mit getrennter Anastomosierung beider Hauptbronchien.

Unilaterale Lungentransplantation

In jeweiliger Seitenlagerung des Patienten erfolgt eine Standardthorakotomie im Bett der 4. Rippe oder im 5. Interkostalraum. Bei erheblichen pleuralen Verwachsungen, z. B. durch eine Voroperation oder eine entzündliche Grunderkrankung, sollten diese soweit wie möglich gelöst werden, bevor die systemische Heparinisierung für die extrakorporale Zirkulation (EKZ) gegeben wird, da sich oft kaliberstarke Kollateralen in den Verwachsungsbezirken gebildet haben. Sofern eine seitengetrennte Beatmung auf der Gegenseite möglich ist, kann auf eine EKZ verzichtet werden (s. u.). Bei rechtsseitiger Transplantation können in der Regel die Aorta ascendens und der rechte Vorhof für die Kanülierung erreicht werden, während beim linksseitigen Vorgehen die Leistengefäße – mit den Nachteilen der retrograden Perfusion – kanüliert werden müssen.

Nach Absetzen des Ligamentum pulmonale zwischen Klemmen wird der Lungenhilus freipräpariert. Ist die Operation ohne Einsatz der EKZ geplant, sollten die Pulmonalgefäße unter Kontrolle des Pulmonalisdrucks, des PaO_2 und des Herzzeitvolumens für zunächst 5 Minuten probatorisch geklemmt werden, um zu prüfen, ob die Operation auch weiterhin ohne EKZ durchgeführt werden kann.

Anschließend werden die beiden jeweiligen Lungenvenen ligiert und abgesetzt, die Pulmonalarterie geklemmt und abgesetzt, wobei darauf zu achten ist, daß peripher der Klemme genügend Länge für die spätere Anastomosierung verbleibt und letztlich der Hauptbronchus etwa 2 Knorpelringe zentral des Oberlappenbronchus offen abgesetzt wird. Die Lunge kann nun aus dem Thorax entfernt werden. Durch Inzision des Perikards werden die Lungenvenenostien und der linke Vorhof zirkumferentiell mobilisiert, so daß ein späteres Ausklemmen einer ausreichend großen Vorhofmanschette möglich ist. Dabei ist insbesondere rechtsseitig auf den anterior verlaufenden Nervus recurrens zu achten. Letztlich erfolgt eine sorgfältige Blutstillung an der Lungenwurzel und der Thoraxwand, da hier Blutungen nach Implantation der Spenderlunge oft nur schwer einzustellen und zu stillen sind.

Nach Entnahme des Spenderorgans aus der Transportbox wird der Hauptbronchus möglichst kurz, d.h. 1–2 Knorpelringe zentral der Oberlappenkarina, offen abgesetzt, wobei das peribronchiale Gewebe geschont werden muß (Blutversorgung!). Die Pulmonalarterie wird etwa 2 cm zentral der Oberlappenarterie durchtrennt, während die Vorhofmanschette erst später zugeschnitten wird. Nach Einbringen des Spenderorgans in den Thorax beginnt die Implantation mit Fertigstellung der Atemwegs- bzw. Bronchialanastomose.

Zunächst wird die membranöse Hinterwand mit einer 4-0-Prolene-Naht in offener Technik fortlaufend genäht, dann die Bronchialstümpfe adaptiert und die Enden der Naht geblockt. Anschließend werden im kartilaginären Anteil 3-0-Prolene-Einzelknopfnähte vorgelegt, die den proximalen und distalen Knorpelring komplett mitfassen.

Im Falle einer Lumendiskrepanz der Bronchusstümpfe muß darauf geachtet werden, daß diese nur im membranösen Teil ausgeglichen werden kann, da die starren Knorpelspangen einen Ausgleich nicht zulassen. Zum Abdichten der Anastomose empfiehlt es sich, etwas peribronchiales Bindegewebe mitzufassen. Durch Knüpfen der Nähte wird die Anastomose fertiggestellt und durch vorsichtiges Blähen der Lungen auf Dichtigkeit geprüft.

Für die sich anschließende links-atriale Anastomose wird eine ausreichend große Vorhofmanschette, die die beiden Lungenvenen trägt, ausgeklemmt. Die Lungenvenen werden zentral abgesetzt und die beiden Ostien zu einer gemeinsamen Vorhoföffnung vereinigt. Die Vorhofmanschette des Spenderorgans wird nun durch Resektion überschüssigen Muskelgewebes auf die Größe der Öffnung im linken Empfängervorhof zurechtgestutzt. Die Anastomose wird mit einer fortlaufenden 4-0-Prolene-Naht fertiggestellt, jedoch noch nicht geknüpft. Nach Anastomosierung der Pulmonalarterie mit fortlaufender 5-0-Prolene-Naht werden die Lungengefäße durch vorsichtiges Öffnen der bis dahin geklemmten Pulmonalarterie und unter vorsichtigem Blähen der Lunge entlüftet, bevor die atriale Nahtreihe geknüpft wird. Nach Beendigung der extrakorporalen Zirkulation werden die Kanülen entfernt und das Restheparin durch Protamin antagonisiert. Es folgen die abschließende Blutstillung, die Einlage zweier Thoraxdrainagen sowie der schichtweise Wundverschluß. Noch im Operationssaal erfolgt die Umintubation vom Doppellumentubus in einen einfachen Endotrachealtubus sowie die bronchoskopische Kontrolle und Absaugung von Sekret und gegebenenfalls Blutkoageln.

Bilaterale Lungentransplantation

Die Transplantation beider Lungenflügel erfolgt heute in den meisten Zentren als sequentielle Transplantation der Lungen, wobei meist die rechte Lunge zuerst implantiert wird. Der Zugang erfolgt in Rückenlage über eine anteriore, bilaterale Thorakotomie im Bett der 4. Rippe oder im 5. Interkostalraum mit querer Durchtrennung des Sternums und beider Arteriae mamariae internae. Der Anschluß an die EKZ erfolgt stets über Aorta ascendens und rechten Vorhof. Das weitere Procedere entspricht dem oben für die unilaterale Transplantation beschriebenen Vorgehen. Der Wundverschluß erfolgt unter zusätzlicher Verwendung zweier Stahldrähte für das Sternum.

Lungentransplantation ohne extrakorporale Zirkulation

Die Lungentransplantation ohne Einsatz der extrakorporalen Zirkulation hat neben der Vermeidung möglicher Komplikationen durch die EKZ den Vorteil, daß der Eingriff ohne Kompromittierung des Gerinnungssystems durchgeführt werden kann, was insbesondere beim Vorliegen pleuraler Verwachsungen unter dem Aspekt der Blutstillung nicht unerheblich ist.

Andererseits erfordert der Verzicht auf die EKZ, daß der Gasaustausch über eine einseitige Beatmung möglich sein muß. Dies ist aber bei terminalen Lungenerkrankungen oft nicht der Fall. Außerdem bedeutet das erforderliche Klemmen der Gefäße des zu transplantierenden Lungenflügels eine erhebliche Steigerung der rechtventrikulären Nachlast bei oft bereits reduzierter rechtsventrikulärer Funktion mit Trikuspidalinsuffizienz bei Ringdilatation. Vor diesem Hintergrund muß intraoperativ geprüft werden, ob ein Verzicht auf die EKZ möglich ist. Sollten bei Aufnahme der einseitigen Beatmung, aber noch nicht geklemmter Pulmonalarterie trotz maximaler Unterstützung (FiO_2 = 1,0; NO-Inhalation; Katecholaminunterstützung) kritische Werte der Herz-Kreislauffunktion (PaO_2 < 45 mmHg; PAP systemisch; Herzindex < 1,8 $l/min/m^2$) unterschritten werden, muß die Operation mit EKZ weitergeführt werden. In gleicher Weise muß die Situation nochmals nach dem probatorischen Klemmen der Pulmonalarterie überprüft werden.

2.2.3 Postoperatives Management und Frühkomplikationen

Beatmung

Nach Abschluß der chirurgischen Maßnahmen einschließlich Abgang von der EKZ und Versorgung mit vier Pleuradrainagen wird der Patient möglichst schonend beatmet. Hierzu gehört eine druckkontrollierte Ventilation mit ausreichend hohem (zur Vermeidung von Dystelektasen), aber kreislaufverträglichem positiv-endexspiratorischen Druck (PEEP). Pulmonale Fisteln („Luftleck“) sind ein weiterer Grund für die Beatmung mit möglichst niedrigem PEEP. Häufig haben die Patienten vor LTx eine rechtsventrikuläre Belastung entwickelt, die postoperativ insbesondere nach Einsatz der EKZ mit Kardioplegie für ein Rechtsherzversagen prädisponiert. Eine restriktive Volumenbilanzierung, welche auch zur Vermeidung bzw. Limitierung der klinischen Auswirkungen des Reperfusionsödems des Transplantats notwendig ist, kann dieses Risiko minimieren. Gerade während der unterschiedlich stark ausgeprägten Reperfusionstörungen kann die Oxygenierung des Patienten durch gezielte Beeinflussung des Ventilations-Perfusions-Verhältnisses (z. B. über niedrig-titrierte Inhalation mit Stickstoffmonoxid [NO], verändertes Zeitverhältnis zwischen In- und Exspiration) verbessert werden.

Blutungen

Patienten mit oraler Antikoagulation und/ oder ausgeprägten pleuralen Verwachsungen sind hierdurch besonders gefährdet. Pleurale Blutungen können im Einzelfall bei unzureichender Drainage Anlaß zur Re-Thorakotomie sein. Neben der zytopenischen immunsuppressiven Induktionstherapie sind in seltenen Fällen auch immunologische Veränderungen im Sinne einer Graft-versus-host-Reaktion oder Situationen mit einer Verbrauchskoagulopathie auslösende Faktoren für die meist pleuralen Blutungen verantwortlich. Die engmaschige klinische, laborchemische und radiologische Verlaufsbeobachtung trägt zur schnellen Diagnostik dieser Komplikation bei.

Sekretretention

Die mukoziliare Clearance der transplantierten Lunge ist grundsätzlich, wenn auch in unterschiedlichem Maße, gestört. Besonders während der Hypersekretion in der Phase des Reperfusionsödems kann es schnell zum Sekretverhalt kommen. Eine geschulte physiotherapeutische Betreuung, eine konsequente Lagerungsbehandlung und die regelmäßige (am besten bronchoskopisch geführte) Absaugung des Tracheobronchialsystems ist daher dringend geboten. Die schon nach wenigen Tagen teilweise massiv einsetzende Nekrotisierung der Schleimhaut des Transplantats erschwert häufig eine ausreichende Sekretdrainage oder gar die Ventilation des Patienten. Hier ist die Bronchoskopie, vorrangig als flexible Technik in Lokalänasthesie durchgeführt, ein essentielles Hilfsmittel bei der Betreuung transplantierter Patienten. Bei der Bronchoskopie sollten zusätzlich die Verhältnisse im Bereich der bronchialen Anastomosen beurteilt und eine mögliche Retention mit nekrotisch-fibrinösem Sekret oder die Entstehung von Granulationen im Bereich der Anastomose ausgeschlossen werden.

Veränderungen an den Anastomosen

Funktionell bedeutsame Stenosierungen bzw. die wesentlich seltener auftretenden malazischen Veränderungen werden heute überwiegend bronchoskopisch-interventionell behandelt. Hierzu gehören in der Frühphase die Abtragung der Granulationen unter Verwendung eines Argon-Beamers bzw. Neodym-YAG-Lasers oder mittels Hochfrequenz-Diathermie. In Einzelfällen wird die Dilatation mit speziellen Ballons bzw. die Implantation von endoluminalen Stents vorgenommen. Stents können zur dauerhaften Schienung der funktionell bedeutsamen Veränderungen der Atemwege oder als kurzzeitige Überbrükkungsmaßnahme dienen. Es besteht jedoch das Problem der eingeschränkten mukoziliaren Clearance im Bereich des Stents und die Möglichkeit einer Dislokation. Probleme im Bereich der Gefäßanastomosen gehören sowohl in der Früh- als auch Spätphase zu den extrem seltenen Komplikationen.

Infektionen

Der Umfang und die Art infektiöser Komplikationen nach LTx sind von mehreren Faktoren abhängig. Insbesondere gegenüber der Transplantation anderer solider Organe haben einige Patienten auf der Warteliste zur LTx eine chronische Besiedlung der Nasennebenhöhlen und der großen Luftwege mit sogenannten Problemkeimen (z. B. Burgholderia cepacia bei Patienten mit Mukoviszidose, multiresistente Staphylokokken (aureus) und atypische Mykobakterien bei COLD), wobei schon während der Transplantation eine potentielle Gefahr der Erregerausbreitung in das Transplantat besteht. Das Problem wird dadurch kompliziert, daß die hochdosierte Immunsuppression der Induktionsphase grundsätzlich zur Schwächung der körpereigenen Abwehr führt und diese Keime somit zu einer erhöhten Rate an Infektionen bei transplantierten Patienten beitragen. In Kombination mit postoperativen Schmerzen, Drainagen und zentralen Kathetern sowie einer ungenügenden Mobilisation werden Infektionen begünstigt. Auch die Notwendigkeit zur maschinellen Beatmung über mehrere Tage führt regelhaft, trotz strengen Hygieneregime und prohylaktischer Gabe von Antibiotika, zu pulmonalen Keimbesiedlungen. Aus diesem Grund wird eine breite antibiotische Behandlung, am besten basierend auf den Keimen aus dem Monitoring während der Wartezeit, bei lungentransplantierten Patienten durchgeführt. Als Standardbehandlung gilt derzeit in unserem Zentrum die Gabe von Tobramycin (Gernebcin®), Ceftazidim (Fortum®) und Clindamycin (Sobelin®). Eine intravenöse antimykotische Therapie erfolgt nur bei gesichertem Nachweis von Sproß- oder Fadenpilzen. Prophylaktisch wird Amphotericin B (3 × 10 mg per inhalationem), Gernebcin (3 × 80 mg per inhalationem) und ggf. Colistin (per inhalationem) verabreicht. Alle Medikamente müssen fortlaufend sorgfältig auf ihre Interaktionen geprüft und insbesondere bei renaler Eliminierung in ihrer Dosierung angepaßt werden.

Die hepatische Metabolisierung beeinflußende Medikamente können sehr schnell zu toxischen Effekten führen (bestimmte Antibiotika lassen den Cyclosporinspiegel drastisch ansteigen und können zentrale Krampfanfälle zur Folge haben; Kap. 1.5, s.a. S. 24). Die Dauer der antibiotischen, antimykotischen und virostatischen Behandlung richtet sich nach den speziellen klinischen Befunden und den im immunologisch-infektiologischen Screening erfaßten Daten.

Ein zusätzliches Problem stellt insbesondere während der initial hochdosierten Immunsuppression die Reaktivierung bzw. Neuinfektion mit Cytomegalieviren dar. Bei Hochrisiko-Konstellationen (Spender CMV-positiv, Empfänger CMV-negativ) wird eine prophylaktische antivirale Therapie (Ganciclovir (Cymeven®) in den ersten Wochen durchgeführt. Während dieser Zeit und auch im weiteren Verlauf wird routinemäßig die Replikation des CMV engmaschig überwacht und bei zunehmender Replikation bzw. Neuauftreten des CMV erfolgt schon vor Beginn des klinischen Bildes einer Erkrankung die Behandlung. Durch die möglichen lebensbedrohlichen Folgen von Infektionen mit unterschiedlichen Organmanifestationen, insbesondere in der frühen postoperativen Phase, ist eine schnelle und effiziente Diagnostik unter Einschluß invasiver Verfahren notwendig. Da bei lungentransplantierten Patienten das Transplantat auch die häufigste Organmanifestation von Infektionen darstellt, ist die regelmäßige Durchführung von Bronchoskopien zur Bestimmung der pulmonalen Keimflora das Standardverfahren.

Abstoßungen

Die klinischen, radiologischen und funktionellen Befunde pulmonaler Infektionen sind in der Differentialdiagnostik häufig nur ungenügend gegenüber Episoden der zellulären Abstoßung abzugrenzen. Bei fehlenden Kontraindikationen sollte daher bei pulmonalen Veränderungen immer eine akute Rejektion histologisch ausgeschlossen werden. Die dafür notwendigen Proben werden mittels transbronchialer Biopsie während der unter Lokalanästhesie durchgeführten Bronchoskopie entnommen. In Rückenlagerung des Patienten bietet sich das anteriore Oberlappensegment aufgrund der geringsten Durchblutung mit der geringsten Nachblutungsgefahr zur Probenentnahme an. Aus eigener Erfahrung ist die Gewinnung von 2–3 großen Proben ausreichend, wobei eine enge Zusammenarbeit mit dem Pathologen sowie zeitnahe Verarbeitung der Bioptate von Vorteil ist.

Zusammenfassend können ganz unterschiedliche Komplikationen bei Patienten in der Frühphase nach Lungentransplantation auftreten. Einige (unspezifisches Organversagen, postoperative Blutung) besitzen jedoch eine besondere Bedeutung hinsichtlich des Umfangs als auch der daraus resultierenden Letalität. Nach Stabilisierung der Organfunktion, der Mobilisierung sowie der Umstellung aller Medikamente auf die orale Gabe (als Langzeitprophylaxen werden Trimethoprim/Sulfamethoxazol [Eusaprim®] sowie Aciclovir [Zovirax®] oder Ganciclovir [Cytovene®] verabreicht) erfolgt eine mehrwöchige Rehabilitation unter stationären Bedingungen. Während dieser Zeit werden die Patienten ein- bis zweimal wöchentlich im Transplantationszentrum vorgestellt. Vor Entlassung der Patienten nach Hause werden dem Hausarzt alle notwendigen Informationen schriftlich mitgeteilt. Es hat sich in der praktischen Arbeit die permanente Erreichbarkeit des Zentrums für den Hausarzt und den Patienten selbst als hilfreich erwiesen. Durch den diensthabenden Arzt im Zentrum kann somit auf Problemsituationen bzw. Nachfragen sofort reagiert werden.

2.2.4 Spätkomplikationen

Spätkomplikationen treten nach dem ersten Jahr auf und werden hinsichtlich lebensbedrohlicher Episoden durch Infektionen sowie chronische Abstoßungen (s. u.) bestimmt. Bezüglich der Einschränkung des Wohlbefindens und der Leistungsfähigkeit stehen die Nebenwirkungen der dauerhaften Immunsuppression im Vordergrund. Gerade letztere können durch eine intensive und fachgerechte Nachbetreuung der Patienten eingeschränkt werden. Zur Realisierung einer solchen ist eine gute Information des Patienten sowie des Hausarztes notwendig.

Infektionen

Die bei der Langzeitbetreuung gehäuft auftretenden Infektionen sollten prinzipiell früher als bei immunkompetenten Patienten einer gezielten Behandlung zugeführt werden. Hierbei sind Interaktionen der Antibiotika und Antimykotika mit Cyclosporin A zu beachten, da es über die Beeinflußung des Metabolismus zu relevanten Auswirkungen auf den Cyclosporin-Spiegel kommen kann (s. a. Kap. 1.5, S. 24). Bei Impfungen ist zu beachten, daß die Reaktion (Antikörperbildung) häufig geringer als bei nicht-immunsuppressiv behandelten Patienten ist und somit im Einzelfall kein ausreichender Impfschutz besteht. In diesem Zusammenhang ist es wichtig, daß Lebendimpfstoffe bei transplantierten Patienten kontraindiziert sind. Prinzipiell stellen auch die im späteren Verlauf nach Transplantation auftretenden Infektionen unabhängig ihres Manifestationsortes teilweise lebensbedrohliche Situationen dar. Aus klinischer Sicht ist zudem bedeutsam, daß Infektionen die Entstehung akuter Abstoßungen triggern oder zusammen mit diesen auftreten können. Es kann somit in der akuten Situation sinnvoll sein, parallel zur Infektions-Diagnostik eine probatorische Stoßtherapie mit hochdosierten Kortikoiden zu beginnen.

Nebenwirkungen der Immunsuppression

Diese betreffen neben der Lebensqualität der Patienten auch deren mittlere Lebenserwartung. Die kortikoidinduzierten Störungen des Knochen-, Fett- und Glukosestoffwechsels, Nebenwirkungen an den Augen (Steroidkatarakt) und die nephrotoxischen Cyclosporineffekte seien beispielgebend genannt. So weisen von den lungentransplantierten Patienten 9 % nach einem und 15 % nach vier Jahren einer Hyperlipidämie, 16 % nach einem und 13 % nach vier Jahren einen Diabetes mellitus, 47 % nach einem und 59 % nach vier Jahren eine arterielle Hypertonie sowie 21 % nach einem und 32 % nach vier Jahren eine unterschiedlich ausgeprägte Niereninsuffizienz auf. Die medikamentöse Behandlung dieser Störungen bedarf spezieller Kenntnisse, da es eine Reihe von z. T. bedrohlichen Interaktionen zwischen den üblicherweise verwendeten Medikamenten und den Immunsuppressiva gibt (z. B. keine Kombination von Allopurinol® und Imurek® [Knochenmarktoxizität]; oder Cyclosporin A und CSE-Hemmern [Myolysen]).

Tumore

Mit zunehmender Zeit nach Transplantation besteht ein weiteres Problem der Patienten in einer gegenüber immunkompetenten Personen gehäuften Inzidenz von Tumoren. Dieser Sachverhalt ist wesentlich durch die langdauernde Immunsuppression bedingt und besonders gut bei Patienten nach Nieren- und Herztransplantation untersucht. Da die Immunsuppression bei Patienten nach LTx langfristig wesentlich intensiver ist, muß theoretisch von einer noch höheren Rate an bösartigen Neubildungen ausgegangen werden. Aktuelle Daten geben eine Inzidenz von 5 % maligner Tumoren nach einem Jahr und 4 % nach vier Jahren bei lungentransplantierten Patienten an. Während im ersten Jahr Lymphome (56 %) und Hauttumoren (16 %) dominieren, sind es nach vier Jahren die Hauttumoren (56 %), gefolgt von der Gruppe „Sonstiger“ (33 %). Lymphome haben dann nur noch einen Anteil von 11 % an den Tumoren.

Stenosen großer Atemwege

Die Neuentstehung von Veränderungen im Bereich der Anastomose sind nach dem ersten Jahr eher selten. Eher wird im Zeitverlauf bei zunehmender körperlicher Belastbarkeit der Patienten eine vorbestehende Stenosierung oder Malazie vorrangig im Bereich der Anastomose hinsichtlich ihrer funktionellen Relevanz bedeutsam. Es erfolgt primär eine bronchoskopisch-interventionelle Behandlung und nur in Einzelfällen ist eine chirurgische Korrektur der Anastomose indiziert. Gerade bei narbigen Veränderungen in der Spätphase sollte von intermittierender Ballondilatation im Bronchus abgesehen werden, da über die Schleimhautirritation ein Proliferationsreiz mit anschließender Zunahme der Stenosierung möglich ist. Diese entsteht dann oft distal der primären Stenosierung, da hier der Ballon hinsichtlich des kleineren Bronchuslumens überdimensioniert sein kann.

Zusammenfassend für die Spätphase gilt, daß zunehmend die Beherrschung akuter Probleme gelingt. Limitierend für ein langfristiges Überleben sind chronisch progrediente Abstoßungen, rezidivierende Infektionen sowie Nebenwirkungen der immunsuppressiven Behandlung an den verschiedenen Organsystemen. Der Grad der Einschränkungen kognitiver und körperlicher Leistungsfähigkeit der Patienten hindert einen Teil an der Ausübung eines „normalen" Lebens. Die erfreulichen Daten des ISHLT-Registers mit Vollzeitbeschäftigung bis zu 25 % der lungentransplantierten Patienten schon nach dem ersten Jahr der erfolgreichen Transplantation werden derzeit in der Bundesrepublik Deutschland noch nicht erreicht.

2.2.5 Spezielle immunsuppressive Therapie

Die immunsuppressive Behandlung der Patienten beginnt schon vor der eigentlichen Transplantation nach Akzeptanz des Spenderorgans, wobei der Empfänger eine Dreifachkombination (Triple-Therapie) mit Cyclosporin A 4 mg/kg/KG [oral], Azathioprin 4 mg/kg/KG [oral] und Methylprednisolon 5 mg/kg/KG [intravenös] erhält. Die weitere immunsuppressive Behandlung unterscheidet sich nicht von der Transplantation anderer solider Organe. Die Induktionstherapie der ersten postoperativen Tage besteht aus einer Kombination von Methylprednisolon, Azathioprin und Cyclosporin A. Am ersten Tag wird nach hämodynamischer Stabilisierung des Patienten zusätzlich ein T-Zell-Antikörper (z. B. Anti-Thymozyten-Globulin [ATG]) appliziert. Die ATG-Gaben richten sich zum einen nach dem verwendeten Präparat im Zeitpunkt, in der Dauer und der Dosierung und andererseits nach den Daten des immunzytologischen Monitorings des Patienten. Meist wird eine ein- bis zweimalige Applikation als ausreichend erachtet. Aufgrund neuerer Studienergebnisse wird nach LTx zunehmend Azathioprin als Antimetabolit durch die stärker immunsuppressiv wirksame Mycophenolsäure (CellCept®) ersetzt. Ein ähnlicher Trend deutet sich für den Einsatz immunmodulatorisch wirksamer monoklonaler Antikörper (Il-2-Rezeptor-Hemmer [Simulect®]) als Alternative zur zytolytischen Therapie mit mono- und polyklonalen T-Zell-Antikörpern an. Insbesondere in der Frühphase sind letztere durch die begrenzte Selektivität und somit auftretende Thrombozytopenien mit einer Reihe von Problemen auch hinsichtlich von Blutungskomplikationen verbunden.

Bei der Gabe von Cyclosporin A besteht der Zielwert bei den Patienten in den ersten Wochen nach LTx zwischen 350–400 ng/ml, wobei die Dosierung ggf. unter Berücksichtigung der Nierenfunktion adaptiert werden muß. Dagegen wird Azathioprin unter Berücksichtigung der Leukozyten- und Thrombozytenwerte (Zielgrößen: Leukozyten > 4,0 Gpt/µl; Thrombozyten > 100 Gpt/µl) dosiert. An dieser Stelle sei darauf verwiesen, daß die Art, Dosis und der zeitliche Ablauf der Immunsuppression in den verschiedenen Zentren variiert.

2.2.6 Abstoßungsdiagnostik und -therapie

In der Frühphase, insbesondere den ersten drei postoperativen Monaten nach LTx, bedarf die notwendige Differentialdiagnose zwischen Abstoßung und Infektion meistens einer histologischen Sicherung. Insbesondere für die Unterscheidung zwischen der häufigen zellulären und im Gegensatz dazu seltenen humoralen Rejektion bedarf es spezieller immunhistologischer Methoden.

Mit zunehmender Zeit nach Transplantation werden jedoch akute Rejektionen seltener und es steigt die Bedeutung chronischer Abstoßungen. Diese manifestieren sich an den Lungen unter dem histologischen Bild einer Bronchiolitis obliterans (BO). Funktionell kann das Bild über eine zunehmende Verschlechterung der lungenfunktionellen Parameter erfaßt werden. Da die für die akute Rejektion praktizierte histologische Sicherung über die transbronchiale Biopsie nicht ausreichend sensitiv ist, bedarf es zur Sicherung der BO einer Lungenbiopsie mittels chirurgischer Techniken (Thorakoskopie, Mini-Thorakotomie). Sowohl für die akute als auch die chronische Abstoßung existieren international verbindliche Klassifikationen, welche auf standardisierten Methoden und Bewertungen basieren. In der klinischen Tätigkeit wird die diagnostische Sicherung einer chronischen Abstoßung alleine über das Auftreten einer nicht-reversiblen Obstruktion akzeptiert. Hierfür gilt als bester Parameter die Veränderung des forcierten exspiratorischen Volumens der ersten Sekunde (FEV1) im Zeitverlauf (s. Abb. 2). Ein Abfall von mehr als 20 % gegenüber dem Bestwert nach Transplantation und der Ausschluß anderer Ursachen für die Funktionsverschlechterung gilt als Kriterium für die chronische Abstoßung und wird als „Bronchiolitis obliterans Syndrom" (BOS) mit drei Graduierungen definiert (BOS I: 66–80 %; BOS II: 51–65 % und BOS III: 50 % und kleiner des besten FEV1-Wertes nach der Transplantation). Das klinische Bild des BOS ist durch eine Belastungsdyspnoe bis hin zur möglichen Ruhedyspnoe mit entsprechenden Veränderungen des Gasaustausches gekennzeichnet. Üblicherweise erfolgt durch den Patienten selbst unter häuslichen Bedingungen eine tägliche Erfassung spirometrischer Lungenfunktionsparameter mittels eines einfachen Handspirometers. Die Patienten sind angehalten, die erhobenen Werte schriftlich zu fixieren und bei einer Verschlechterung von 15 % und mehr gegenüber dem Vorwert (trotz Kontrolle) telefonischen Kontakt zum Transplanationszentrum bzw. Hausarzt aufzunehmen. In Abhängigkeit vom klinischen Zustand des Patienten wird dann eine weiterführende Diagnostik eingeleitet. In einigen Zentren wird zur Dokumentation der lungenfunktionellen Befunde der Patienten ein System der modemgesteuerten spirometrischen Erfassung der Daten in der Einrichtung angewendet. Mittlerweile sind eine Reihe kommerziell erhältlicher Systeme zur modemgestützten Erfassung der spirometrischen Parameter verfügbar. Vorteile bestehen unter anderem darin, daß die Compliance des Patienten anhand der täglichen Datenabfrage gut dokumentiert werden kann und leichtgradige, jedoch kontinuierlich verlaufende Veränderungen besser erfaßt werden können. Als ein wesentlicher Punkt gilt unseres Erachtens die sofort mögliche Analyse von Fehlmessungen anhand der Kontrolle der Atemkurve. Somit kann eine überflüssige, oft kosten- und zeitintensive Diagnostik für den Patienten vermieden werden. Andererseits kann auch bei stabilen Patienten in der Spätphase (mit nur noch zweimal jährlicher Vorstellung im Transplantationszentrum) kurzfristig auf mögliche lungenfunktionelle Veränderungen reagiert werden. Versuche zur Erfassung der BO über bildgebende Verfahren zeigen lediglich für die hochauflösende thorakale Computertomographie für klinische Belange ausreichende diagnostische Sensitivitäten von 60–70 %. Eine Bronchusdilatation, Zeichen eines Air-trapping oder Perfusionsinhomogenitäten sind in der Literatur häufig beschriebene computertomographische Befunde einer chronischen Abstoßung. Eigene Erfahrungen zeigen jedoch keine ausreichende Sensitivität der bildgebenden Verfahren und somit bleibt die spirometrische

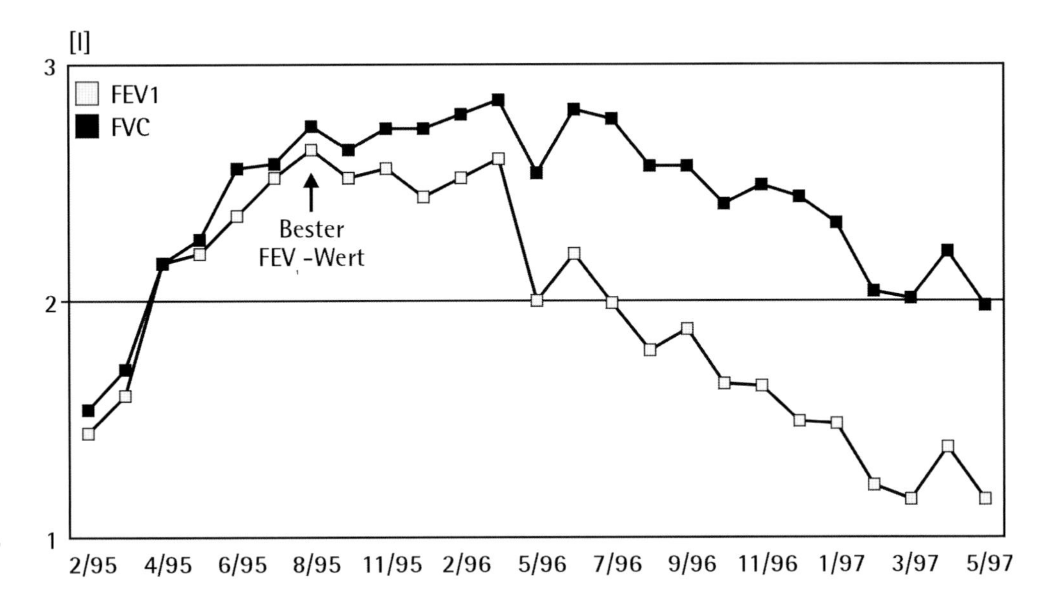

Abb. 2: Schematische Darstellung des lungenfunktionellen Verlaufs eines Patienten.

Erfasssung von Abweichungen das kostengünstigste und bestverfügbarste Verfahren zur BO-Diagnostik.

Trotz weltweiter Bemühungen zur Analyse der Ursachen für die chronische Abstoßung sind die Ergebnisse nicht zufriedenstellend. Diese ist insofern problematisch, da die BO mit zunehmender Zeit nach LTx den entscheidenden lebensbegrenzenden Faktor darstellt.

Vor diesem Hintergrund wird verständlich, daß die therapeutischen Wege zur Beherrschung der chronischen Abstoßung noch als unzureichend eingeschätzt werden müssen. Derzeit erfolgt üblicherweise eine Augmentierung der Immunsuppression sowie eine zusätzliche inhalative Applikation von Kortikoiden. Erste Versuche einer inhalativen Gabe von Cyclosporin A zeigen bei der Eindämmung der BO erste vielversprechende Ergebnisse.

Die Behandlung der selten auftretenden humoralen Abstoßung erfolgt mit Verfahren wie der Plasmapherese, der perkutanen Bestrahlung von Lymphknotenregionen oder der Gabe von Zytostatika (z. B. Cyclophosphamid oder Methotrexat).

2.2.7 Klinische Ergebnisse

Die stetig zunehmende Akzeptanz der LTx wird dadurch unterstrichen, daß im weltweit umfangreichsten Register der „International Society for Heart and Lung Transplantation" (ISHLT) insgesamt 5347 Einzel-Lungentransplantationen („single lung transplantation"; SLTx) und 3751 Doppel-Lungentransplantationen („double lung transplantation"; DLTx) erfaßt sind. Während in den Jahren 1988–93 die Zahl der Transplantationen stetig stieg, ist diese seit 1994 weitgehend stabil

(s. Abb. 3). Dagegen wächst der relative Anteil der SLTx stetig. Die Verbesserung der Ergebnisse kann an den steigenden 1-Jahresüberlebensraten (1983–89 bei 51 %; seit Anfang der 90er Jahre bei über 70 %) belegt werden. Die aktuellen Daten zeigen eine 50 %ige Überlebensrate bei SLTx von 3,6 Jahren und bei DLTx von 4,9 Jahren (s. Abb. 4). Für Patienten, welche das erste Jahr überleben, beträgt die mittlere Überlebenszeit 6,8 Jahre. Es darf jedoch nicht übersehen werden, daß die mittlere Überlebenszeit aller transplantierten Patienten in den letzten Jahren weitgehend konstant (3,0 Jahre [1988–91], 4,2 Jahre [1992–94], 3,5 Jahre [1995–98]) geblieben ist.

Betrachtet man die Entwicklung im europäischen Bereich, so liegen u. a. verfügbare Daten von Eurotransplant vor, die einen langsamen, kontinuierlichen Anstieg der Anzahl durchgeführter Transplantationen zwischen 1991–98 zeigen.

Am Deutschen Herzzentrum Berlin wurden zwischen 1990–1999 insgesamt 131 LTx (90 DLTx und 41 SLTx) durchgeführt.

In den letzten zehn Jahren wurde die LTx zu einem klinisch etablierten Verfahren entwickelt, ohne daß bisher die Ergebnisse hinsichtlich der Langzeitprognose zufriedenstellend sind. Ein Schwerpunkt der Verbesserung der Ergebnisse liegt zweifelsfrei noch in der Frühphase nach LTx, während der noch rund ein Fünftel der Patienten verstirbt. Im weiteren Verlauf wird die Überlebenszeit jedoch ganz wesentlich durch die chronische Abstoßung bestimmt. Mit der Einführung neuer immunsuppressiver Medikamente besteht die Hoffnung über die Reduktion der Zahl und Schwere akuter Abstoßungen in der Frühphase die Entstehung der BO und das Ausmaß der Nebenwirkungen einzuschränken. Eine konsequente infektiologische Überwachung und ein adäquates Immunmonitoring (Bestimmung der Aktivitätsmarker immun-

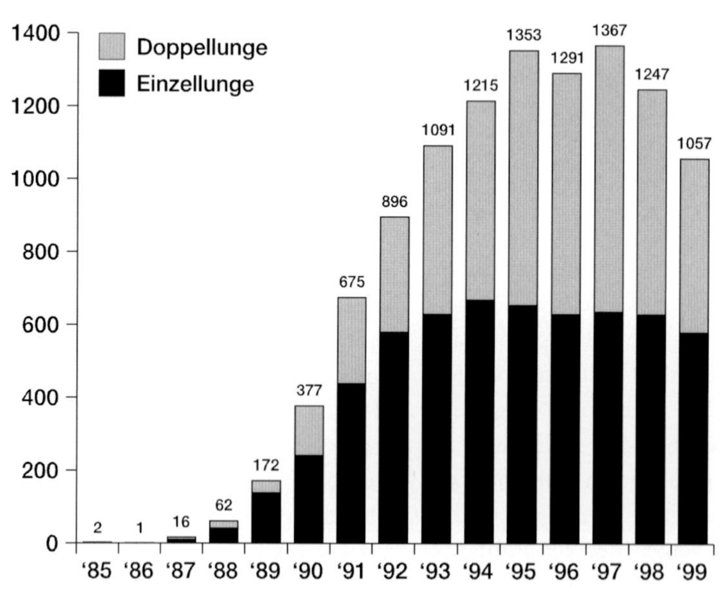

Abb. 3: Anzahl der Lungentransplantationen (ISHLT-Daten).

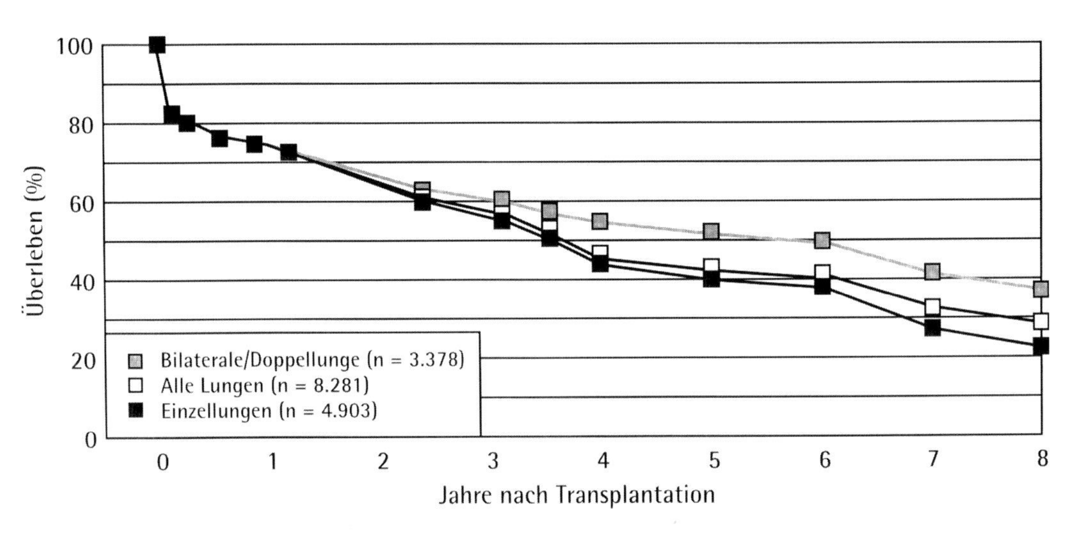

Abb. 4: Überlebenszeit nach Lungentransplantation.

kompetenter Zellen aus dem peripheren Blut) der Patienten kann dazu einen Beitrag liefern.

2.2.8 Spezielle Aspekte nach Lungentransplantation

Die Lunge hat als eines der wenigen Organe nach Transplantation einen permanten Kontakt zur Umwelt und ist somit möglichen Schadstoffen und Infektionserregern ständig ausgesetzt. Somit wird verständlich, daß Patienten nach LTx bei Kontakt mit anderen Personen (insbesondere in Infektionszeiten) einen Mundschutz tragen sollten. Kontakt mit infizierten bzw. erkrankten Patienten muß grundsätzlich vermieden werden.

Da die Zilienfunktion des Bronchialepithels häufig nach erfolgter Transplantation gegenüber Normalpersonen eingeschränkt ist, haben transplantierte Patienten eine reduzierte Clearance der Lunge. Diese kann zudem durch ggf. vorhandene Stenosierungen im Bereich der Bronchialanastomosen verstärkt werden. Durch physiotherapeutische Maßnahmen und bewußte körperliche Aktivität kann der Patient in gewissem Umfang zur Verbesserung der Clearance beitragen.

Bei der Bewertung lungenfunktioneller bzw. spiroergometrischer Untersuchungen bei Patienten nach LTx sind einige Besonderheiten zu beachten. Dazu gehört die Tatsache, daß die üblicherweise verwendeten Normwerte nicht zutreffen. Ursächlich ist dieses der Tatsache geschuldet, daß die transplantierte Lunge eigene Volumina aufweist, die nicht über die gewichts-, größen- und altersabhängige Normierung abzuschätzen sind. Es ist zum Beispiel nicht unüblich, eine deutlich kleinere Spenderlunge eines Kindes oder Jugendlichen in den Thorax eines erwachsenen größeren Empfängers zu transplantieren. In einem solchen Fall treffen die Normwerte für den Erwachsenen Empfänger nicht mit den Volumina des Spenders überein und es resultiert eine „falsch-negative" pathologische Lungenfunktion.

Nach eigenen Erfahrungen wird durch die postoperativen Einschränkungen der Atemmechanik erst nach 6–12 Wochen die optimale funktionelle Kapazität des transplantierten Organs in der Lungenfunktion meßbar. In die Bewertung der Befunde gehen daher nicht vorrangig die prozentualen, sondern eher die absoluten Werte in ihrem Verlauf über die Zeit ein. Weiteren Einfluß auf die lungenfunktionellen Werte der transplantierten Patienten haben gelegentlich auftretende Rekurrensparesen (z. B. bei Patienten mit schwerer pulmonaler Hypertonie und Dilatation der Pulmonalarterie, welche über die Verdrängung der Aorta eine Schädigung des Nerven zur Folge hat; M. Ortner) oder Verletzungen des N. phrenicus mit konsekutiver Zwerchfellparese.

Insbesondere bei der Transplantation von Patienten mit entzündlichen Grunderkrankungen kann es bei der Präparation während der Explantation zu Läsionen des N. vagus kommen, welche sich dann in einer funktionellen Ausgangsstenose des Magens klinisch manifestieren. Hierbei kommt es u. a. zu Störungen der Pharmakokinetik bei einer Vielzahl von Medikamenten, wobei es für die Immunsuppressiva von besonderer Relevanz ist. In Einzelfällen muß bei diesen Patienten eine operative Pyloroplastik vorgenommen werden.

Die chronische Abstoßung ist die wesentliche Ursache für die noch ungenügenden Überlebenszeit der Patienten. Durch eine höhere Basisimmunsuppression auch im chronischen Verlauf nach LTx im Vergleich zu anderen Patienten nach anderen Organtransplantation wird die Vermeidung dieser Komplikation versucht. Um die Nebenwirkungen der erhöhten Immunsuppression gering zu halten, bietet sich die inhalative Applikation an. Hierfür existieren erste positive Erfahrungen, welche jedoch vor allgemeiner Einführung einer weiteren klinischen Evaluierung bedürfen.

Weiterführende Literatur

[1] Eloesser, L.: Transthoracic bronchotomy for removal of benign tumours of the bronchi. Ann Surg 112 (1940) 1067.
[2] Price-Thomas, C.: Conservative resection of the bronchial tree. J R Coll Surg Edinburgh 1 (1955) 169.
[3] Hardy, J.D., S. Eraslan, M.L. Dalton: Autotransplantation and homotransplantation of the lung: further studies. J Thorac Cardiovasc Surg 46 (1963) 606.
[4] Nasseri, M., H.G. Beger, R. Eisele et al.: Die klinische Lungentransplantation und ihre spezielle Problematik. Langenbecks Arch Chir 322 (1968) 537.
[5] Derom, F., F. Barbier, S. Ringoir et al.: Ten months survival after lung homotransplantation in man. J Thorac Cardiovasc Surg 61 (1971) 835.
[6] Wildevuur, C.R., J.R. Benfield: A review of 23 human lung transplantations by 20 surgeons. Ann Thorac Surg 9 (1970) 489.
[7] Veith, F.J., S.K. Koerner: Problems in the management of human lung transplant patients. Vasc Surg 8 (1974) 273.
[8] The Toronto Lung Transplant Group Unilateral lung transplantation for pulmonary fibrosis. N Engl J Med 314 (1986) 1140.
[9] Hosenpud, J.D., L.E. Bennett, B.M. Keck et al.: The Registry of the International Society for Heart and Lung Transplantation: Sixteenth Official Report-1999. J Heart Lung Transpl 18 (1999) 611.
[10] Eurotransplant International Foundation. Annual Report 1998. Preliminary data, Leiden, 1999.

[11] Trulock, E.P.: Lung Transplantation. Am J Respir Crit Care Med 155 (1997) 789.

[12] Maurer, J.R., A.E. Frost, M. Estenne et al.: International guidelines for the selection of lung transplant candidates. J Heart Lung Transplant 17 (1998) 703.

[13] Fishman, J.A., R.H. Rubin: Infection in organ-transplant recipients. N Engl J Med 338 (1998) 1741.

[14] ISHLT (1993): A working formulation for the standardization of nomenclature and for clinical staging of chronic dysfunction in lung allografts. J Heart Lung Transpl 12 (1993) 713.

[15] Ewert, R., R. Wensel, J. Müller et al.: Telemetric system for ambulatory lung function analysis in transplanted patients. Transplant Proc 32 (2000) 204.

[16] Conte, J.V., S.P. Gaine, J.B. Orens et al.: The influence of continuous intravenous prostacyclin therapy for primary pulmonary hypertension on the timing and outcome of transplantation. J Heart Lung Transplant 17 (1998) 679.

[17] Arcasoy, S.M., R.M. Kotloff: Lung transplantation. N Engl J Med 340 (1999) 1081.

[18] Briffa, N., R.E. Morris: New immunosuppressive regimes in lung transplantation. Eur Respir J 10 (1997) 2630.

[19] Boehler, A., S. Kesten, W. Weder et al.: Bronchiolitis obliterans after lung transplantation – a review. Chest 114 (1998) 1411.

[20] Yousem, S.A., G.J. Berry, P.T. Cagle et al.: Revision of the 1990 working formulation for the classification of pulmonary allograft rejection: lung rejection study group. J Heart Lung Transplant 15 (1996) 1.

[21] Hetzer, R. (Hrsg.): Lung Transplantation. Steinkopff-Verlag, 2001.

2.3 Herz-Lungentransplantation (HLTx)

O. Grauhan, R. Ewert

Die gemeinsame oder auch „en-bloc"-Transplantation von Herz und Lunge ist bezüglich der chirurgischen Technik im Grunde einfacher als die isolierte Herztransplantation, da lediglich drei Anastomosen, nämlich im Bereich des rechten Vorhofs („inflow" zum Organpaket), der Aorta („outflow" aus dem Organpaket) sowie die Atemwegsanastomose an der distalen Trachea angelegt werden müssen. Die ersten klinischen Transplantationen thorakaler Organe in den 60er Jahren zeigten jedoch sehr bald, daß insbesondere die Transplantation der Lunge erhebliche Probleme bereitete, was Abstoßung und Infektion einerseits und die ausbleibende Abheilung der Atemwegsanastomose andererseits betraf. Aus diesem Grund wurde von klinischen Lungen- und Herz-Lungentransplantationen zunächst wieder Abstand genommen.

Anfang der 80er Jahre konnte das Problem von Abstoßung und Infektion durch die Einführung des „spezifischen" Immunsupressivums Cyclosporin A auf ein klinisch akzeptables Maß reduziert werden, was zunächst der Herztransplantation zum endgültigen Durchbruch verhalf. Das zweite, spezifische Problem der Lungen- und Herz-Lungentransplantation war die fehlende Abheilung der Atemwegsanastomosen, die von jeher auf die nicht ausreichende Durchblutung des spenderseitigen Bronchial-/Trachealstumpfes zurückgeführt wurde. Hierzu gab es das Konzept des „omental wrapping", bei dem die Durchblutungssituation an der Atemwegsanastomose durch die Ummantelung mit dem im Bauchraum mobilisierten, aber an seiner Gefäßversorgung belassenen Omentum majus verbessert wurde. Gleichzeitig deckte das Omentum kleinere Dehiszenzen bis zur endgültigen Ausheilung ab. Mit dem Konzept des „omental wrapping" sowie einer Immunsuppression mit Cyclosporin A gelangen dann der Arbeitsgruppe von B.A. Reitz in Stanford die ersten klinisch erfolgreichen Herz-Lungentransplantationen sowie kurze Zeit später der Arbeitsgruppe von D.K.C. Cooper in Toronto die ersten erfolgreichen (Einzel-) Lungentransplantationen. In den folgenden Jahren nahm die Zahl der weltweit durchgeführten Herz-Lungentransplantationen auf knapp 250 Eingriffe zu, sank jedoch in den darauffolgenden Jahren wieder auf zur Zeit etwa 150 Operationen ab (s. Abb. 1). Damit ist die Zahl der Herz-Lungentransplantationen deutlich geringer als die der isolierten Transplantationen (600 unilaterale Lungen, 600 bilaterale Lungen, 3500 Herzen). Der Grund für den Rückgang der Zahlen in den 90er Jahren ist einerseits auf den Verzicht des „domino procedure" (s.u.) zurückzuführen, muß aber andererseits auch vor dem Hintergrund des latenten Spendermangels gesehen werden, was nichts weiter bedeutet, als daß man mit einem Herz-Lungenpaket einem Patienten (eine Herz-Lungentransplantation) oder aber 2 bzw. 3 Patienten (eine Herz- und eine bilaterale bzw. zwei unilaterale Lungentransplantationen) Hilfe anbieten kann und das mit besserer Prognose (s.a. Kapitel 2.2.7).

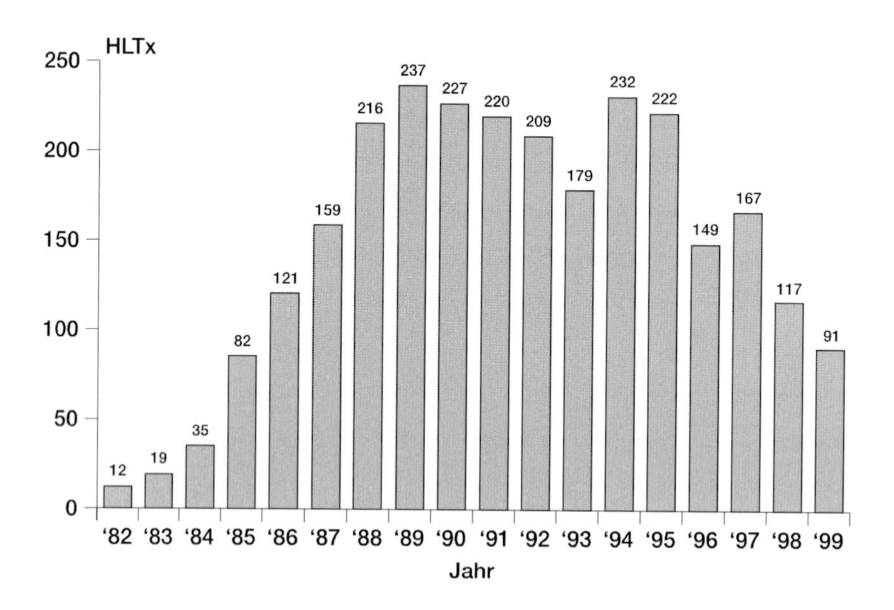

Abb. 1: Anzahl der Herz-Lungentransplantationen entsprechend dem Register der International Society for Heart and Lung Transplantation (ISHLT).

2.3.1 Indikationen

Die Indikation zur Herz-Lungentransplantation – entsprechend der Indikation zu jeder anderen Organtransplantation – besteht prinzipiell dann, wenn ein terminales Organversagen vorliegt, welches mit anderen therapeutischen Optionen, sei sie konservativ oder operativ, nicht mehr behandelt werden kann. Aufgrund einer Reihe von Facetten ist die Entscheidung im Einzelfall jedoch oft erheblich schwieriger, als es diese prinzipielle Aussage vermuten läßt.

Grunderkrankung

Betrachtet man die im Register der „International Society for Heart and Lung Transplantation" (ISHLT) gelisteten Indikationen zur kombinierten Herz-Lungentransplantation, so findet man ein breites Spektrum von Grunderkrankungen, die zu einem terminalen Versagen von Herz und/oder Lunge führen kann, wobei der Eisenmenger-Komplex (28 %), die primäre pulmonale Hypertonie (26 %) und die Mukoviszidose (16 %) die häufigsten Indikationen darstellen (s. Abb. 2). Hierzu sei angemerkt, daß das ISHLT-Register alle Transplantationen seit den frühen 80er Jahren enthält und sich die Indikationsstellung bezüglich der Mukoviszidose aus operationstechnischen Gründen geändert hat.

In den 80er Jahren waren die Ergebnisse der „en-bloc"-Transplantation von Herz und Lunge deutlich besser als die der Einzel- und Doppellungentransplantationen. Dies war darauf zurückzuführen, daß es bei der Herz-Lungentransplantation um die Durchblutung des spenderseitigen Trachealstumpfes, also der kritischen Stelle der Atemwegsanastomose,

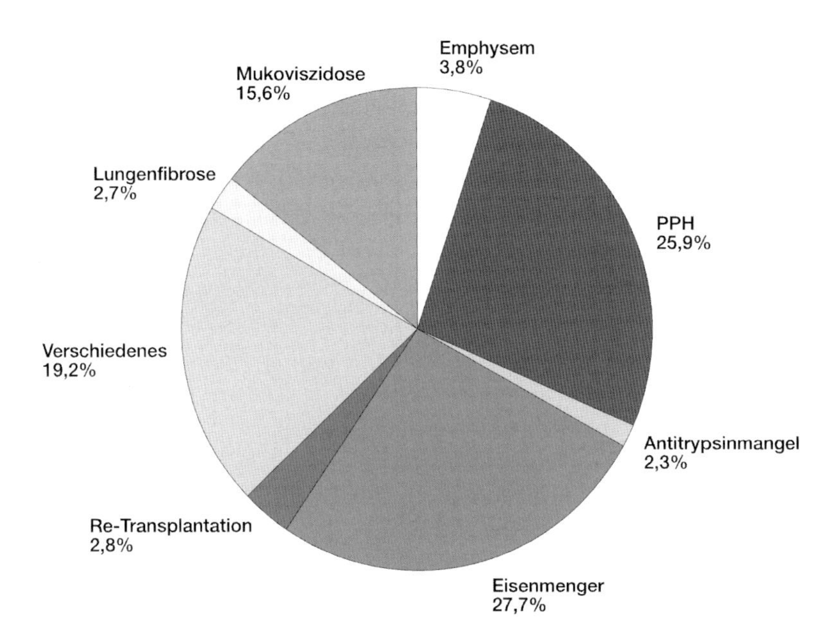

Abb. 2: Indikationen zur Herz-Lungentransplantationen entsprechend dem Register der International Society for Heart and Lung Transplantation (ISHLT); (PPH = primär pulmonale Hypertonie).

besser bestellt war, als um die der spenderseitigen Atemwegsstümpfe bei der Lungentransplantation (Trachea bei der Doppellungen- und Hauptbronchus bei der Einzellungentransplantation). Der Grund liegt darin, daß zwischen dem für die Bronchial- bzw. Trachealversorgung zuständigen Bronchialkreislauf und dem Koronargefäßsystem des Herzens Kollateralverbindungen bestehen, die bei der en-bloc-Transplantation des Herz-Lungenpaketes erhalten bleiben und postoperativ relativ schnell deutlich an Größe zunehmen können. Während der Bronchialkreislauf, der seinen arteriellen Zufluß normalerweise aus der proximalen Aorta descendens erhält, bei den Lungentransplantationen weitgehend unterbrochen wird, erhält er bei der en-bloc-Transplantation von Herz und Lunge über die „revakularisierten" Koronargefäße eine gewisse arterielle koronaro-bronchiale Kollateralversorgung (s. Abb. 3). Die Tatsache, daß die Atemwegsanastomose aus diesen Gegebenheiten heraus bei der kombinierten Herz-Lungentransplantation spürbar weniger Komplikatonen nach sich zog als nach den isolierten Lungentransplantationen, führte zum Konzept der sogenannten „Domino-Transplantation": Ein Patient mit terminaler Lungenerkrankung wurde einer kombinierten Herz-Lungentransplantation unterzogen und das bei ihm explantierte gesunde Herz unmittelbar im Anschluß als Spenderorgan für eine Herztransplantation (mit kurzer Ischämiezeit!) verwendet. Insbesondere Patienten mit Mukoviszidose eigneten sich aufgrund ihres jugendlichen Alters (junges Spenderherz!) für das „domino procedure", weshalb die Erkrankung im ISHLT-Register die dritthäufigste Indikation zur Herz-Lungentransplantation wurde.

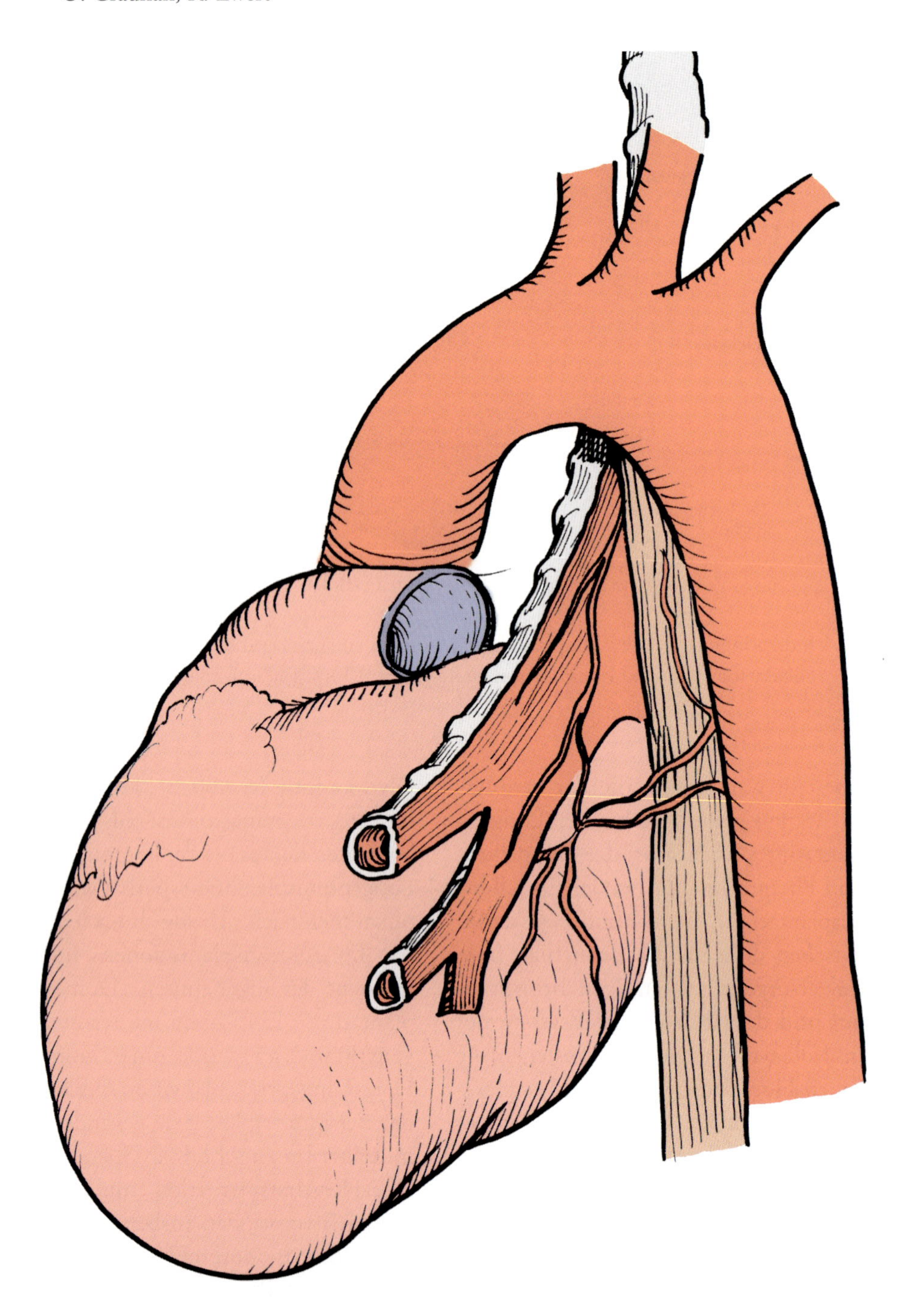

Abb. 3: Die arterielle Blutversorgung des Bronchialbaumes erfolgt über Gefäße, die die Trachea begleiten, aortale Äste, die direkt aus der Aorta descendens einstrahlen sowie über Kollateralen, die aus dem Koronargefäßbett gespeist werden. Der relative Anteil an der Versorgung ist dabei individuell sehr variabel. Ansicht des Organpaketes von links und dorsal.

Seit Beginn der 90er Jahre wurde die Anastomosierung der Atemwege durch Modifikationen insbesondere der chirurgischen Technik (s. u.) – trotz des Verzichts auf ein „omental wrapping" und trotz frühzeitiger Gabe von Kortikoiden zur Immunsupression – so zuverlässig, daß man heute die Indikation zur kombinierten Herz-Lungentransplantation nur noch bei gleichzeitigem terminalem Versagen von Herz und Lunge stellt. Es sei jedoch an dieser Stelle angemerkt, daß in der von der Lunge her in Richtung auf die Trachea hin schlechter werdenden Durchblutungssituation des spenderseitigen Bronchialbaumes eine wesentliche Ursache dafür zu sehen ist, daß das Konzept der „en-bloc"-Doppellungentransplantation (mit trachealer Anastomose) zugunsten der sequentiellen Transplantation von rechter und linker Lunge (mit Anastomosierung eines möglichst kurzen Hauptbronchusstumpfes) verlassen wurde.

Somit stellen heute die pulmonal-vaskulären Erkrankungen (primäre pulmonale Hypertonie und Eisenmenger-Komplex) die häufigsten Indikationen für die kombinierte Herz-Lungentransplantation dar, während die pulmonal-parenchymatösen Erkrankungen (Emphysem, Mukoviszidose, Fibrose u. a.) in der Regel einer isolierten Lungentransplantation zugeführt werden können.

Andererseits sind die Physiologie und die Pathophysiologie von Herz und Lunge eng miteinander verbunden, aufgrunddessen terminale Erkrankungen primär nur des einen Organs häufig auch mehr oder weniger relevante pathologische Veränderungen des anderen Organs nach sich ziehen. Dadurch muß in individuellen Fällen immer wieder im Sinne einer Differentialindikation kritisch abgewogen werden, welches Verfahren für den Patienten am ehesten geeignet erscheint.

So führen terminale pulmonal-parenchymatöse Erkrankungen über den progredienten Parenchymverlust mit konsekutiver Reduktion des Gesamtquerschnitts des Lungengefäßbetts zu einem Anstieg des Lungengefäßwiderstands, aus dem ein Cor pulmonale und letztlich ein Rechtsherzversagen resultieren kann. Dennoch ist in aller Regel eine isolierte Lungentransplantation ausreichend, da sich das rechte Herz nach der Transplantation meist vollständig erholt; lediglich eine bereits höhergradige Insuffizienz der Trikuspidalklappe ist in diesem Zusammenhang als erhöhtes Risiko anzusehen.

Sicher kritischer einzuschätzen ist die eingeschränkte Rechtherzfunktion bei der primär pulmonalen Hypertonie zu beurteilen, da es bei dieser Grunderkrankung die beeinträchtigte Rechtsherzfunktion ist, die den Patienten dekompensieren und zum Transplantationskandidaten werden läßt. Dies spiegeln auch die schlechten Ergebnisse der isolierten Einzel-, aber auch der Doppellungentransplantation bei primär pulmonaler Hypertonie wider.

Es ist immer wieder diskutiert worden, ob ein angeborenes Herzvitium mit bereits erfolgter Eisenmenger-Reaktion nicht einer isolierten Lungentransplantation mit gleichzeitiger Korrektur des Vitiums zugeführt werden kann. Unserer Meinung nach sollte dies bestenfalls bei schnell und sicher durchzuführender Korrektur wie z.B. bei einem Vorhofseptumdefekt (ASD II) in Erwägung gezogen werden. Eine komplexe Korrektur beinhaltet nicht nur ein größeres perioperatives Risiko, sondern es gilt vor allem zu bedenken, daß das bezüglich der langfristigen Prognose nach Transplantation problematischere Organ sicherlich die Lunge ist, d. h., daß der Verzicht auf die zusätzliche Transplantation des Herzens nur einen bedingten Vorteil darstellt.

Die Situation mit umgekehrten Vorzeichen findet sich beim chronischen Linksherzversagen mit konsekutiv erhöhtem Lungenwiderstand, dem typischen Patienten mit terminaler ischämischer Kardiomyopathie (IKMP). Die wesentlich bessere Prognose der Herz- gegenüber der kombinierten Herz-Lungentransplantation rechtfertigt in der Regel auch das Risiko einer Herztransplantation mit bereits grenzwertig erhöhtem Lungengefäßwiderstand. Andererseits ist bei einem auch unter intravenöser Therapie bestehenden, d.h. „fixierten" pulmonalen Widerstand von mehr als 4–6 Wood-Einheiten sicher eine kombinierte Herz-Lungentransplantation angezeigt. Die in diesem Zusammenhang gelegentlich diskutierte heterotope Herztransplantation („Huckepackherz") ist nach unserer Einschätzung die vergleichsweise schlechtere Lösung.

Eine besondere Situation nach jeglicher Organtransplantation stellt sicher das Transplantatversagen dar, mit der sich aufdrängenden Frage nach einer Re-Transplantation. Hierzu ist anzumerken, daß die Ergebnisse von Re-Transplantationen thorakaler Organe, insbesondere im Fall von Notfall-Re-Transplantationen bei akutem Transplantatversagen, deutlich schlechter sind, als bei primären Transplantationen.

Vor dem Hintergrund des allgemeinen Spenderorganmangels wird die Indikation zur Re-Transplantation immer wieder kontrovers diskutiert. Genereller Konsens unter den meisten Transplantationszentren ist, daß Re-Transplantationen prinzipiell zurückhaltend gehandhabt werden, im Einzelfall aber als durchaus gerechtfertigt betrachtet werden. Im Langzeitverlauf stellt sich die Frage einer Re-Transplantation nach Herz-Lungentransplantation gelegentlich vor dem Hintergrund einer Bronchiolitis obliterans der Lungen bei noch gut funktionierendem Herzen. Aufgrund der relativ schleichend verlaufenden Bronchiolitis obliterans befinden sich die meisten Patienten in einem schlechten Allgemeinzustand, der die Ergebnisse zusätzlich belastet und damit indirekt auch die Indikation zu einem derartigen Eingriff beeinflußt. In dieser Situation haben wir im Deutschen Herzzentrum Berlin bei mittlerweile 3 Patienten eine einseitige Lungentransplantation durchgeführt und halten dieses Vorgehen auch weiterhin in ausgewählten Fällen für sinnvoll.

Warteliste

Die prinzipielle Frage nach der Indikation zur Transplantation läßt sich oft leichter beantworten, als die Frage nach dem geeigneten Zeitpunkt zur Aufnahme in die Warteliste. Die Wartezeit beträgt derzeit durchschnittlich 12 Monate, kann aber aufgrund der relativ kleinen Wartelisten zur Herz-Lungentransplantation im Einzelfall erheblich variieren. Ferner ist zu berücksichtigen, daß die Spontanprognose der primären pulmonalen Hypertonie nach Diagnosestellung respektive der zur Anmeldung im Transplantationszentrum führenden ersten Dekompensation meist schlecht ist, d.h. wenig Zeit verbleibt, während sich der Zustand eines Patienten mit Eisenmenger-Komplex auch auf niedrigem Niveau oft noch über relativ lange Zeit stabil halten kann. Vor diesem Hintergrund ist der Begriff des „Transplantationsfensters" für den Zeitraum geprägt worden, in dem ein Patient für eine Transplantation „schlecht genug" geworden ist, andererseits sein Allgemeinzustand noch „gut genug" ist, um eine große Operation mit hoher Wahrscheinlichkeit zu überstehen.

Für einen bestimmten Patienten innerhalb dieses Transplantationsfensters ein geeignetes Organangebot zu erhalten, erfordert ein gewisses Maß an Intuition, jedoch gibt es auch eine Reihe von hilfreichen Indizes.

Hierzu gehört in erster Linie – bedeutsamer noch als die bereits angesprochene „allgemeine Spontanprognose" der Grunderkrankung – die individuelle Progression der Erkrankung, weshalb der regelmäßigen Vorstellung der potentiellen Transplantationskandidaten im Rahmen einer Sprechstunde in den meisten Zentren eine besondere Bedeutung beigemessen wird. Die meisten Patienten können einen konkreten Punkt im Verlauf ihrer Erkrankung benennen, von dem an es ihnen kontinuierlich schlechter ging, wobei es sich meist um ein Ereignis wie eine Synkope, eine schwere Infektion oder Hämoptysen handelt.

Letztlich gibt es gerade bei den langsam verlaufenden Erkrankungen einen weiteren Aspekt zu berücksichtigen. Vergleicht man beispielsweise die aktuarische Überlebenskurve nach Herz-Lungentransplantation mit der Spontanprognose von Transplantationskandidaten mit Eisenmenger-Komplex, so zeigt sich, daß der statistisch zu erwartende Gewinn an Lebenszeit bei dieser Indikation nicht sehr ausgeprägt ist. Bei diesen Patienten kann die Indikation zur Transplantation durchaus in dem zu erwartenden Gewinn an Lebensqualität bestehen (s. a. Kapitel 2.2.7).

Kontraindikationen

Vor dem Hintergrund der nach der Transplantation erforderlichen, starken Immunsuppression gilt eine aktive Infektion als eine der wenigen absoluten Kontraindikationen. Eine Ausnahme bilden hier chronische Atemwegsinfekte, die durch die Transplantation im Sinne einer Herdsanierung entfernt werden können. Terminale Tumorleiden gelten ebenso als absolute Kontraindikation wie die terminale Funktionseinschränkung weiterer Organsysteme, es sei denn, es ist eine gleichzeitige Transplantation des betreffenden Organes geplant. HIV-positive Patienten sind bisher nicht für eine Transplantation gelistet worden. Auch das positive „Cross-match" bei erhöhtem HLA-Antikörpertiter stellt eine absolute Kontraindikation dar.

Zu den relativen Kontraindikationen zählen eine Vielzahl von Begleiterkrankungen, deren Bedeutung für den Transplantationserfolg im Einzelfall synoptisch gewertet werden muß.

Der Diabetes mellitus ist lediglich vor dem Hintergrund der postoperativen Immunsuppression mit Kortikoiden zu beachten, ein Problem, welches sich jedoch durch individuelle Immunsuppression und eine entsprechende Einstellung der diabetesspezifischen Therapie nahezu immer handhaben läßt. Problematischer sind hier schon bestehende Langzeitschäden wie die diabetische Nephropathie oder die Mikroangiopathie (z. B. infizierte Gangrän) einzuschätzen.

Nach malignen Tumorerkrankungen sollte ein rezidivfreies Intervall vorliegen, dessen Dauer von der Tumorbiologie abhängt, in der Regel jedoch 5 Jahre beträgt. Auch schwere Systemerkrankungen, die eine angemessene Erholung und Rehabilitation nach Transplantation oder die transplantierten Organe durch eine erneute Manifestation ernsthaft gefährden können, sind in diesem Zusammenhang zu nennen.

Eine Beeinträchtigung der Leber- und/oder Nierenfunktion, die durch die postoperative Immunsuppression potentiell aggraviert wird, kann den Erfolg der Transplantation auf vielfältige Weise gefährden. Funktionsstörungen mit einem Bilirubin bis zu 2,0 mg/dl bzw. einem Kreatinin bis zu 1,5 mg/dl (Kreatinin-Clearance > 50 ml/min.) sind in diesem Zusammenhang jedoch sicher als unproblematisch einzuschätzen. Auch muß berücksichtigt werden, daß der Fortfall eines Rechtsherzversagens bzw. ein gesteigertes Herzminutenvolumen nach erfolgter Transplantation eine erhebliche Verbesserung der klinischen Situation des Patienten darstellen kann.

Thorakale Voroperationen stellen in Abhängigkeit von der Art des Eingriffs ein individuell bestimmtes relevantes Risiko für perioperative Blutungen dar. Die Durchtrennung ausgeprägter pleuraler Verwachsungen kann zu erheblichen Blutungen aus der Thoraxwand führen, die selbst durch großzügigen Einsatz von Elektro- oder Infrarotkoagulation kaum zu beherrschen sind, zumal der Einsatz der extrakorporalen Zirkulation die Gerinnungssituation erheblich beeinträchtigt. Während eine frühere Einlage einer Pleuradrainage sicher als unproblematisch zu betrachten ist, muß eine beidseitige und effektive chemische oder chirurgische Pleurodese im Grunde als Kontraindikation angesehen werden.

Bezüglich des Alters muß jede Vorgabe arbiträr bleiben. Sicherlich ist die Herz-Lungentransplantation in diesem Zusammenhang als belastender einzuschätzen als eine isolierte Transplantation von Herz oder Lunge. In der Literatur wird für die Herz-Lungentransplantation meist eine Altersgrenze von 50–55 Jahren angegeben, jedoch sei in diesem Zusammenhang auf den Begriff des „biologischen Alters" – und dies beinhaltet auch das Ausmaß weiterer relativer Kontraindikationen – hingewiesen. Der Ernährungsstatus des Transplantationskandidaten ist von nicht unerheblicher Bedeutung, da sowohl eine Kachexie mit Unterschreiten des Idealgewichtes von 20 % als auch die Adipositas mit Überschreiten des Idealgewichtes um 40 % die Morbidität und Mortalität nach Transplantation nachweislich beeinträchtigen.

2.3.2 Chirurgische Technik: Zugang, Entnahme, Präparation, Implantation

Beurteilung des Organangebotes

Aus operationstechnischen Gründen muß ein Größenmatching von Spender und Empfänger vorgenommen werden. So sollten Größe und Gewicht des Spenders die des Empfängers sich nicht um mehr als 20 % unterscheiden, da ein zu kleines Herz zu einer relativen Herzinsuffizienz führen kann. Bei weiblicher Spenderin und männlichem Empfänger ist diese Problematik nachweislich besonders relevant, so daß bei dieser Konstellation die Differenz die 10 %-Grenze nicht überschreiten sollte. Andererseits dürfen die Spenderlungen nicht zu groß sein, da sich der Thorax sonst nach der Transplantation nicht verschließen lassen würde. Da der Thorax jedoch bei obstruktiven Erkrankungen relativ größer und bei restriktiven Lungenerkrankungen relativ kleiner ist, als es der Größe und dem Gewicht entspricht, werden für das Größenmatching der Lungen festgelegte Thoraxdiameter gemessen und herangezogen, wobei wegen des divergenten Strahlenganges der Abstand des Röntgenfilms auf einen Meter festgelegt wurde (s. a. Kap. 2.2.2).

Wegen der Möglichkeit einer Graft-versus-Host-Reaktion (GvHR) sollten Transplantationen der Lunge nicht nur ABO-kompatibel, sondern ABO-identisch vorgenommen werden. Bei Vorliegen präformierter HLA-Antikörper muß zusätzlich ein „cross-match-Test" zwischen Spenderlymphozyten und Empfängerserum durchgeführt werden, wobei ein positives Ergebnis eine Kontraindikation zur Transplantation darstellt.

Nach dem Eintreffen des Entnahmeteams im Spenderkrankenhaus erfolgt zur Beurteilung der Lungen zunächst eine Bronchoskopie. Beim Multiorganspender ist die Lunge das am häufigsten abgelehnte Organ, da es im Verlauf der Intubation/Beatmung des Hirntoten häufig zur (Mikro-)Aspiration mit dann zum Zeitpunkt der geplanten Organentnahme bereits putrider Sekretion kommt. Bei der Beurteilung dieser Situation sollte die Beatmungsdauer berücksichtigt werden: Eine auf die großen Atemwege beschränkte Sekretion nach 24-stündiger Beatmung ist meist noch tolerabel, während eine bereits aus der Peripherie zurücklaufende Sekretion nach einwöchiger Beatmung auf eine Pneumonie hinweist, selbst wenn im Röntgen-Thoraxbild noch keine Infiltration erkennbar ist. Als Richtlinie für den Gasaustausch gilt, daß bei einem PEEP von 5 cmH_2O und reiner Sauerstoffbeatmung (FiO_2 = 1,0) mindestens ein PaO_2 von 350 mmHg erreicht werden muß.

Während für die Beurteilung der Lungen nur wenige Parameter erforderlich sind, ist die Beurteilung des Spenderherzens komplexer. Dabei kommen dem Spenderalter, der Notwendigkeit einer positiv-inotropen Unterstützung (Katecholamine) sowie der zu erwartenen Ischämiezeit (Entfernung der Spenderkrankenhauses vom Transplantationszentrum) die größte Bedeutung zu. Es müssen jedoch auch eine Reihe weiterer Parameter berücksichtigt werden, die für den unmittelbaren Erfolg der Transplanplantation, aber auch mittel- und langfristig für den Empfänger von Bedeutung sind (Tab. 1).

Organentnahme zur Herz-Lungentransplantation

Die Entnahme des Herz-Lungenpakets erfolgt über eine mediane Sternotomie. Das Perikard wird im Sinne eines nach kaudal offenen Y gespalten und die Perikardränder werden mittels Haltenähten und Klemmen vorübergehend fixiert. Es erfolgt die Beurteilung des Herzens vom Aspekt (Pumpfunktion bei gegebenem Volumenstatus, Ausschluß anatomischer Anomalien) mittels Palpation (Koronarsklerose) sowie ggf. mittels invasiver Druckmessung in den Vorhöfen und den großen Gefäßen. Anschließend werden nacheinander die beiden Pleurahöhlen eröffnet und die Lungen auf Verwachsungen, Emphysemblasen, ggf. Kontusionsherde etc. hin untersucht. Insbesondere in den dorsalen und kaudalen Abschnitten sollten Atelektasen ausgeschlossen, respektive durch vorsichtiges Blähen der Lunge entfernt werden. Die Geschwindigkeit des Kollabierens nach kurzfristiger Diskonnektion der Beatmung kann einen Anhalt für die Compliance des Lungengewebes geben.

Anschließend werden die beiden Hohlvenen und die Aorta bis in den Bogen hinein mobilisiert. Ebenso werden Aorta und Pulmonalis ein Stück weit getrennt, um ein Mitfassen des Pulmonalisstammes mit der Aortenklemme sicher zu vermeiden. Die obere Hohlvene wird mit einer kräftigen Ligatur angeschlungen und die bereits entlüfteten Kanülen für die Organperfusion in den Pulmonalisstamm und die Aorta eingebracht sowie mittels je einer 4-0-Prolene-Tabaksbeutelnaht und einem Tourniquet gesichert. Ein bis zwei Minuten

Tabelle 1: Einfluß von Spenderparametern auf die Herzfunktion nach Transplantation

	Risiko normal	Risiko erhöht	Risiko deutlich erhöht
Spenderalter	< 50 Jahre	50–65 Jahre	> 65 Jahre
Inotrope Unterstützung			
Dobutamin/Dopamin	< 6 µg/kgKG	6–10 µg/kgKG	> 10 µg/kgKG
Adrenalin/Noradrenalin	0	> 0	
Ischämiezeit	< 240 min.	> 240 min.	
EKG			
Schenkelblock		×	
Chron. VHF		×	
Andere Arrhythmien	×		
Sokolow-Index		> 3,5	
ST-Strecke	Veränderungen beim Hirntoten unspezifisch		
Echokardiographie			
Dicke des Ventrikelseptums	< 12 mm	12–16 mm	> 16 mm
LVEDD	55 mm	> 55 mm	
Verkürzungsfraktion	> 30 %	20–30 %	< 20 %
Regionale Hypokinesien	nein	ja	
Klappenstenose	nein	ja	
Klappeninsuffizienz	1. Grades	2. Grades	
Vorhofseptumdefekt	nein/ja		
Koronarangiographie	keine Veränderungen	koronare Veränderungen	
Röntgen-Thorax	o. B.	nicht o. B.	
Labor			
CK-MB (%CK)	< 7		
Troponin T	< 2 U/l	2–5 U/l	> 5 U/l
Serum-Na^+	130–150 mmol/l	> 150 mmol/l	
Hämoglobin		< 7 g/dl	
Art. PaO_2	80 mmHg	< 80 mmHg	
pH bei norm. $PaCO_2$		< 7,2	
fT_3	normal	erniedrigt	
Kortisol	normal	erniedrigt	
Reanimation		×	
Art. Mitteldruck		< 60 mmHg	
Todesursache			
Erhängen/Erwürgen	bei guter Herzfunktion		
Ertrinken	im Salzwasser	im Süßwasser	
CO-Intoxikation			×
Intrakranielle Blutung	traumatisch	spontan	

nach Vollheparinisierung (300 I.E. kg/KG) des Patienten werden die zentralvenösen Katheter gezogen und die obere Hohlvene mittels der vorgelegten Ligatur in sicherem Abstand zum Sinusknoten unterbunden. Anschließend wird die „inflow occlusion“ durch Abtrennen der Spitze des linken Herzohres sowie eine quere Inzision der unteren Hohlvene komplettiert (s. Abb. 4). Die Perfusion der Lunge via Pulmonalisstamm kann sofort, die Perfusion des Herzens unmittelbar nach Leerschlagen des Herzens und Klemmen der Aorta ascendens aufgenommen werden. Gleichzeitig werden die Organe durch ein Eiswasserbad in Perikard und Pleurahöhlen oberflächlich (topisch) gekühlt, wobei das insbesondere aus der unteren Hohlvene nachfließende warme Blut mittels eines Sieb- oder Korbsaugers zügig abgesaugt werden sollte.

Bei der Exzision des Organpaketes wird nach Entfernung der Kanülen zunächst beidseits das Perikard reseziert. Anschließend werden beidseits die Ligamentae pulmonales bis zum Lungenhilus durchtrennt. Das Perikard wird unterhalb des linken Vorhofes nach dorsal hin quer durchtrennt. Zunächst wird die linke Lunge nach medial über das Herz hinweg aus der Pleurahöhle luxiert und die Pleura parietalis hinter dem Lungenhilus längs inzidiert. Nun kann das Organpaket im hinteren Mediastinum vor Ösophagus und Aorta descendens bis über die Wirbelkörper nach medial mobilisiert werden. In gleicher Weise wird mit der rechten Lunge verfahren. Letztlich wird von ventral die obere Hohlvene oberhalb der Ligatur sowie die Aorta ascendens vom Aortenbogen abgesetzt. Hinter dem Aortenbogen wird nun die Trachea möglichst weit kranial freigelegt, wobei das peritracheale Gewebe und damit die spätere kollaterale Blutversorgung des Trachealstumpfes unbedingt geschont werden muß. Nach nochmaligem Blähen der Lunge wird der Tubus gezogen und die Trachea etwa 5 cm oberhalb der Carina mit einem Klammernahtgerät abgesetzt. Das Organpaket kann nun auf den Seitentisch („Back Table“) gebracht werden. Hier werden die bereits ligierte obere Hohlvene, das eröffnete linke Herzohr und die Kanülierungsstelle der Arteria pulmonalis mittels 5-0- bzw. 4-0-Prolene-Naht übernäht. Zum Schluß wird das Organpaket zum Transport in sterilen Plastiktüten verstaut und auf Eis gelegt.

Empfängeroperation

Die Herz-Lungentransplantation erfolgt über eine mediane Sternotomie. Das Perikard wird im Sinne eines nach kaudal offenen Y eröffnet und mit Haltenähten und Klemmen fixiert. Nach Mobilisierung der Aorta bis in den proximalen Bogen und der beiden Hohlvenen aus den perikardialen Umschlagsfalten erfolgt nach systemischer Heparinisierung (300 I.E. kg/KG) des Empfängers die Kanülierung der Aorta möglichst weit kranial sowie der beiden Hohlvenen über den rechten Vorhof, wobei es die spätere Anastomosierung des rechten Vorhofs sehr erleichtert, wenn die Kanülen möglichst lateral und dorsal liegen. Nach Aufnahme der extrakorporalen Zirkulation werden die beiden Hohlvenen mit Tourniquets und einem breiten Band von außen über den liegenden Kanülen okkludiert, so daß kein Blut mehr über die Hohlvenen in den rechten Vorhof gelangen kann (totaler Bypass). Der rechte Vorhof kann nun eröffnet und leergesaugt werden. Der Empfänger wird systemisch auf 28–30 °C gekühlt (mäßige Hypothermie).

Die Exzision der Empfängerorgane beginnt mit der Exzision des Herzens entsprechend

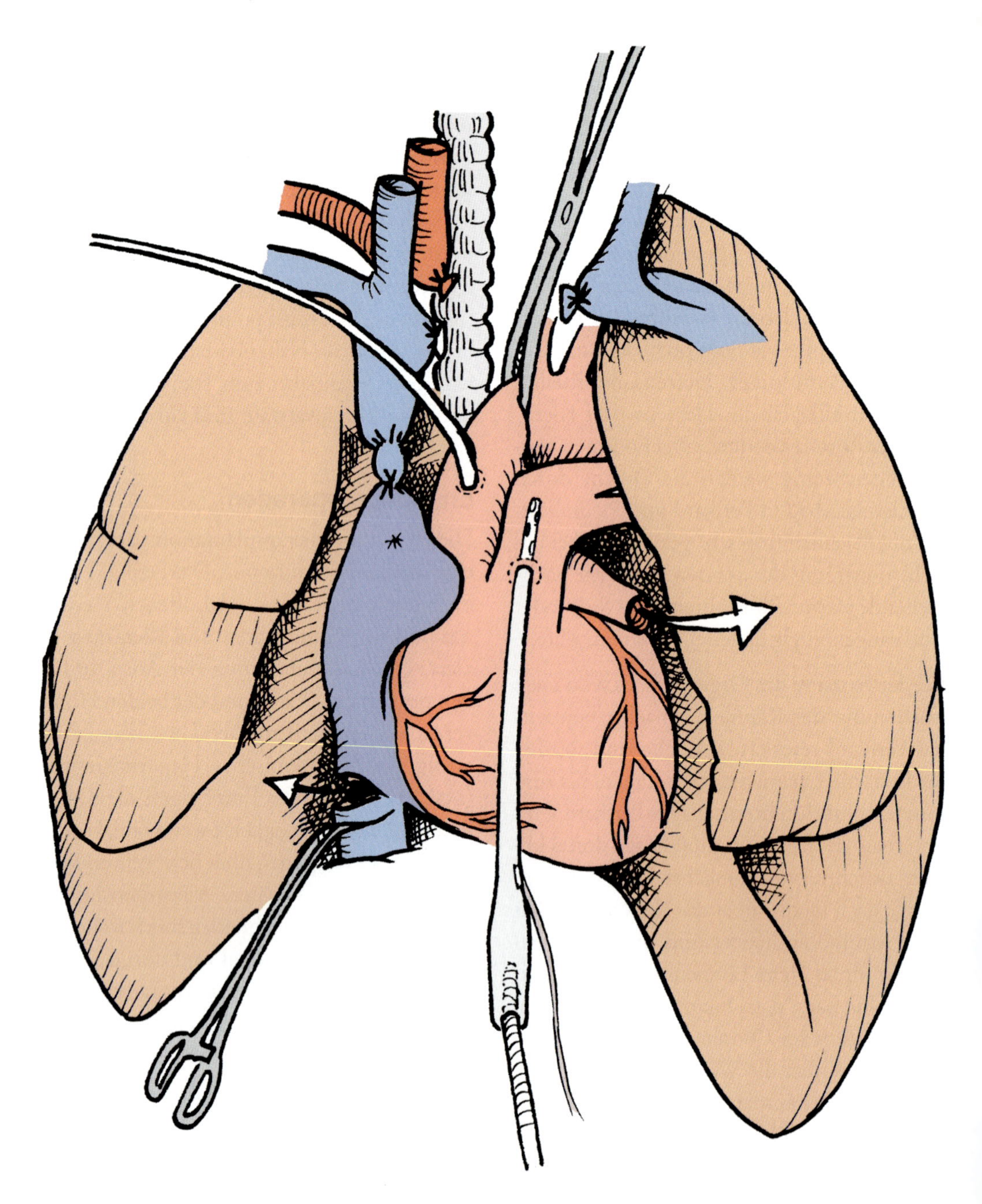

Abb. 4: Entnahme des Herz-Lungenblocks („en-bloc") zur Transplantation während der Perfusionsphase. Die Aorta ist geklemmt und die obere Hohlvene unter Schonung des Sinusknotens ligiert. Die Organe werden über die aortale (Herz) und pulmonale Kanüle (Lunge) perfundiert. Über die Entlastungsschnitte in der unteren Hohlvene und im linken Herzohr treten die Perfusionslösungen wieder ins Perikard aus, um eine Überdehnung der Herzkammern zu vermeiden.

dem Vorgehen zur Herztransplantation. Beginnend am rechten Herzohr wird der Vorhof unmittelbar an der Vorhof-Kammer-Grenze abgesetzt und zwar nach kaudal bis in den Sinus coronarius sowie nach kranial bis in das Vorhofdach hinein. Das Vorhofseptum wird im Bereich des Foramen ovale inzidiert und dann entlang der AV-Klappenebene durchtrennt. Nun kann das Herz nach proximal luxiert werden und der linke Vorhof entlang des Sinus coronarius abgesetzt werden. Anschließend werden Aorta und Pulmonalis 2–3 cm distal der Herzklappen abgesetzt, so daß der Blick in den Sinus transversus frei wird. Von hier kann nun problemlos die Inzision des linken Vorhofdaches unter Mitnahme des linken Herzohres fortgeführt werden bis die zweite Inzisionslinie erreicht und das Herz entnommen werden kann (s. Abb. 5).

Um die beiden Lungenflügel nacheinander entnehmen zu können, werden der Pulmonalisstamm an der Bifurkation gespalten sowie der linke Vorhof zunächst in der Mittellinie (Entnahme der linken Lunge) sowie anschließend im Sulcus interatrialis vom rechten Vorhof abgesetzt. Dadurch verbleibt vom rechten Vorhof ein intakter Hinterwandcuff für die spätere rechtsatriale Anastomosierung (s. Abb. 6). Nach posterolateraler Inzision des Perikardbeutels können nun beidseits die Pulmonalvenen samt Vorhofcuff, die Pulmonalarterie und der Hauptbronchus bis in den Lungenhilus hinein präpariert werden, wobei auf sorgfältigste Blutstillung zu achten ist. Des weiteren ist darauf zu achten, daß es bei der Mobilisation der Pulmonalarterie im Bereich des Ductusligaments nicht zur Verletzung des linken Nervus recurrens kommt; im Zweifel, d. h. unklarer Anatomie, bleibt ein kleiner Rest der Pulmonaliswand stehen. Anschließend wird zunächst linksseitig unmittelbar hinter dem Sternum die Pleurahöhle eröffnet und der von außen deutlich besser zu erkennende Nervus phrenicus samt Begleitgefäßen dargestellt. Durch Inzision vor und hinter dem Nervus phrenicus, am besten mit dem Elektromesser, wird nun ein etwa 4 cm breiter Perikard/Pleurapedikel angelegt, bevor die anterior gelegenen Anteile von Pleura und Perikard reseziert werden (s. Abb. 6). Unter wechselndem Zug an der Lunge nach lateral und ventral werden das Ligamentum pulmonale und die dorsale Umschlagsfalte der Pleura durchtrennt, so daß letztlich der linke Vorhofcuff und die Pulmonalarterie aus dem Perikard in die Pleura hinein mobilisiert werden können. Der Hauptbronchus wird auf etwa 2 cm Länge freigelegt. Das Setzen einer Klammernahtreihe zentral und die Durchtrennung des Hauptbronchus peripher schließen die Pneumektomie ab. Im Anschluß erfolgt die Pneumektomie auf der rechten Seite in gleicher Weise, wobei der Nervus phrenicus rechtsseitig eher gefährdet ist, da er hier sehr weit dorsal in unmittelbarer Nachbarschaft zu den Pulmonalvenen liegen kann.

Anschließend wird der Aortenstumpf mit der Klemme vorsichtig zur Seite verlagert, so daß hier in der Tiefe die Carina und die distale Trachea präpariert werden können. Dies wird durch leichten Zug an den Bronchusstümpfen erheblich erleichtert. Um die der Trachea seitlich anliegende arterielle Versorgung nicht zu gefährden, sollte diese nur soweit wie notwendig nach kranial hin präpariert werden. Ferner muß auf den Nervus vagus geachtet werden, dessen Äste dem unmittelbar dorsal der Trachea gelegenen Ösophagus seitlich anliegen (s. Abb. 6). Letztlich wird die Trachea einen Knorpelring oberhalb der Carina abgesetzt und endoluminal mit einem Braunoltupfer desinfiziert. Am Ende der Explantati-

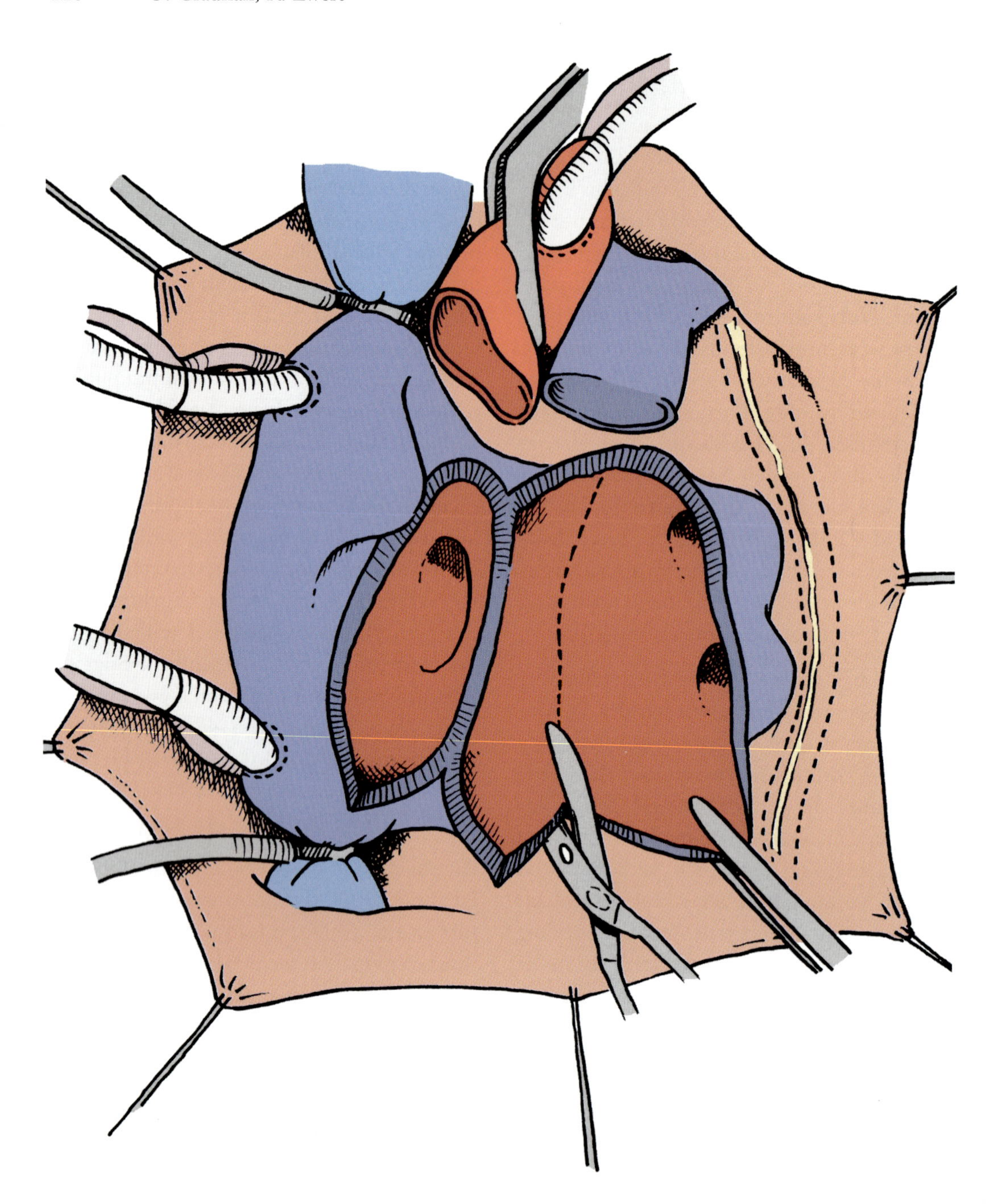

Abb. 5: Der OP-Situs des Empfängers nach Entnahme des Herzens. Die Entnahme entspricht zu diesem Zeitpunkt dem Vorgehen bei der Herztransplantation. Die folgende Entnahme der linken Lunge beginnt mit der Durchtrennung des linken Vorhofes in der Mittellinie.

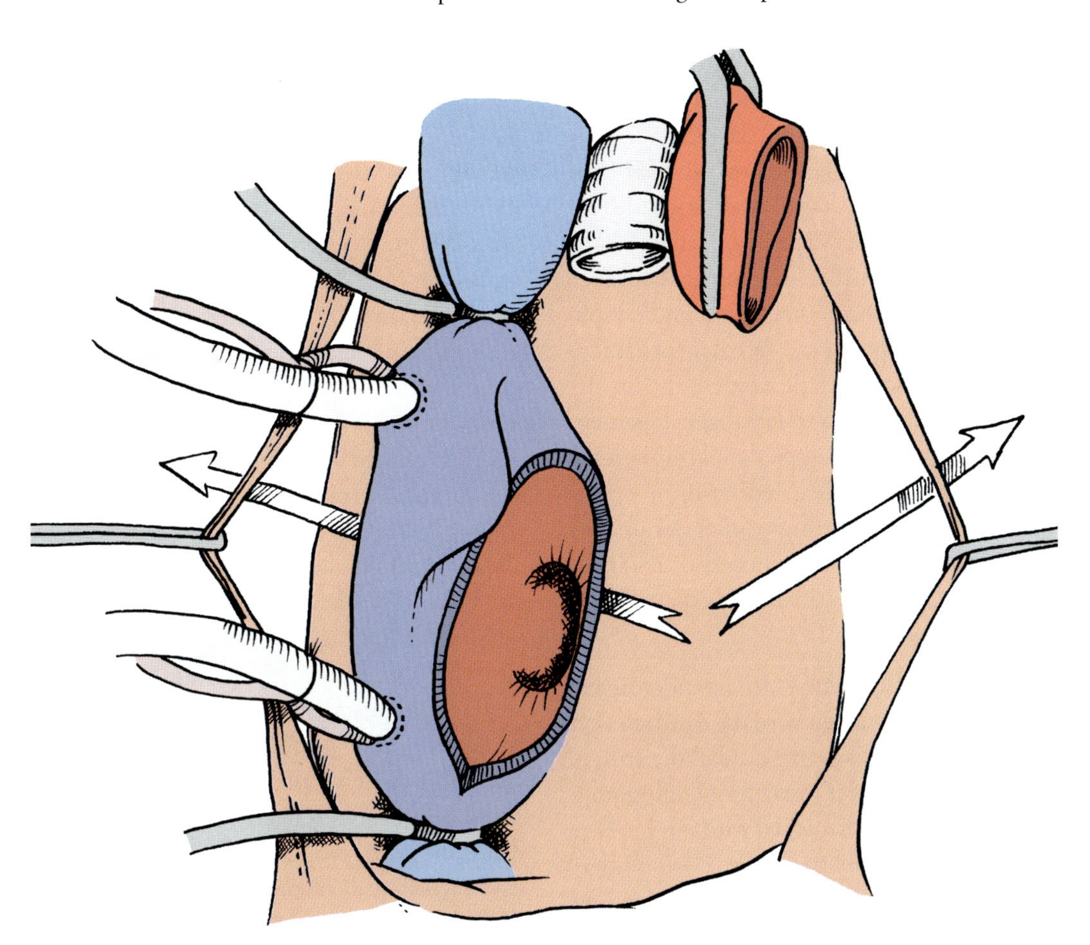

Abb. 6: Der OP-Situs des Empfängers nach Entnahme von Herz und Lungen. Der linke Vorhof ist komplett entfernt, vom rechten Vorhof ist eine Hinterwandmanschette für die spätere rechtsatriale Anastomosierung stehen geblieben. Rechts hinter dem geklemmten Aortenbogen ist der unmittelbar oberhalb der Carina abgesetzte Trachealstumpf zu erkennen. Die Cavakanülen samt Vorhofmanschette sowie die beiden angeschlungenen Pedikel, die den jeweiligen Nervus phrenicus tragen, werden vorsichtig zur Seite und nach ventral gezogen, so daß die beiden Lungenflügel des Spenderblocks dorsal dieser Strukturen in die Pleurahöhlen eingebracht werden können (Pfeile).

onsphase ist eine Überprüfung des Situs auf Blutungen insbesondere im hinteren und oberen Mediastinum ratsam, da dies nach der Implantation der Spenderorgane erhebliche Probleme bereiten kann, aber auch durchtrennte pleurale Verwachsungen stellen hartnäckige Blutungquellen dar. Ferner sollte auch der postero-laterale Perikardrand und der postero-mediale Pleurarand in einer fortlaufenden Prolene-Naht gefaßt werden, die im Bereich des Ansatzes des ehemaligen Ligamentum pulmonale bis über den Hilusbereich hinaus das posteriore Mediastinum exkludiert. Um keine Blutungsquellen zu übersehen, kann der arterielle Perfusionsdruck vorübergehend auf 90–100 mmHg angehoben werden.

Nach steriler Entnahme der Spenderorgane aus den Transporttüten wird die Aorta so weit von der Pulmonalis getrennt, daß die spätere Anastomosierung der Aorta problemlos möglich ist. Die Spendertrachea wird ein bis zwei Knorpelspangen oberhalb der Carina abgesetzt, wobei das peribronchiale Gewebe und damit die kollaterale Blutversorgung des spenderseitigen Trachealstumpfes zu schonen ist. Der Assistent hält nun zunächst den linken Phrenikuspedikel nach ventral weg, so daß der Operateur, der das Organpaket mit der rechten Hand unter der Herzspitze hindurch an der Herzbasis und der Spendercarina festhält, mit der linken Hand die linke Lunge hinter dem Phrenikuspedikel hindurch in die linke Pleurahöhle einführen kann. Durch vorsichtigen Zug an den Cavakanülen und dem rechten Phrenikuspedikel nach ventral kann dann die rechte Lunge unter dem rechten Vorhof hindurch in die rechte Pleurahöhle gebracht werden (s. Abb. 6). Bereits beim Einbringen der Lungen in den Thorax ist darauf zu achten, daß es zu keiner Torsion der Lungenflügel oder eines Lungenlappens kommt, was bei ausgeprägten Lappenspalten schnell geschehen und fatale Folgen haben kann. Es werden nun die beiden Trachealstümpfe für die Anastomosierung bis auf etwa 2–3 cm adaptiert und gegebenenfalls nachreseziert, wobei der Spenderstumpf nicht zu lang bleiben sollte. Im Fall einer Lumendiskrepanz der Stümpfe muß bedacht werden, daß diese nur im membranösen Teil ausgeglichen werden kann, da die starren Knorpelspangen einen Ausgleich nicht zulassen. Zunächst wird die membranöse Hinterwand mit 4-0-Prolene in offener Technik fortlaufend genäht, die Trachealstümpfe dann adaptiert und die Enden der Naht geblockt (s. Abb. 7). Anschließend werden im kartilaginären Anteil 3-0-Prolene-Einzelknopfnähte vorgelegt, die den proximalen und distalen Knorpelring komplett mitfassen. Zum Abdichten der Anastomose empfiehlt es sich ferner, etwas peritracheales Bindegewebe mitzufassen. Durch Knüpfen der Nähte wird die Anastomose fertiggestellt und nach Einfüllen von kalter Kochsalzlösung in den Thorax durch vorsichtiges Blähen der Lungen auf Dichtigkeit geprüft.

Anschließend erfolgt die rechtsatriale Anastomosierung. Hierzu wird spenderseitig der rechte Vorhof von der lateralen Zirkumferenz der Cava inferior aus in Richtung auf das Herzohr so weit gespalten, bis die Öffnung der Größe der Öffnung des empfängerseitigen Cuffs entspricht (s. Abb. 8). Diese werden dann mit fortlaufender 3-0-Prolene-Naht anastomosiert, wobei besonders im später nur schwer erreichbaren Anteil des ehemaligen Empfänger-Vorhofseptums auf Dichtigkeit der Naht geachtet werden muß. Abschließend wird die aortale Anastomose mit fortlaufender 4-0-Prolene-Naht fertiggestellt (s. Abb. 9). Vor dem Knüpfen der aortalen Naht werden

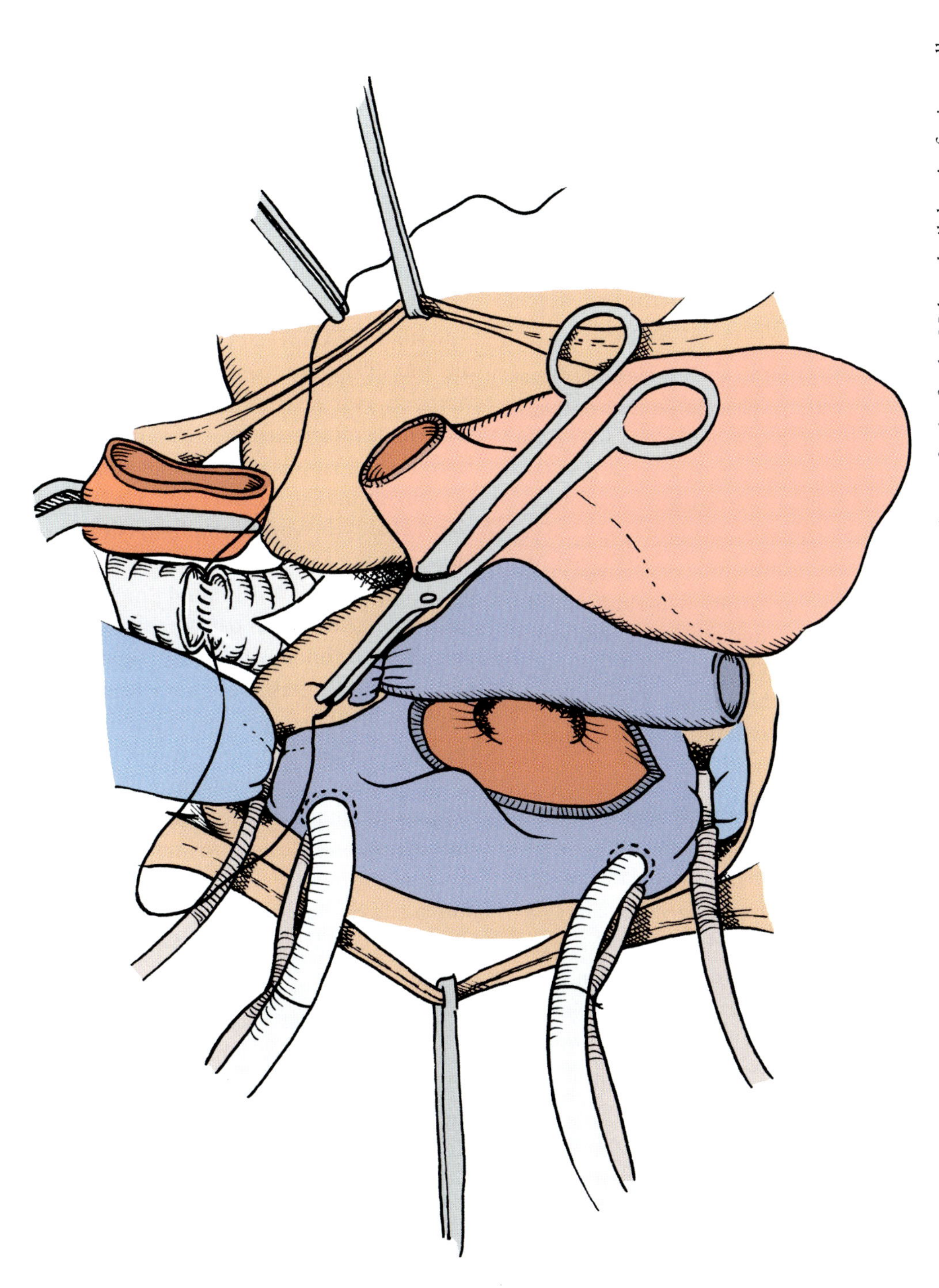

Abb. 7: Die Implantation beginnt mit der trachealen Anastomose. Die Hinterwand ist in fortlaufender Nahttechnik bereits fertiggestellt.

die Tourniquets über den Cavakanülen gelöst und der Abfluß über die Kanülen in die Herz-Lungenmaschine gedrosselt, so daß wieder Blut ins rechte Herz fließen kann. Unter manueller Kompression des Herzens und vorsichtiger Ventilation beider Lungen erfolgt eine gründliche, antegrade Entlüftung des Transplantats durch die aortale Anastomose. Schließlich wird die aortale Nahtreihe geknüpft und die Koronarperfusion durch Lösen der Aortenklemme freigegeben.

Während die Lungen – zumindest bei Beatmung mit erhöhter Sauerstoffkonzentration – sofort in der Lage sind, einen ausreichenden Gasaustausch zu bewerkstelligen, ist das Herz durch die Ischämiezeit noch deutlich kompromittiert; zudem entwickelt sich mit der einsetzenden Durchblutung des Transplantats zusätzlich der sogenannte Reperfusionsschaden. Aus diesem Grund muß vor Beendigung der extrakorporalen Zirkulation eine Reperfusionphase angeschlossen werden, bis es zu einer ausreichenden Restitution der kardialen Funktion gekommen ist.

Da nicht nur das Arbeitsmyokard, sondern ebenso das Erregungsbildungs- und Reizleitungssystem beeinträchtigt sind, läßt sich die kardiale Erholung hervorragend anhand des Elektrokardiogramms verfolgen, welches nach dem Öffnen der Aortenklemme einen typischen zeitlichen Ablauf zeigt. So geht die initiale Asystolie meist schnell in ein Kammerflimmern über, welches nach Defibrillation in einen Kammerrhythmus mit mehr oder weniger breiten QRS-Komplexen übergeht, die im weiteren Verlauf kontinuierlich schmaler werden. Meist besteht zunächst ein AV-Block und man ist gut beraten, die Reperfusionsphase bis zur Etablierung eines stabilen Sinusrhythmus auszudehnen.

Für die unmittelbare postoperative Betreuung werden passagere Herzschrittmacherdrähte auf den Spendervorhof und den Ventrikel aufgenäht sowie ein linksatrialer Druckmeßkatheter eingebracht. Ferner werden in Berlin für die nicht-invasive Abstoßungsdiagnostik epikardiale Dauerelektroden implantiert (s.a. Kapitel 2.1.6; IMEG). In den noch einsehbaren Bereichen wird die Bluttrockenheit überprüft.

Aufgrund der kardialen Denervierung durch die Transplantation benötigt das Herz beim Beenden der extrakorporalen Zirkulation sowie in den folgenden Tagen fast immer eine Katecholaminapplikation (Dopamin, Adrenalin) in mäßiger Dosierung. Um das in dieser Phase sehr Vorlast-empfindliche rechte Herz zu schonen, sollte der rechtsventrikuläre Füllungsdruck 10–12 mmHg nicht übersteigen. Hierzu werden dem Atemgas 30–40 ppm Stickstoffmonoxyd (NO) zugemischt. Die Lunge wird idealerweise mit einem PEEP von 5 cm H_2O und Spitzendrucken unter 30 cm H_2O beatmet. Ein FiO_2 von 0,4 bis 0,5 ist in der Regel für eine adäquate Oxygenierung ausreichend. Es hat sich bewährt, die erste Bronchoskopie noch während der Phase der extrakorporalen Zirkulation durchzuführen, um Sekretretentionen und Blutkoagel zu entfernen und die tracheale Anastomose zu beurteilen.

Die Kanülen werden entfernt und die Kanülierungsstellen an Aorta und rechtem Vorhof werden übernäht. Nach Reetablierung der plasmatischen Gerinnung durch Antagonisierung des restlichen systemischen Heparins mittels Protamingabe erfolgt die endgültige Blutstillung sowie die Einlage von je zwei Drainagen in rechte und linke Pleurahöhle sowie ins Perikard. Das Aggregat für die nichtinvasive Abstoßungsdiagnostik (IMEG)

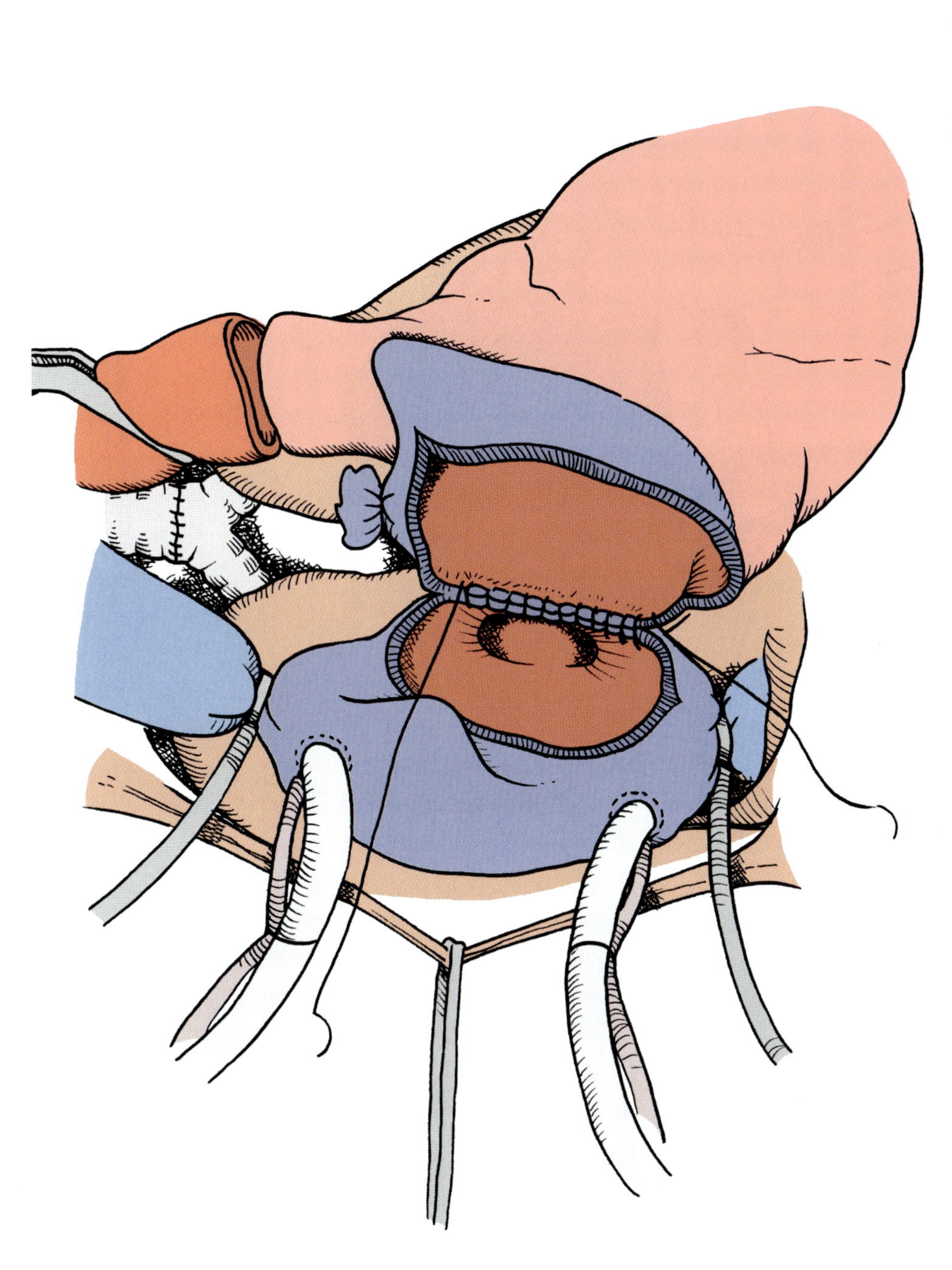

Abb. 8: Für die rechtsatriale Anastomose ist der Spendervorhof vom Ostium der unteren Hohlvene aus in Richtung auf das Herzohr so weit gespalten, daß die Öffnung der Größe der Vorhofmanschette des Empfängers entspricht. Die Anastomose wird fortlaufend genäht.

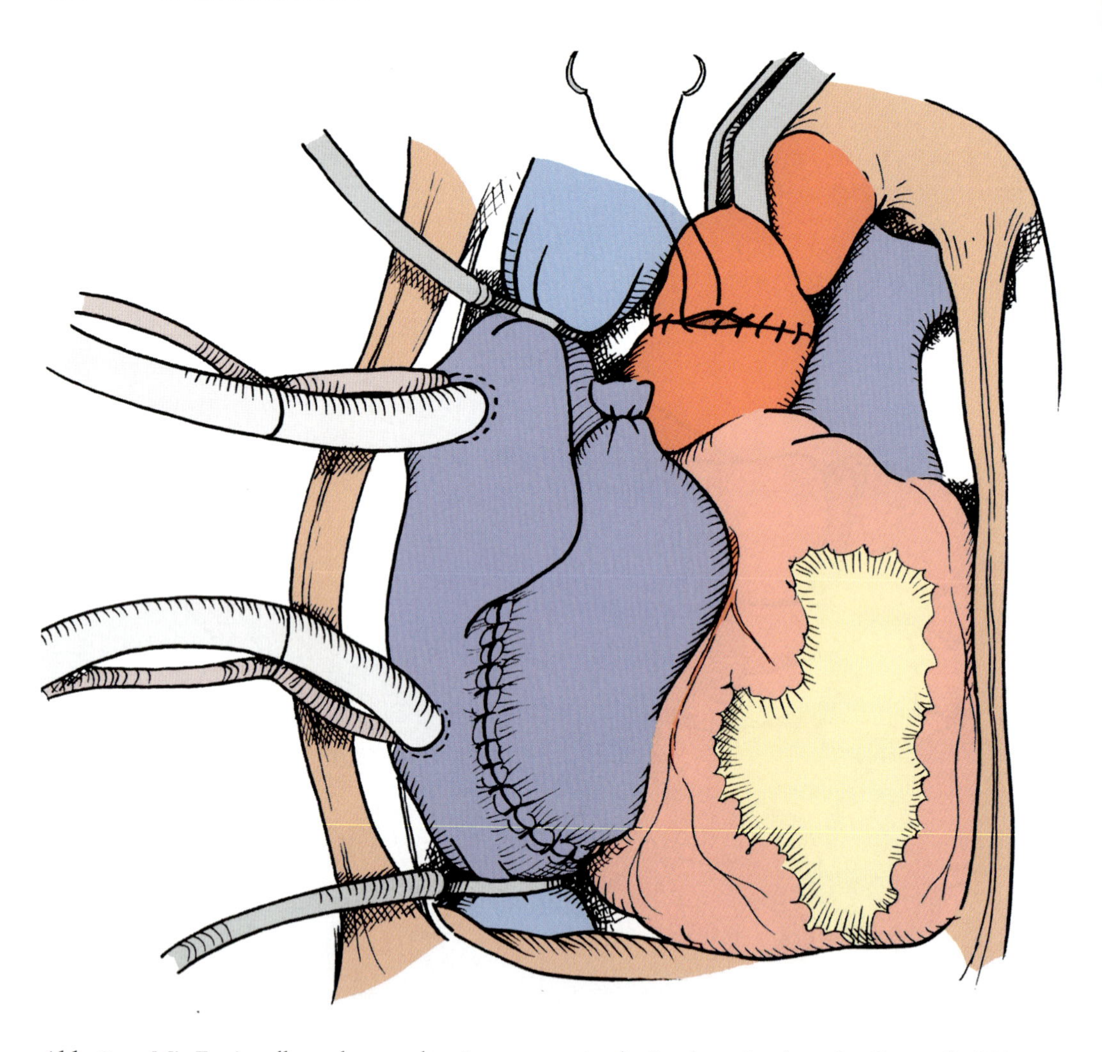

Abb. 9: Mit Fertigstellung der aortalen Anastomose ist die Implantation beendet. Bevor die Naht geknüpft wird, erfolgt die antegrade Entlüftung des Organpakets durch Öffnen der Tourniquets über den Cavakanülen und das Drosseln der venösen Drainage in die Herz-Lungenmaschine.

wird mit den epikardialen Elektroden konnektiert und kaudal des linken Rippenbogens in die Rectusscheide implantiert. Der Thorax wird unter Verwendung von Drahtcerclagen für das Sternum und resorbierbaren Nähten für Fascie, Subcutis und Haut verschlossen; lediglich im subxyphoidalen Bereich sollte – vor dem Hintergrund der kortisonbedingt verzögerten Wundheilung – die Fascie mit nichtresorbierbaren Nähten verschlossen werden, um einen Narbenbruch zu vermeiden.

2.3.3 Postoperatives Management und Frühkomplikationen

Kardiopulmonales Monitoring

Das kardiopulmonale Monitoring im perioperativen Verlauf beinhaltet die kontinuierliche Überwachung des Elektrokardiogramms, des arteriellen, pulmonalarteriellen sowie des rechts- und linksatrialen Druckes, ferner der peripheren und/oder gemischtvenösen Sauerstoffsättigung. Ob die laufende Therapie den Kreislauferfordernissen gerecht wird, ist an der Urinausscheidung, dem Herzminutenvolumen, der gemischtvenösen Sättigung und dem Säure-Basen-Status zu erkennen. Insbesondere muß auf die Funktion des in dieser Phase vulnerablen rechten Herzens durch problembewußtes Monitoring des zentralvenösen Drucks, des transpulmonalen Gradienten und durch engmaschige echokardiographische Kontrollen geachtet werden. Das denervierte Herz benötigt in der ersten postoperativen Woche meist noch eine zumindest geringe Dosis Adrenalin, weshalb die Applikation nur vorsichtig reduziert oder gar beendet werden sollte. Der Verlust des Sinusrhythmus oder gar die Überlastung des rechten Ventrikels gefährden einen problemlosen Verlauf deutlich mehr als die Katecholaminapplikation. Die Volumentherapie muß sich stets sowohl am rechtsventrikulären Füllungsdruck als auch dem Röntgenbild der Lungen orientieren. Die Lungenfunktion wird durch regelmäßige Blutgasanalysen und die Kontrolle der Beatmungsparameter überwacht. Es werden in der Frühphase zumindest täglich Röntgen-Thorax-Bilder angefertigt.

Neben Abstoßungen und der Reimplantationsantwort (Reperfusionsödem) ist die Lunge nicht nur aufgrund der Beatmungssituation, sondern vor allem auch wegen des fehlenden Hustenreflexes (Denervation) und der eingeschränkten mukoziliaren Clearance durch Sekretretentionen gefährdet. Die Sekretmobilisation muß daher regelmäßig mittels Absaugkatheter oder flexibler Bronchoskopie sowie nach der möglichst frühzeitigen Extubation auch durch krankengymnastische Therapie bzw. physiotherapeutische Maßnahmen unterstützt werden.

Abstoßungen

Trotz einer im Vergleich zu anderen Organtransplantationen relativ aggressiven Immunsuppression kommt es nach der Herz-Lungentransplantation in gut 80 % der Patienten im postoperativen Verlauf zu einer oder mehreren akuten Abstoßungsepisoden. In der Mehrzahl der Fälle tritt die erste Abstoßung bereits am Ende der ersten postoperativen Woche auf. Der Häufigkeitsgipfel weiterer Episoden liegt in den ersten drei bis sechs Monaten, während die Abstoßung jenseits des ersten Jahres – von schweren Fehlern in der Immunsuppression abgesehen – eine Seltenheit darstellt. Dabei stellt die akute Abstoßung in der Regel kein ernsthaftes therapeutisches Problem dar und die Patienten sind nicht oder nur mäßig kompromittiert, wenngleich auch immer wieder schnell und aggressiv verlaufende Episoden auftreten, die eine Sauerstoffinsufflation oder gar eine Beatmungstherapie erfordern und die über längere Zeit immunsuppressiv behandelt werden müssen, mit allen daraus resultierenden Komplikationen.

Die einsetzende Abstoßungsreaktion nach Herz-Lungentransplantation ist in aller Regel primär an einer Verschlechterung der Lungenfunktion und des Lungenbefundes im Röntgen-Thoraxbild zu erkennen (s. a. Kapitel 2.2.6). Erst im weiteren Verlauf läßt sich die Abstoßung auch am Herzen nachweisen, wobei dies bei frühzeitiger Abstoßungstherapie oft gar nicht mehr möglich ist. Isolierte Abstoßungen des Herzens sind in diesem Zusammenhang sehr selten.

Einen Sonderfall stellt die als „Graft-versus-Host-Reaktion“ (GvHR) bezeichnete Immunantwort dar, hervorgerufen durch immunkompetente Zellen des Spenders (T-Lymphozyten, „natural-killer“(NK)-Zellen), die als „passenger lymphocytes“ in den parahilären Lymphknoten der Lungen mittransplantiert werden und sich gegen Empfängerantigene richten. Während sich schwerste Verlaufsformen mit letalem Ausgang durch ABO-identische (also nicht nur ABO-kompatible) Transplantationen vermeiden lassen, können entsprechende Inkompatibilitäten im HLA-System zu GvH-Reaktionen führen, die mit Fieber und Blutbildveränderungen einhergehen. Bei rechtzeitiger Steigerung der Immunsuppression im Sinne einer Abstoßungsbehandlung, gelegentlich auch durch Umstellung der Erhaltungsimmunsuppression ist die GvH-Reaktion jedoch erfolgreich zu therapieren (s. a. Kap. 1.2).

Infektionen

Infektionen stellen die Hauptursache für Morbidität und Letalität nach Herz-Lungentransplantation dar, wobei pulmonale Infektionen dominieren. Somit betrifft bei Lungen- und Herz-Lungentransplantationen die erhöhte Infektionsinzidenz im Gegensatz zu den übrigen Organtransplantationen das Transplantat selbst. Dadurch wird die Differentialdiagnose zur Abstoßung, die ebenso wie die Infektion als eine Immunantwort aufzufassen ist, schwierig und erfordert oft erheblichen diagnostischen Aufwand.

Die Kenntnis typischer Erreger und Zeitfenster von Infektionen des Transplantationspatienten sind für den behandelnden Arzt oft eine wesentliche Hilfe für den gezielten Erregernachweis, gegebenenfalls eine kalkulierte antibiotische/antimykotische Therapie. Wundinfekte durch grampositive Erreger und die Translokation gramnegativer Keime aus dem Intestinaltrakt werden bereits bei der antibiotischen Prophylaxe berücksichtigt. Bei Patienten mit Mukoviszidose und chronisch obstruktiven Erkrankungen, die oft eine vorbestehende chronische Besiedlung der Nasennebenhöhlen und Atemwege mit meist multiresistenten Pseudomonaden oder Staphylokokken haben sowie CMV-negative Empfänger mit CVM-positiven Organen wird die Prophylaxe individuell erweitert. Unter der kliniküblichen Immunsuppression stellen Cytomegalie- und Herpesviren, Legionellen, Candida und Aspergillen sowie in der Spätphase Pneumocystis carinii typische opportunistische Infektionserreger dar. Vom Zeitfenster her ist am Ende der ersten postoperativen Woche auch die erste Abstoßung und in den ersten 2–3 Wochen eine Reimplantationsantwort (s. u.) differentialdiagnostisch zu erwägen.

Reimplantationsantwort

Die sogenannte Reimplantationsantwort ist eine pathophysiologisch letztlich nicht ganz geklärte, offenbar nicht-immunologisch bedingte, interstitielle Flüssigkeitseinlagerung. Sie kann in den ersten Wochen nach Transplantation der Lungen auftreten und ist am ehesten mit einer Störung der Lymphdrainage zu erklären. Die symptomatische Therapie besteht in Volumenrestriktion und gegebenenfalls einer Erhöhung der Sauerstoffgabe.

Primäres Transplantatversagen

Das primäre Versagen des Herzens und/oder der Lungen ist die häufigste Todesursache in der Frühphase nach Herz-Lungentransplantation. Dies ist nicht zuletzt darauf zurückzuführen, daß bereits das Versagen eines der beiden Organe eine meist tödliche Komplikation darstellt. Ursächlich sind eine nicht erkannte Vorschädigung der Organe sowie eine mangelhafte Konservierung zu nennen. Therapeutisch bleiben nach erfolgloser konservativer Therapie die Retransplantation oder eine Organersatztherapie, wobei die Ergebnisse beider Therapiekonzepte als nicht zufriedenstellend angesehen werden müssen.

Chirurgische Komplikationen

Hier ist in erster Linie die Nachblutung zu nennen, zu der es insbesondere bei schwierigen intraoperativen Verhältnissen aufgrund von pleuralen Verwachsungen (Voroperationen) oder Kollateralen (inbesondere beim Eisenmenger-Komplex) kommen kann. Selbstverständlich muß vor einem Revisionseingriff zunächst die nach extrakorporaler Zirkulation kompromittierte Gerinnungssituation substituiert werden. Komplikationen der Atemwegsanastomose (Insuffizienz, Stenose) sind selten geworden und können meist bronchoskopisch-interventionell beherrscht werden. Erhebliche Folgen für die Atemmechanik hat die Verletzung eines oder sogar beider Nervi phrenici, wobei die Paresen in der Regel reversibel sind. Aufgrund ihrer anatomischen Lage im OP-Situs sind auch der linke Nervus recurrens am Aortenbogen sowie der Nervus vagus auf dem Ösophagus gefährdet.

2.3.4 Spätkomplikationen

Bronchiolitis obliterans (BO) und Transplantatvaskulopatie (TVP)

Die obliterative Bronchiolitis ist eine progressiv-entzündliche Erkrankung der kleinen Atemwege (Bronchiolen) und führt zu einer meist schweren und irreversiblen obstruktiven Lungenerkrankung. Die Inzidenz wird von den verschiedenen Transplantationsgruppen zwischen 10 % und bis über 50 % angegeben, wobei hier sicher auch die unterschiedliche Ausprägung eine Rolle spielt. In der Regel wird die BO gegen Ende des ersten Jahres nach Transplantation erstmals diagnostiziert und kann dann stationär bleiben oder progredient verlaufen. Sie ist die häufigste Todesursache jenseits des ersten Jahres und stellt aufgrund ihrer relativ hohen Inzidenz sicher eines der zentralen Probleme der Lungen- und Herz-Lungentransplantation dar. Die Hoffnungen, diese Problematik möglichst bald in den Griff zu bekommen, beruhen derzeit auf der Verfügbarkeit von Immunsupressiva mit ausgeprägter antiproliferativer Komponente (z. B. Mycophenolat, Rapamycin), die als Bestandteil neuer immunsuppressiver Konzepte bereits im klinischen Einsatz sind.

Die Erstdiagnose wird meist aufgrund eines anhaltenden Rückgangs der Ein-Sekundenkapazität (FEV_1) und der exspiratorischen Flußraten gestellt. Bis zum histologischen Nachweis der BO, der oft erst zu einem späteren Zeitpunkt möglich ist, wird die Erkrankung definitionsgemäß als bronchiolitisches Syndrom bezeichnet. Klinisch manifestiert sich die BO mit subfebrilen Temperaturen und trockenem Husten, später mit progressiver Dyspnoe. Der radiologische Befund bleibt relativ lange unauffällig. Läßt sich das Fortschreiten der Erkrankung nicht durch gesteigerte Immunsuppression beeinflussen, bleibt letztlich nur die Möglichkeit der Retransplantation. Die Patienten befinden sich nach längerem Krankheitsverlauf meist in einem schlechten Allgemeinzustand, wodurch die Prognose eines derartigen Eingriffs erheblich belastet ist und die Indikation zurückhaltend gestellt werden muß. Da andererseits die Herzfunktion zu diesem Zeitpunkt in der Regel noch gut ist, kann der Eingriff auf eine (Einzel-) Lungentransplantation beschränkt bleiben (s. o.).

Bezüglich der Pathogenese liegen eine Reihe von Hypothesen vor und man muß die BO sicher als multifaktoriell bedingt ansehen. Die gesteigerte Expression von MHC-Antigenen der Klasse I und II auf Endothel und Epithel sowie die lymphozytären Infiltrate in der Submukosa der befallenen Atemwege sprechen für ein immunologisches Phänomen im Sinne einer chronischen Abstoßung. Für die immunologische Komponente spricht auch, daß sich im Rahmen der „Graft-versus- Host-disease“ (GvHD) nach Knochenmarktransplantation vergleichbare Veränderungen in den kleinen Atemwegen finden und daß sich die BO zumindest partiell durch gesteigerte Immunsuppression beeinflussen läßt. Andererseits scheinen auch Pneumocystis und virale Infektionen insbesondere mit Cytomegalieviren eine inflammatorische Schädigung der Bronchiolen zu triggern. So geht häufig der plötzlichen Verschlechterung einer bereits bestehenden BO ein entsprechender Infekt voraus. Auch der Beeinträchtigung der bronchialen Zirkulation (s.o.) ist eine Bedeutung bei der BO-Entstehung beigemessen worden, mit der Konsequenz, die aus der Aorta descendens abgehenden Bronchialarterien durch Anastomosierung mit der Brustwandarterie zu revaskularisieren. Alle diese Noxen führen zu einer repetitiven Schädigung, auf die das Gewebe im Sinne überschießender, proliferativer Reparaturvorgänge reagiert und die letztlich zur Obliteration des Bronchiolenlumens führen.

Die Transplantatvaskulopathie (TVP) ist eine durch myointimale Proliferation gekennzeichnete Erkrankung der Herzkranzgefäße des transplantierten Herzens. Im Gegensatz zur „nativen“ koronaren Herzerkrankung, die typischerweise mit proximalen Stenosen der epikardialen Gefäßen einhergeht, befällt die TVP das gesamte koronare Gefäßsystem. Daher führt die fortgeschrittene Erkrankung auch in der Regel nicht zu regionalen Wandbewegungsstörungen, sondern zu einer globalen Hypokinesie. Aufgrund der kardialen Denervierung geht die aus der TVP resultierende Myokardischämie nicht mit einer pectanginösen Symptomatik einher, sondern imponiert klinisch als langsam progrediente Myokardinsuffizienz bzw. progredientes Herzversagen.

Ebenso wie die Bronchiolitis der Lunge ist auch die Transplantatvaskulopathie des Herzens multifaktorieller Genese, wobei pathogenetisch offenbar ähnliche Mechanismen zugrundeliegen.

Die andauernde Auseinandersetzung zwischen den immunkompetenten Zellen des Empfängers und dem Endothel des Spenderherzens, Ischämie- und Reperfusionsschaden während der Transplantation, akute Abstoßungen und CMV-Infekte führen zu überschießenden Reparationsvorgängen der myointimalen Proliferation. Wenngleich sich zumindest mittels intravaskulärem Ultraschall (IVUS) auch die TVP bereits am Ende des ersten Jahres nachweisen läßt, so ist ihr Fortschreiten doch wesentlich langsamer als das der Bronchiolitis obliterans der Lunge, möglicherweise weil sich Kompensationsvorgänge in Sinne eines Gefäß-Remodeling positiv auf den Verlauf der TVP auswirken. Tatsache ist, daß im Langzeitverlauf nach kombinierter Herz-Lungentransplantation die TVP im Vergleich zur BO eine untergeordnete Rolle spielt.

Komplikationen der großen Atemwege

Mit der Abheilung der Trachealanastomose können sich auch noch im Verlauf des ersten Jahres narbige Stenosen neu bilden oder durch die zunehmende Belastbarkeit der Patienten funktionell relevant werden. Auch die ischämisch bedingte Malazie der Tracheal-/Bronchuswand ist hier zu nennen. In der Regel lassen sich diese Komplikationen bronchoskopisch-interventionell behandeln.

Nebenwirkungen der Immunsuppression

Da sich die Immunsuppression nach Herz-Lungentransplantation nicht von der nach isolierter Lungentransplantation unterscheidet, entsprechen auch die Nebenwirkungen der Immunsuppression denen, die bereits im Kapitel 2.2.4, 2.2.5, 2.2.6 oder 2.2.7 ausgeführt wurden.

2.3.5 Spezielle immunsuppressive Therapie

Die Transplantation des immunologisch aktiven Oberflächenorgans Lunge ist – ebenso wie die Transplantation der Oberflächenorgane Haut und Dünndarm – aus immunologischer Sicht weitaus problematischer als die Transplantation des Herzens, welches natürlicherweise kaum mit Umweltkeimen in Berührung kommt. Vor diesem Hintergrund ist es verständlich, daß sich die Immunsuppression nach kombinierter Herz-Lungentransplantation nach der Lunge ausrichtet, d.h. sich nicht von derjenigen nach isolierter Lungentransplantation unterscheidet. Diese wird ausführlich im Kapitel 2.2.5 beschrieben.

2.3.6 Abstoßungsdiagnostik und -therapie

Die Abstoßungsdiagnostik nach Herz-Lungentransplantation wird für beide Organe entsprechend dem Vorgehen bei der isolierten Transplantation von Herz oder Lunge durchgeführt und wird ausführlich in den Kapiteln 2.1.6 und 2.2.6 beschrieben. Dabei kommt der Diagnostik der pulmonalen Abstoßung klinisch die größere Bedeutung zu, da die pulmonale Abstoßung der kardialen in der Regel vorausgeht, während die isolierte Abstoßung des Herzens ausgesprochen selten ist.

2.3.7 Klinische Ergebnisse

Die Ein-Jahres-Überlebensrate nach Herz-Lungentransplantation liegt mit 60 % deutlich unter den entsprechenden Zahlen für die alleinige Herz- (80 %) oder Lungentransplantation (70 %). Dies ist hauptsächlich auf eine relativ hohe perioperative Sterblichkeit zurückzuführen, wobei das primäre Transplantatversagen, Infektionen und chirurgische Komplikationen (Blutungen) die häufigsten Todesursachen darstellen.

In großen Statistiken lassen sich die Beatmungspflichtigkeit zum Zeitpunkt der Transplantation, also der schlechte Zustand des Empfängers, ein höheres Alter des Spenders sowie eine geringe Erfahrung des Transplantationsteams als Risikofaktoren für perioperative Komplikationen nachweisen.

Jenseits des ersten Jahres wird die Prognose deutlich besser und ist im wesentlichen durch Infektionen und die Bronchiolitis obliterans beeinträchtigt, während den übrigen Todesursachen inklusive der Transplantatvaskulopathie des Herzens nur eine untergeordnete Bedeutung zukommt.

Bereits unmittelbar nach der Transplantation spüren die Patienten eine deutliche Verbesserung der Symptomatik ihrer Grunderkrankung. Andererseits ist die Lebensqualität im ersten Halbjahr nach Herz-Lungentransplantation durch den schweren Eingriff und Komplikationen wie Abstoßungsepisoden oder broncho-pulmonale Infekte sowie die häufigen Routineuntersuchungen in der Klinik noch beeinträchtigt.

Nach etwa einem halben Jahr werden die Routineuntersuchungen seltener und die Patienten erreichen in den meisten Fällen 80–100 % der körperlichen Leistungsfähigkeit gleichaltriger Gesunder.

Vor dem Hintergrund, daß die überwiegende Zahl der jungen Patienten – 95 % der Herz-Lungen-Empfänger sind unter 50 Jahre – vor der Transplantation oft über Jahre hinweg körperlich weitgehend inaktiv bleiben mußten, ist darin ein ganz erheblicher Gewinn an Lebensqualität zu sehen. Dies rechtfertigt die Transplantation auch in den Fällen (wie z. B. beim Eisenmenger-Komplex mit seinem sehr langsamen klinischen Verlauf), in denen der zu erwartende Gewinn an Lebenszeit einen solchen Eingriff vielleicht nur bedingt zu rechtfertigen scheint.

2.3.8 Spezielle Aspekte nach Herz-Lungentransplantation

siehe hierzu Kapitel 2.1.8, 2.2.8.

Weiterführende Literatur

[1] Reichart, B. (Hrsg.): Herz- und Herz-Lungentransplantation. R. S. Schulz-Verlag, 1987.
[2] Margreiter, R.: Organentnahme – Logistisches und technisches Know-how. Viszeralchirurgie; 34 (1999) 285.
[3] Wayne Fly, M. (ed.): Principles of Organ Transplantation. W.B. Saunders Company, Philadelphia-London-Toronto, 1989.
[4] Baumgartner, W.A. B.A. Reitz, S.C. Achuff (eds.): Heart and Lung Transplantation. W.B. Saunders Company, Philadelphia-London-Toronto, 1990.
[5] Haverich, A.: Herz- und Herz-Lungentransplantation. In: Borst, H.G., W. Klinner,

H. Oelert (Hrsg.): Herzchirurgie. 2. Auflage, Springer, Berlin-Heidelberg-New York, 1991: 541.

[6] Immunology of Heart and Lung Transplantation. Edward Arnold, London-Boston-Melbourne, 1993.

2.4 Lebertransplantation (LTx)

A. R. Müller, K.-P. Platz, P. Neuhaus

Bis zum Jahre 2000 wurden an über 300 Transplantationszentren weltweit mehr als 30 000 Lebertransplantationen durchgeführt. Die derzeitige Frequenz in der Bundesrepublik Deutschland liegt bei ca. 700 Transplantationen pro Jahr. In den letzten Jahren wurden an verschiedenen Transplantationszentren Einjahres-Überlebensraten von über 90 % und 5-Jahres-Überlebensraten von über 80 % erreicht. Zu diesen Erfolgen haben Verbesserungen der Immunsuppression, der Organkonservierung, der chirurgischen Technik sowie des perioperativen intensivmedizinischen Managements beigetragen.

2.4.1 Indikationen

Die Indikation zur Lebertransplantation ist generell bei Patienten im Endstadium einer Leberzirrhose gegeben. Ein weitaus kleinerer Anteil der Patienten wird aufgrund eines akuten Leberversagens notfallmäßig innerhalb von wenigen Stunden bis Tagen transplantiert (Tab. 1). Beim akuten Leberversagen handelt es sich überwiegend um akute Hepatitiden (Hepatitis A, B, C, bzw. nicht klassifizierbare Hepatitiden), gefolgt von Intoxikationen (z. B. Paracetamol, Knollenblätterpilze). Ein akutes Leberversagen wie z. B. bei Budd-Chiari-Syndrom, Morbus Wilson, rezidivierender Halothan-Exposition oder in der Schwangerschaft wird deutlich seltener beobachtet. Bei chronischem Leberversagen handelt es sich überwiegend um postnekrotische Leberzirrhosen, wobei diese aufgrund einer Hepatitis B oder C den überwiegenden Teil der zu lebertransplantierenden Patienten darstellen. Relativ groß ist auch der Anteil an Patienten mit alkoholtoxischer Leberzirrhose. Die zweitgrößte Gruppe stellen Patienten mit cholestatischen Erkrankungen dar. Autoimmune Hepatitiden, Stoffwechselerkrankungen, Budd-Chiari-Syndrom oder andere Erkrankungen treten wesentlich seltener auf.

Die Indikation bei Patienten mit Lebertumoren sollte streng gestellt werden. Hierbei stellen hepatozelluläre Karzinome (HCC) in Zirrhose, die einen Durchmesser von < 3 cm und maximal 3 Herde in einem Leberlappen haben, bei fehlender Metastasierung und ohne Tumoreinbruch in das Gefäßsystem eine gute Indikation dar. Bei Patienten mit größerem (> 5 cm) oder bilokulärem HCC mit Gefäßinvasion sollte nicht transplantiert werden, da es innerhalb eines halben Jahres oder Jahres aufgrund der Immunsuppression häufig zum Rezidiv kommt. Patienten mit cholangiozellulären Karzinomen (CCC) sollten aufgrund der schlechten Prognose ebenfalls nicht transplantiert werden. Die Inzidenz von Retransplantationen liegt bei ca. 10 % und ist überwiegend durch Hepatitis B- und C-Rezidive und Arterienthrombosen bedingt. Die Inzidenz von initialen Nicht-Funktionen (INF) liegt an unserem Zentrum bei ca. 2 %; auch die Retransplantations-bedürftige chronische Abstoßung wird heute dank der Verbesserung der immunsuppressiven Therapie nur noch selten beobachtet.

Indikationszeitpunkt

Die seit langem etablierte Child-Pugh-Klassifikation gilt heute noch als zuverlässiges Kriterium für den Indikationszeitpunkt. Ab einem Child-Pugh-Stadium B sollte die Indikation zur Lebertransplantation gestellt werden, da fortgeschrittene zirrhose-spezifische Begleiterkrankungen (Child-C-Stadium) die Komplikationsrate nach Lebertransplantation deutlich erhöhen und somit den Erfolg der Transplantation mindern.

Evaluierung des Empfängers

Die Evaluierung von Patienten zur Lebertransplantation beinhaltet neben der Sicherung der Indikation und des Indikationszeitpunktes laborchemische, mikrobiologische, apparative und konsiliarische Untersuchungen zum Ausschluß von folgenden Kontraindikationen:

- schwere Infektionen, Pneumonie, Sepsis, Multiorganversagen
- extrahepatische Malignome
- fortgeschrittene kardiopulmonale Erkrankungen
- HIV, AIDS
- manifeste Alkoholkrankheit
- non-Compliance des Patienten

Tabelle 1: Indikationen zur Lebertransplantation

Akutes Leberversagen	Hepatitis A, B, C Intoxikationen Budd-Chiari-Syndrom Unklar
Posthepatitische Zirrhose	Hepatitis C Hepatitis B Autoimmun-Hepatitis
Alkoholtoxische Zirrhose*	
Cholestatische Erkrankungen	Primär biliäre Zirrhose (PBC) Primär sklerosierende Cholangitis (PSC) Sekundär sklerosierende Cholangitis (SBC) Gallengangsatresie (Kinder)
Stoffwechselerkrankungen	Morbus Wilson Hämochromatose α_1-Antitrypsin-Mangel
Budd-Chiari-Syndrom	
Lebertumore	HCC in Zirrhose Polyzystische Lebererkrankungen Carcinoid (Metastase)**
Retransplantationen	Initiale Nicht-Funktion (INF) Chronische Abstoßung ITBL Hepatitis B und C-Rezidiv A. hepatica-Thrombose

* Alkoholkarenz > 6 Monate, stabiles soziales Umfeld
** Bei Carcinoidmetastase: Ausschluß weiterer Tumorabsiedelungen

Mittels Computertomographie und Eisen-Magnetresonanztomographie werden hepatozelluläre Karzinome und andere Lebertumoren ausgeschlossen. Besonderes Augenmerk gilt der kardiologischen Diagnostik zum Ausschluß von Kardiomyopathien (Alkoholiker, Hämochromatose), koronaren Herzerkrankungen sowie Vitien und einer pulmonalen Hypertonie. Hierzu empfiehlt sich eine Echokardiographie, ggf. eine Dobutamin-Stress-Echokardiographie, eine Ergometrie sowie bei klinischem Verdacht auch die großzügige Indikationsstellung zum Rechts- und/oder Linksherzkatheter. Zum Ausschluß von Tumoren werden üblicherweise alle gängigen Tumormarker bestimmt. Bei klinischem Verdacht wird eine Gastro- und/oder Koloskopie gefordert. Ferner wird zum Ausschluß von infektiologischen Foci der Zahnstatus sowie der Nasennebenhöhlenbereich untersucht und ggf. saniert. Chronisch entzündliche Darmerkrankungen stellen keinen Transplantationausschluß dar, da sich die Symptomatik unter der späteren Immunsuppression eher bessert. Diese Patienten sollten eingehend untersucht werden. Bei ausgeprägter Colitis ulcerosa mit schwerer, langdauernder Symptomatik muß ein Colontumor ausgeschlossen werden und ggf. die Indikation zur Proktocolektomie überdacht werden. Sie ist jedoch nicht a priori vor Lebertransplantation gegeben, sondern richtet sich nach den Kriterien der Colitis ulcerosa an sich. Bewährt hat sich eine präoperative Angiographie (Coeliacographie) zur Planung der arteriellen Anastomosierung, da fixierte Stenosen des Truncus coeliacus überdurchschnittlich häufig bei Patienten mit Leberzirrhose zu beobachten sind und in diesem Fall ein Interponat auf die Aorta zu planen ist. Des weiteren können Pfortaderthrombosen sicher ausgeschlossen werden. Diese stellen, wenn sie die V. mesenterica superior (vollständig und längerstreckig) mit einbeziehen, eine technische Kontraindikation zur Transplantation dar. In diesem Fall ist die Transplantation mit Arterialisation der Pfortader möglich.

2.4.2 Chirurgische Technik: Zugang, Entnahme, Präparation, Implantation

Entnahme

Die Multiorganentnahme erfolgt über eine mediane Laparotomie vom Xiphoid bis zur Symphyse reichend. Zunächst wird das rechte Hemicolon aus dem Retroperitoneum gelöst und die Aorta komplett freigelegt. Es folgt die Darstellung der A. mesenterica superior am Abgang aus der Aorta und die Freilegung der distalen V. cava. Danach erfolgt die Darstellung aller Strukturen im Bereich des Ligamentum hepatoduodenale; Darstellung der A. hepatica communis und Ligatur (bzw. Anschlingung bei simultaner Pankreasentnahme) der A. gastroduodenalis, Darstellung und Anschlingung der Pfortader sowie die Cholecystektomie (s. Abb. 1). Nach Mobilisation des linken Leberlappens erfolgt das Anschlingen der Aorta subphrenisch. Die Perfusion erfolgt mit der University of Wisconsin (UW)- oder HTK-Bretschneider Lösung, vorzugsweise mittels Druckperfusion, über die Aorta sowie simultan über die Pfortader (ohne Druck). Bei gleichzeitiger Pankreas- oder Dünndarmentnahme wird die Portalvene am Pankreasoberrand komplett durchtrennt, um einen freien Ausfluß des Mesenterialvenenblutes zu gewährleisten. Des weiteren wird die V. cava suprahepatisch sowie im Bereich der Iliacalbifurkation zum ungehinderten Abfluß des venösen Blutes aus der Leber durchtrennt.

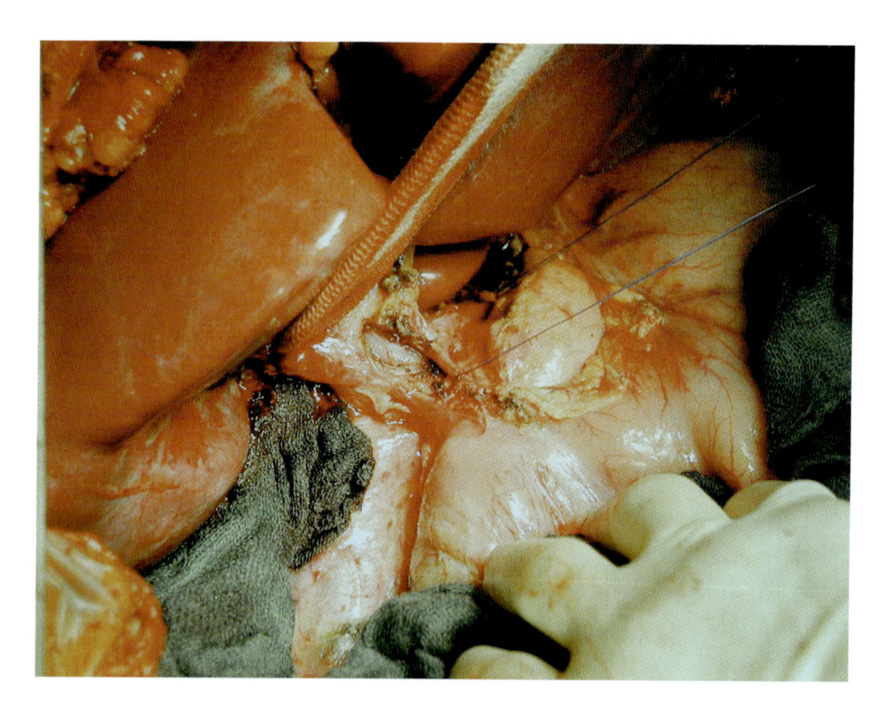

Abb. 1: Explantation: Darstellung der Hilusstrukturen, A. hepatica, A. gastroduodenalis und A. lienalis angeschlungen; Pfortader und Gallengang; Z.n. Cholecystektomie.

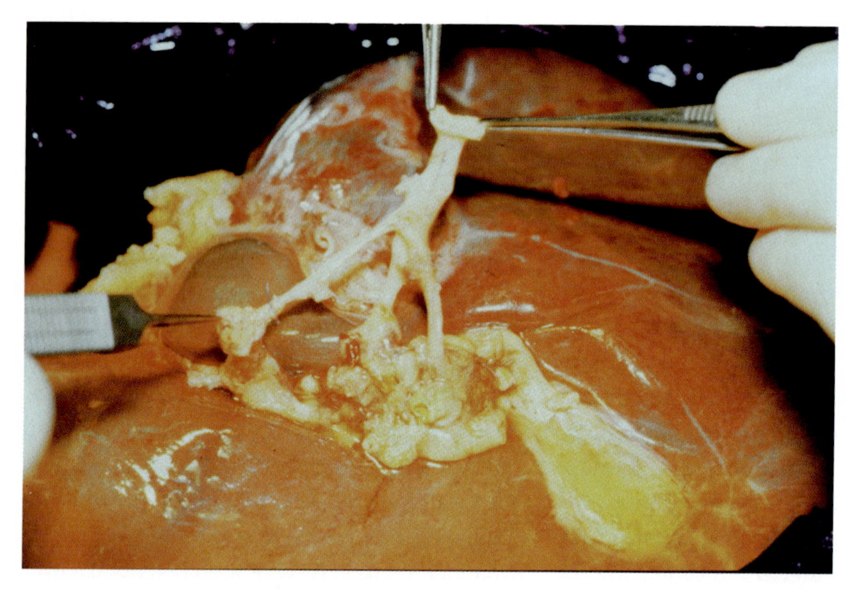

Abb. 2: „Back-Table"-Präparation: Rekonstruktion der akzessorischen A. hepatica dextra mit dem Abgang der A. lienalis in mikrochirurgischer Technik; akzessorische linke Leberarterie aus der A. gastrica sinistra.

Präparation

Die extrakorporale „Back-Table"-Präparation umfaßt die Darstellung der A. hepatica inklusive des Truncus coeliacus mit Ligatur und Übernähung von Gefäßabgängen. In ca. 15–20 % werden akzessorische linke und/ oder rechte Leberarterien gefunden. Die linke Leberarterie entspringt dann aus der A. gastrica sinistra und wird bei der Entnahme, wenn möglich, in Kontinuität belassen. Hier müssen häufig viele kleine Gefäßabgänge aus der A. gastrica sinistra umstochen oder ligiert werden. Eine akzessorische rechte Leberarterie entspringt häufig aus der A. mesenterica superior. Bei simultaner Pankreasentnahme wird diese Arterie üblicherweise am Pankreasoberrand durchtrennt und am „Back Table" dann mit dem Abgang der A. lienalis in mikrochirurgischer Technik anastomosiert (s. Abb. 2), so daß bei der Transplantation nur ein Gefäß, der Truncus coeliacus ggf. mit Aortenpatch anastomosiert werden muß. Im Bereich der V. cava werden Venenzuflüsse wie die rechte Nebennierenvene und Zwerchfellvenen übernäht oder ligiert. Falls bei der Entnahme keine Cholecystektomie erfolgte, wird diese nun durchgeführt.

Implantation

Die Transplantation sollte möglichst innerhalb von 12 Stunden erfolgen, auch wenn kalte Ischämiezeiten von über 24 Stunden möglich sind. Die kalte Ischämiezeit sollte um so kürzer sein, je schlechter die Qualität der Spenderleber oder der Zustand des Empfängers ist, um eine möglichst gute initiale Transplantatfunktion zu erreichen. Die Transplantation erfolgt überwiegend orthotop (Abb. 3a) oder mittels der sogenannten „Piggy-Back"-Technik (s. Abb. 3b). Letztere ist indiziert bei aberrierender, stenosierender V. cava, die einen freien Durchfluß nicht sicher gewährleistet (sehr selten) oder bei deutlicher Größendiskrepanz zwischen (kleiner) Spender- und (größerer) Empfängerleber. Weiterer Vorteil der „Piggy-Back"-Technik ist der Erhalt der V. cava, so daß die Anlage eines veno-venösen Bypasses nicht notwendig ist. Vorsicht ist hier jedoch geboten, da das Pfortader- und Mesenterialvenenblut während der anhepatischen Phase nicht dekomprimiert wird (Cave: Darmstauung). Dies kann postoperativ zur deutlichen Dünndarmdysfunktion führen. Des weiteren muß hier die Leber von der V. cava komplett freipräpariert werden, was bei ausgeprägter portaler Hypertension ohne Dekompression des Mesenterialvenenblutes mittels Bypass technisch schwierig (Blutungsneigung) und zeitaufwendig sein kann. Wir bevorzugen daher die Technik der orthotopen Lebertransplantation unter Anlage eines veno-venösen Bypasses (femoro-porto-axillär), die hier dargestellt werden soll:

Hepatektomie: Es folgt zunächst die Darstellung und Anschlingung der V. axillaris sowie der V. saphena magna über eine ca. 5 cm lange Inzision im Bereich der linken Axilla und Leiste für den späteren veno-venösen Bypass. Danach erfolgt die Eröffnung des Abdomens mittels querer Oberbauchlaparotomie unter Verlängerung des Schnittes bis zum Xiphoid in der Medianen. Mobilisation des linken Leberlappens, Darstellung der suprahepatischen V. cava unter Ablösung des rechten Leberlappens vom Zwerchfell und Anschlingen der V. cava. Darstellung und Ligatur der A. hepatica propria bzw. der A. hepatica dextra und sinistra. Darstellung und Freilegung der A. hepatica communis inklusive der A. gastroduodenalis für die spätere Arterienanastomose. Nun folgt die Darstel-

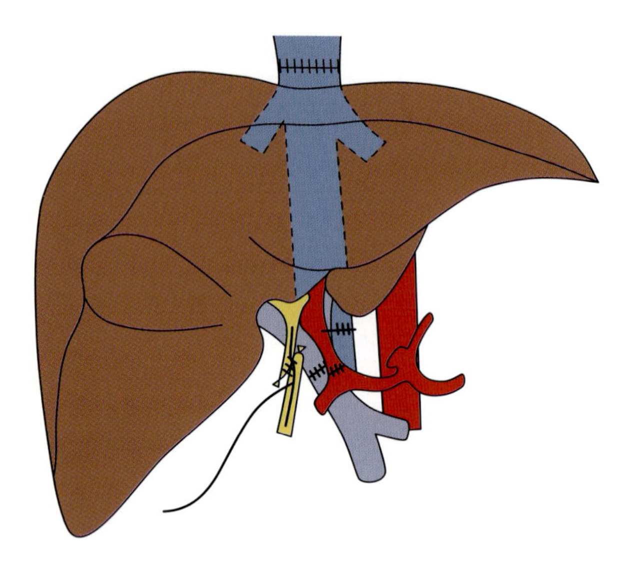

Abb. 3a: Orthotope Transplantation: End-zu-End-Anastomosierung von infra- und suprahepatischer V. cava inferior. Anastomosierung des Spender-Truncus coeliacus auf die A. hepatica communis am Konfluenz der A. gastroduodenalis. End-zu-End-Anastomosierung der Pfortader; Gallengangsanastomose in Seit-zu-Seit-Technik unter Einlage eines T-Drains.

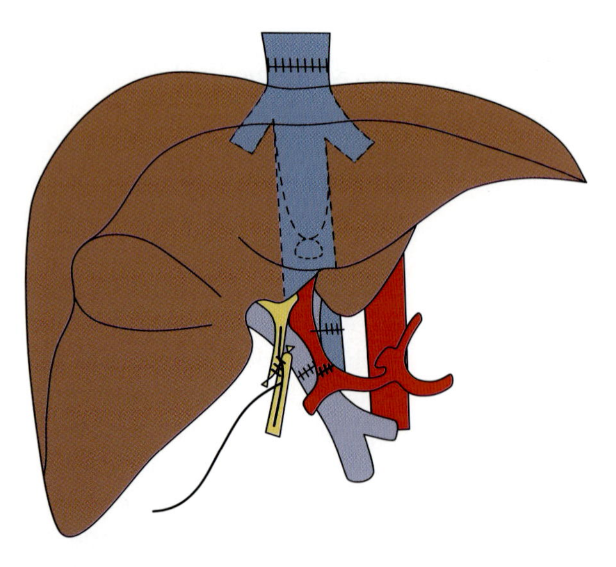

Abb. 3b: „Piggy-Back"-Technik: Anastomosierung der Spender-V. cava auf den Konfluenz von mittlerer und linker Lebervene des Empfängers; rechte Lebervene ligiert. Ligation der infrahepatischen Spender-V. cava (keine Anastomosierung). Die weitere Rekonstruktion von Arterie, Pfortader und Gallengang ist unverändert zu Abb. 3a.

lung und Durchtrennung des Ductus cysticus sowie des Ductus choledochus nahe des Leberhilus (s. Abb. 4). Einlage von Kathetern für den veno-venösen Bypass in die V. femoralis und V. axillaris. Ligatur und Durchtrennung der Pfortader unter Einlage eines weiteren Katheters. Nach Anschluß des veno-venösen Bypasses, der das Mesenterialvenenblut sowie das Blut der unteren Extremität und der Nieren zur V. axillaris umleitet, Darstellung und Ausklemmung der subhepatischen V. cava. Ausklemmung der suprahepatischen V. cava und Herauslösen der Leber aus dem Retroperitoneum unter Mitnahme der V. cava und unter Schonung der rechten Nebenniere.

Transplantation der Spenderleber: Es folgt die Anastomosierung der suprahepatischen V. cava mit Prolene 3-0 in fortlaufender Nahttechnik. Hier ist besonders auf eine kurze, weite Spendervene zu achten (siehe technische Komplikationen). Anastomosierung der subhepatischen V. cava in gleicher Technik mit 4-0 Prolene, die jedoch nicht verknotet, sondern mit einem Katheter versorgt wird (Blut oder anderer Flush vor Reperfusion). Anastomosierung der Spender A. hepatica bzw. des Truncus coeliacus auf die Empfänger A. hepatica, idealerweise am Konfluenz der A. gastroduodenalis mit Prolene 7-0.

Bei kleinkalibriger A. hepatica des Empfängers kann alternativ die Verwendung des Truncus coeliacus zur Anastomosierung erfolgen. Bei fixierter Stenose des Truncus coeliacus erfolgt die Anastomosierung auf die Aorta mittels Verlängerung durch ein A. iliaca-Interponat. Bei nicht-fixierter ligamentärer Truncus coeliacus-Stenose kann alternativ das Ligamentum arcuatum gespalten werden. Nach Diskonnektion vom Bypass erfolgt die Kürzung der Spender- und Empfänger-Pfortader und Anastomosierung der Pfortader mit Prolene 6-0 unter leichter Spannung.

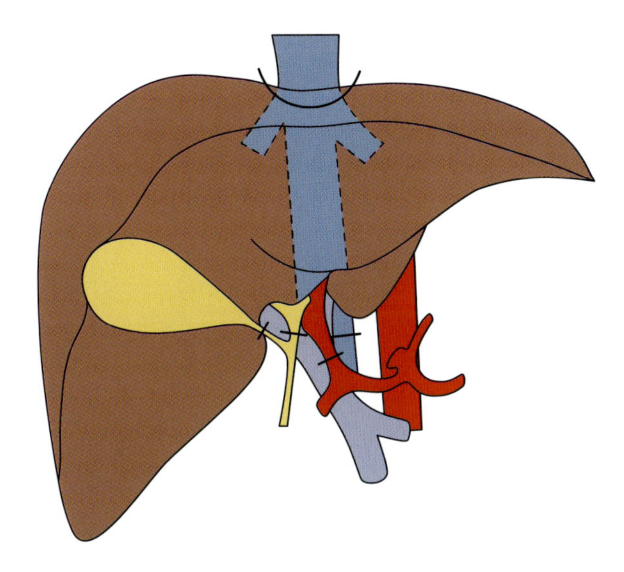

Abb. 4: Implantation: Durchtrennung der Hilusstrukturen. Die A. hepatica propria bzw. dextra und sinistra werden ligiert. Die Ligation und Durchtrennung des D. cysticus sowie des D. choledochus und der Pfortader erfolgt weit zentral. Absetzung der suprahepatischen V. cava lebernah, im Bereich des Abganges der Lebervenen; Absetzung der infrahepatischen V. cava ebenfalls lebernah.

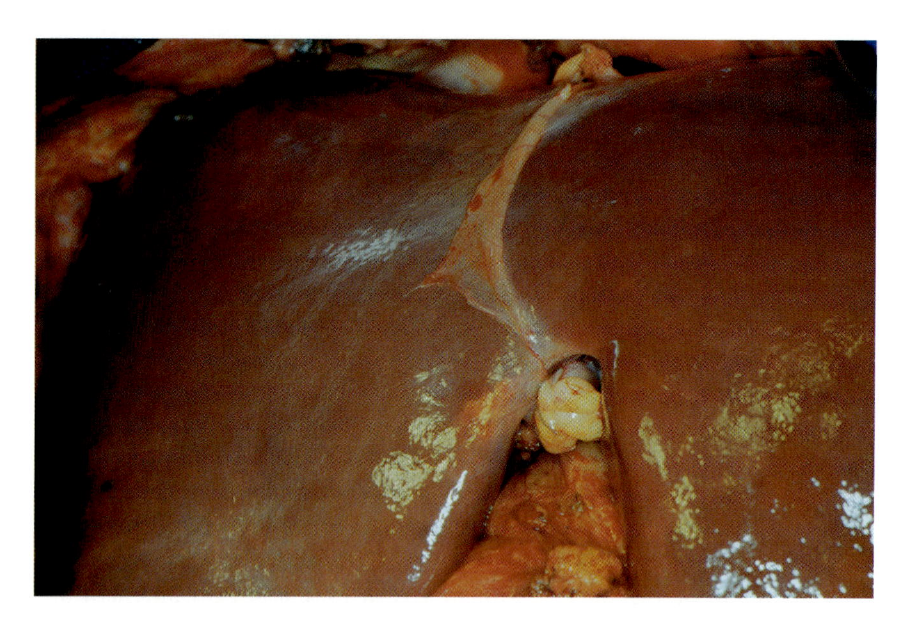

Abb. 5: Transplantierte Leber nach Reperfusion.

Zur Minimierung des Reperfusionsschadens empfiehlt sich die simultane Reperfusion von A. hepatica und V. portae nach Komplettierung aller Gefäßanastomosen. Dazu wird zunächst die A. hepatica und V. portae geöffnet und ca. 500 ml Blut über die infrahepatische V. cava abgelassen, falls nicht zuvor mit einer anderen Lösung (Ringer-Lactat, Albumin oder Caroliner Rinse) geflushed wurde. Nach Verschluß der infrahepatischen V. cava-Anastomose erfolgt die Freigabe des Blutflusses der infrahepatischen und suprahepatischen V. cava (s. Abb. 5).

Zur Verringerung gallenwegsbedingter Komplikationen empfiehlt sich die Anastomosierung von Spender- und Empfänger-Gallengang in Seit-zu-Seit Technik, da hier auch nach Schrumpfung der Anastomose ein ausreichend weiter Abfluß gewährleistet wird (s. Abb. 6). Bei großkalibriger A. lienalis bzw. bei einem Lienalis-Steal-Syndrom sollte ein Banding der A. lienalis durchgeführt werden.

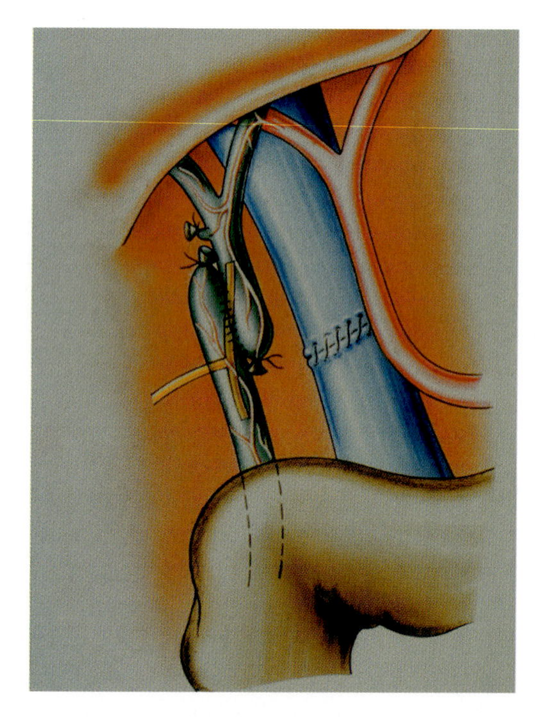

Abb. 6: Gallengangsanastomose in Seit-zu-Seit-Technik, End-zu-End-Anostomose der Pfortader.

Split-Lebertransplantation

Aufgrund des Spendermangels gewinnt die Split-Lebertransplantation sowie auch die Verwandten-Lebertransplantation zunehmend an Bedeutung. Zunächst wurde die Split-Lebertransplantation bei Kindern verwandt, aufgrund des noch größeren Mangels an kindlichen Organen. Das links-laterale Segment der Leber (Segmente II und III) wurden für ein Kind verwandt und der rechte Leberlappen für einen Erwachsenen (s. Abb. 7). Aufgrund des zunehmenden Spenderorganmangels auch in der Erwachsenen-Lebertransplantation wurde später auch die Technik der Teilung der Spenderleber für 2 erwachsene Empfänger entwickelt. Hierzu wird die Leber vorzugsweise in situ bei der Spenderoperation geteilt. Die Technik ist weitgehend identisch mit der Verwandten-Lebertransplantation, wobei in jüngerer Zeit zunehmend der rechte Leberlappen zur Spende verwendet wird (s. Abb. 8).

Nachteil der Split-Lebertransplantation ist die Tatsache, daß nur einer der Empfänger die Hilusstrukturen (A. hepatica, Pfortader, Gallengang) in entsprechender Länge erhalten kann. Die Transplantation einer Split-Leber mit kurz abgesetzten Strukturen ist gut möglich, technisch jedoch anspruchsvoller und birgt ein höheres Risiko technischer Komplikationen wie Arterien- und Gallengangsstenose oder -Thrombose bzw. Leckage. Des weiteren ist die Gefahr postoperativer Nachblutungen an der Leber-Resektionsfläche höher, insbesondere wenn nicht in situ gesplittet wurde. Auch Galleleckagen werden bedingt durch anatomische Varianten zwischen rechtem und linken Leberlappen bei einigen Patienten beobachtet. Zur Reduktion von Komplikationen wird die Split-Lebertransplantation nur bei guten Spenderorganen vorgenommen. Mit zunehmender chirurgischer Erfahrung wird dieses Vorgehen in Zukunft noch mehr an Bedeutung gewinnen.

2.4.3 Postoperatives Management und Frühkomplikationen

Perioperatives Management

Das perioperative Monitoring sollte ein intensiviertes Kreislaufmonitoring beinhalten. Nach Reperfusion ist insbesondere auf gute Blutdruckverhältnisse sowie ein hohes Herzzeitvolumen zu achten, da Patienten mit fortgeschrittener Leberzirrhose aufgrund der zirrhosespezifischen, pathophysiologischen Veränderungen hieran adaptiert sind. Des weiteren ist zur Reduktion des Reperfusionsschadens ein ungehinderter venöser Abfluß in die V. cava bedeutsam. Dies wird erreicht durch Senkung des zentralvenösen Druckes (ZVD: 5–7 mmHg) sowie die Vermeidung von postoperativer Nachbeatmung, insbesondere Überdruckbeatmung (PEEP möglichst < 5 cm H_2O halten!). Falls der Kreislauf mit Kathecholaminen unterstützt werden muß, ist die Wahl der Katecholamine von Bedeutung. Die Durchblutung des Splanchnicusgebietes und die Oxygenierung der Leber bleibt unter Noradrenalin und Dobutamintherapie im Verleich zu Adrenalin besser erhalten. Zur Hemmung der Hyperfibrinolyse hat sich die perioperative intravenöse Therapie mit Aprotinin bewährt.

Nach unseren Erfahrungen hat sich die frühpostoperative enterale Ernährung des Darmes zur Verhinderung von Bakterientranslokationen mit Einschwemmung von Mediatoren in den Kreislauf über die Pfortader und die

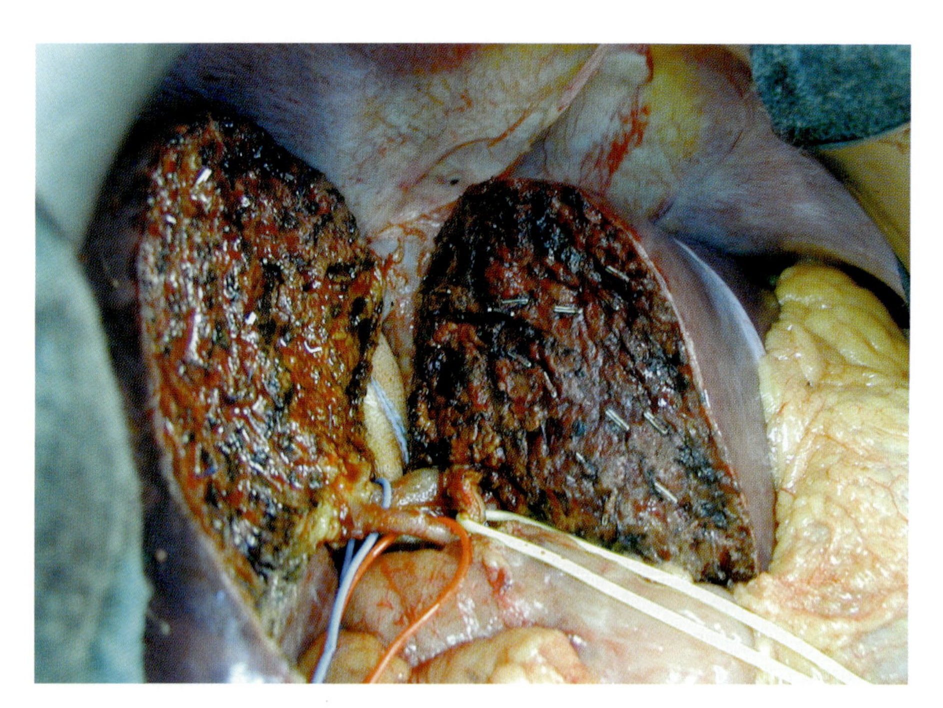

Abb. 7a: Splitlebertransplantation: das links-laterale Segment wird für einen kindlichen Empfänger genutzt, der rechte Leberlappen für einen Erwachsenen.

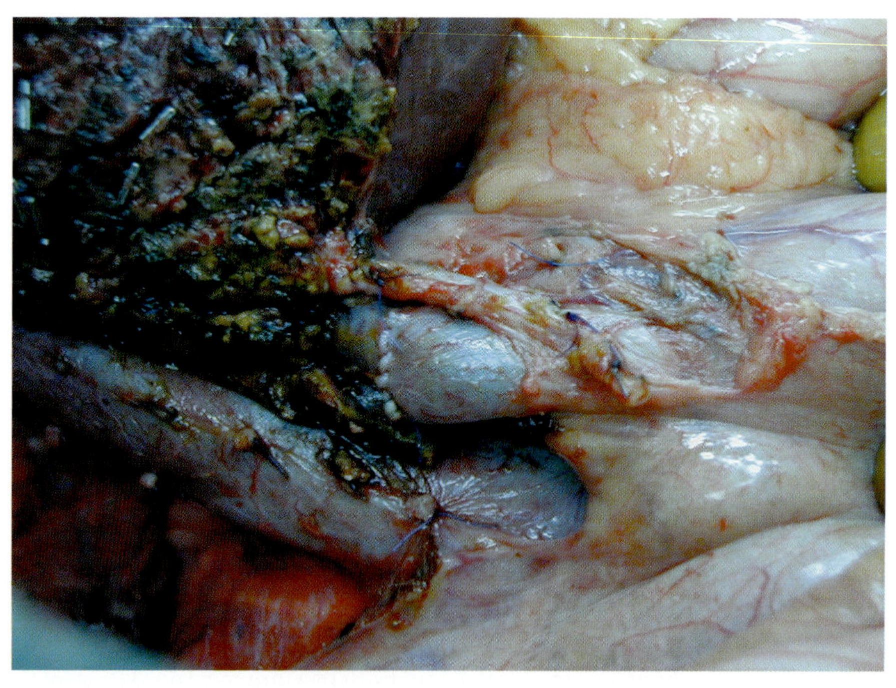

Abb. 7b: Transplantation links-laterales Segment nach Reperfusion.

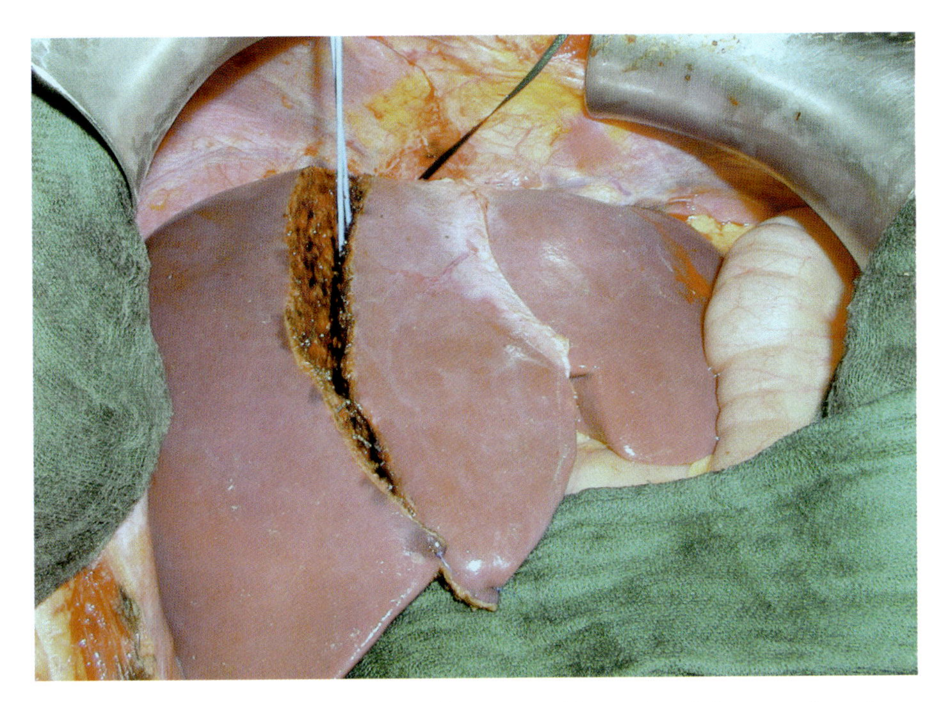

Abb. 8a: Resektion des rechten Leberlappens zur Verwandten-Lebertransplantation.

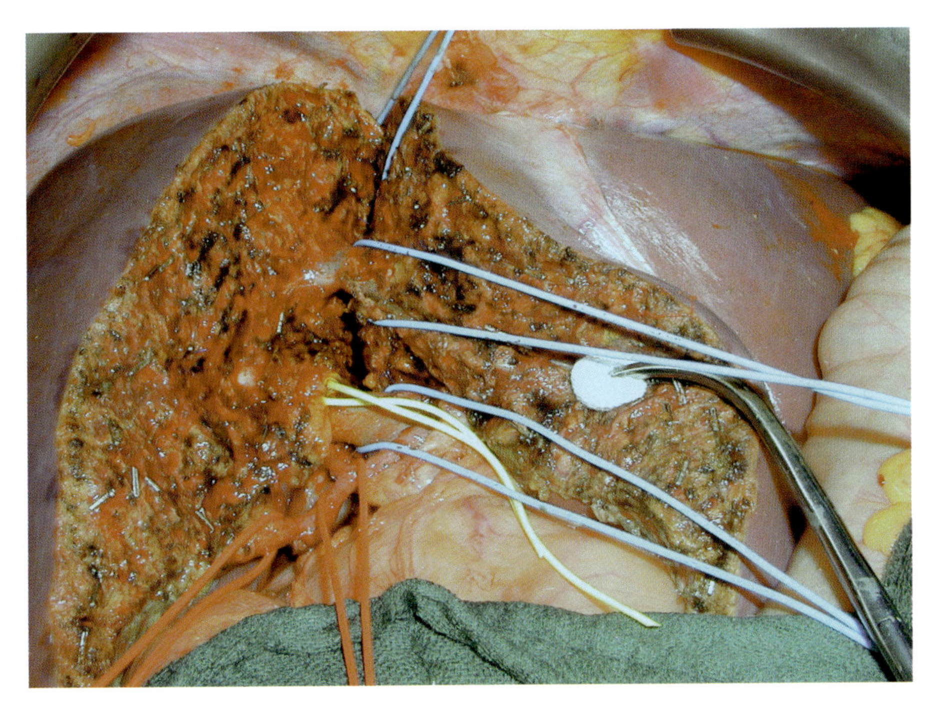

Abb. 8b: Darstellung der Ligantstrukturen sowie der Mittelvene im Bereich der Resektionsfläche.

konsekutive Belastung des RES der Leber bewährt. Dies gilt besonders für kritisch-kranke oder beatmete Patienten. So kann schneller eine gute Transplantatfunktion erreicht und die Inzidenz schwerer Infektionen vermindert werden.

Bei Patienten mit schlechter initialer Transplantatfunktion (Tab. 2) hat sich die Therapie mit Prostaglandinen (PGE_1, PGI_2 oder Ilomedin) bewährt. Durch die vasodilatatorische und zytoprotektive Wirkung kann der Reperfusionsschaden gemindert werden. Die Galleproduktion und -farbe verbessert sich deutlich und der Abfall der Transaminasen erfolgt zügiger. Des weiteren eignet sich die Prostaglandintherapie auch bei Patienten mit aufwendigen oder multiplen Spender-Aterienrekonstruktionen, da sie gefahrloser als eine Heparintherapie (weniger Nachblutungen) direkt postoperativ eingesetzt werden kann.

Laborchemisches Monitoring

Je nach klinischem Zustand des Patienten werden Routinelaborparameter, insbesondere die Parameter des Säure/Basen-Haushaltes, ggf. das Laktat und der kolloidosmotische Druck mehrmals täglich bestimmt. Als Infektionsparameter sind die Bestimmung von CRP (C-reaktives Protein) oder Procalcitonin (PCT) und von spezifischen Zytokinen (sIL2-R, IL-6, IL-8, sTNF-RII) sowie auch der Immunstatus (DR+-Monozyten) des Patienten wegen der laufenden Immunsuppression häufig besser verwertbar als die Bestimmung der Leukozytenzahl. Des weiteren sollte auch der Magnesiumspiegel aufgrund seines Zusammenhanges mit dem Auftreten von Krampfanfällen unter den Immunsuppressiva Cyclosporin A oder Tacrolimus täglich bestimmt und Hypomagnesiämien konsequent therapiert werden. Hyponatriämien, die für den Leberzirrhotiker pathognomonisch sind, müssen – falls sie sich nicht spontan normalisieren – langsam über einen Zeitraum von 2–3 Tagen ausgeglichen werden, da sonst die Gefahr der Entwicklung einer lebensbedrohlichen extrapontinen Myelinolyse besteht.

Invasive Maßnahmen werden aufgrund der Immunsuppression des Patienten und des Risikos der Entwicklung von katheterbedingten Infektionen so kurz wie möglich gehalten. Generell kann bei unauffälligem postoperati-

Tabelle 2: Erfassung der Transplantatfunktion

	Gut	Mäßig	Schlecht
Gallefarbe (< 24 h)	dunkel, bernstein	mittel	hell
Gallemenge (< 24 h)	> 250 ml	50–250 ml	0 bis < 50 ml
AST (< 72 h)	< 500 U/l	500–1000 U/l	> 1000 U/l
ALT (< 72 h)	< 500 U/l	500–1000 U/l	> 1000 U/l

Ein definitiver Parameter, der exakt die Transplantatfunktion widerspiegelt, ist derzeit nicht etabliert. Klinisch werden jedoch die Gallefarbe- und -menge innerhalb der ersten 24 Stunden nach Reperfusion sowie der maximale Anstieg der Transaminasen innerhalb der ersten 72 Stunden postoperativ genutzt. Die Gallefarbe und Gallemenge sind dabei die sensitiveren Parameter. Eine fehlende Galleproduktion nach Ausschluß extra-hepatischer Ursachen in Kombination mit einer schlechten Syntheseleistung der Leber deutet auf eine Retransplantations-bedürftige initiale Nicht-Funktion (INF) hin.

vem Verlauf und gutem klinischen Zustand des Patienten am 4.–7. postoperativen Tag wieder auf ein invasives Monitoring verzichtet werden. Zur Vermeidung von Atelektasen und Gasaustauschstörungen sollte ein intensives Atemtraining (Physiotherapie, Triflo, ggf. Masken-CPAP, etc.) durchgeführt werden.

Apparatives Monitoring

In den ersten postoperativen Tagen ist für die Überwachung der Transplantatfunktion die tägliche sonographische Untersuchung des Transplantates und des Bauchraumes, insbesondere die Untersuchung des Pfortader- und Arterienflusses in der Ultraschall-Doppler-Untersuchung sowie der Nachweis der freien Perfusion der Lebervenen von besonderer Bedeutung. Hiermit können vor dem Ansteigen biochemischer Funktionsparameter frühzeitig arterielle Durchblutungsstörungen, Verminderungen des Pfortaderflusses und venöse Abflußhindernisse verifiziert werden. Ferner ist die Darstellung von minderperfundierten und nekrotischen Leberarealen, peri- und intrahepatischen Hämatomen und z.B. die Entstehung einer Pankreatitis, eines Milzinfarktes oder eines Pleuraergusses auf diese Weise am Intensivbett sofort zu erkennen. Die letztgenannten pathologischen Veränderungen werden selten beobachtet. Bei pathologischen Befunden können dann umgehend weitere Untersuchungen wie z. B. Computertomographie oder Angiographie eingeleitet werden.

Infektionen

Zu den häufigsten Infektionen gehören Pneumonien und aszendierende Cholangitiden. Pneumonien treten besonders bei immunkompromittierten Patienten mit Child-C-Zirrhose und präoperativen Komplikationen wie beispielsweise Ösophagusvarizenblutung innerhalb von 72 Stunden vor der Transplantation auf. Gefährdet sind ferner Patienten, die beatmet werden, kreislaufinsuffizient sind und ein akutes Nierenversagen entwickelt haben. Zur Minderung des Infektionsrisikos profitieren diese Patienten wie oben erwähnt von einer frühpostoperativen enteralen Ernährung, vorzugsweise mittels Immunonutrition, ggf. in Kombination mit SDD (selektive Darmdekontamination) oder dem Zusatz von probiotischen Substanzen wie z.B. Lactobacillen. Bei kompromittiertem zellulärem Immmunstatus (Verminderung der DR+-Monozyten < 50 %) ist die Applikation von Immunglobulinen hilfreich.

Des weiteren sollte bei jedem Verdacht auf eine Infektion eine eingehende mikrobiologische Diagnostik, inklusive brochoalveolärer Lavage (BAL), Blutkultur und serologischer Untersuchungen zur spezifischen Therapie der Pneumonie bzw. der Infektion erfolgen. Frühpostoperativ handelt es sich häufig um bakterielle, aber auch fungale (insbesondere Candida, Aspergillus) oder atypische (Legionellen) Infektionen. CMV (Cytomegalievirus)-Pneumonien treten fast ausschließlich nur bei schwerkranken Patienten im späteren Verlauf auf.

Akute Cholangitiden sind häufig asymptomatisch oder mild. Schwere Cholangitiden werden selten und dann häufig bei Patienten mit Gallenwegskomplikationen, schweren Konservierungs/Reperfusionsschäden oder schweren cholestatischen Abstoßungen beobachtet. Der Keimnachweis erfolgt aus der Galle oder mittels Blutkulturen.

Nachblutung

Nachblutungen werden in der Literatur mit 10–15 % angegeben (Tab. 3). Frühpostoperative Nachblutungen können ihre Ursache in Verletzungen der Leber bei der Spenderoperation zumeist im Bereich des rechten Leberlappens haben. Das Gallenblasenbett, die A. cystica oder kleine Veneneinmündungen im Bereich der V. cava sind weitere Prädilektionsstellen. Bei der Empfängeroperation ist auf einen schonenden Umgang mit der rechten Nebenniere bei der Hepatektomie zu achten. Weitere Blutungsquellen stellen die Gefäßanastomosen (V. cava, A. hepatica) dar. Zumeist sind frühpostoperative Nachblutungen jedoch durch die unzureichende Funktion der Transplantatleber bedingt und sistieren nach Substitution mit Gerinnungsfaktoren (FFP) und Aufnahme der Transplantatfunktion. Es sind nicht die Patienten mit akutem Leberversagen, sondern diejenigen mit fortgeschrittener Zirrhose oder Komplikationen zum Transplantationszeitpunkt, die ein höheres Risiko für das Auftreten von Nachblutungen haben. Risikofaktoren stellen ferner ausgeprägte Thrombozytopenien oder Thrombozytenfunktionsstörungen sowie Koagulopathien dar. Bei einigen Patienten sistiert die Blutung innerhalb von 24 Stunden spontan ohne Hämatombildung. Hämatome können mittels Sonographie gut identifiziert werden. Eine Hämatomausräumung nach Konsolidierung des Patientenstatus und der Gerinnungssituation (ca. 1–3 Tage postoperativ) beschleunigt den Heilungsverlauf und vermindert das Risiko einer intraabdominellen Infektion bzw. der möglichen Entwicklung eines Abszesses.

Im späteren Verlauf sind Nachblutungen durch chirurgische Interventionen, wie beispielsweise Leberpunktionen, bedingt. Selten kann es zu fulminanten Blutungen durch Ruptur eines mykotischen Aneurysmas, welches vorzugsweise im Bereich der A. hepatica Anastomose auftritt, kommen. Aus derzeit noch ungeklärter Ursache kann es bei einigen Patienten nach Lebertransplantation zur Heparin-assoziierten Blutung bei normaler plasmatischer Gerinnung kommen. Diese tritt wenige Stunden nach Applikation von Heparin auf und sistiert nach Hämatomausräumung, Applikation von Gerinnungsfaktoren (AT III, Faktor XIII) und/oder FFP unter Vermeidung weiterer Heparintherapie wieder. Falls es sich nicht um Patienten mit Budd-Chiari-Syndrom handelt, die einer frühzeitigen Antikoagulation zur Rezidivprophylaxe

Tabelle 3: Technische Komplikationen nach Lebertransplantation

1. Intraabdominelle Blutung
   - Diffus bzw. systemisch (gerinnungsbedingt)
   - Leberkapselverletzung (Spenderoperation)
   - Anastomose (V. cava, seltener A. hepatica)
   - Kleine Einmündungen in die V. cava
2. Gefäßkomplikationen
   - A. hepatica-Stenose, -Thrombose
   - Portalvenenstenose, -thrombose
   - Stenose der supra- und infrahepatischen V. cava
3. Gallenwegskomplikationen
   - Galleleck (T-Drain-Austrittsstelle, Anastomose, Resektionsfläche bei Split-Lebertransplantation oder Leberlebendspende)
   - Gallengangstenose (Anastomosenregion)
   - Stenose der Papilla Vateri
4. Unspezifische Komplikationen
   - Dünndarmdysfunktion
   - Intraabdominelle Infektionen, Abszesse
   - Adhäsionen, Verletzungen durch Voroperationen

bedürfen, ist die Alternative einer Prostaglandintherapie zu empfehlen.

Arteria hepatica-Thrombose

Die Inzidenz von Thrombosen der A. hepatica variiert zwischen 2,5–10% bei Erwachsenen und 15–20% bei Kindern. Die Gefahr einer A. hepatica-Thrombose steigt deutlich, wenn ein A. iliaca-Interponat zur Rekonstruktion verwand wurde bzw. wenn das A. iliaca-Interponat nicht auf die supracoeliacale, sondern die infrarenale Aorta anastomosiert wurde (s. Abb. 9). Neben chirurgisch-technischen Aspekten hat auch die Anatomie von Spender und Empfänger (abberierende Arterien), die initiale Transplantatfunktion (Ödem) sowie immunologische Faktoren (hyperakute und chronische Abstoßung) einen Einfluß auf die Entwicklung einer A. hepatica-Thrombose. Führendes klinisches Zeichen ist das deutliche Ansteigen der Transaminasen. Tritt die A. hepatica-Thrombose früh-postoperativ auf, kann eine sofortige Thrombektomie erfolgreich sein (50–88 % bei Erwachsenen). Andernfalls führt sie zum akuten Transplantatversagen und es wird eine notfallmäßige Retransplantation erforderlich (Tab. 4).

Arteria hepatica-Thrombosen im späteren Verlauf kompromittieren die Transplantatfunktion weniger. Führendes klinisches Zeichen ist die progrediente Schädigung des Gallenwegsystems (s. Abb. 10). Das klinische Bild ist sehr heterogen. Einige Patienten zeigen keine klinischen Symptome und es findet sich laborchemisch lediglich eine Erhöhung der Cholestaseparameter (Bilirubin, Alkalische Phosphatase, γ-GT). Es kann jedoch auch zur Ausbildung von intrahepatischen Abszessen kommen (s. Abb. 11) mit variabler Klinik oder zur septischen, akuten Cholangitis, ggf. mit Multiorganversagen. Die Gallenwegsveränderungen werden primär endoskopisch mittels ERC-gesteuerter Dilatation und Stenting versorgt oder auch von extern mittels perkutaner transhepatischer Cholangien-Drainage (PTCD). Nach Wochen, Monaten oder Jahren führen sie jedoch häufig zur kompletten Destruktion des Gallenwegssystems mit der Notwendigkeit der elektiven Retransplantation. Die Indikation zur Retransplantation muß individuell und in einigen Fällen (Leberabszesse, rezidivierende akute Cholangitiden) rechtzeitig gestellt werden, bevor letale Komplikationen diese unmöglich machen.

Stenosen der A. hepatica oder des Spender-Truncus coeliacus führen ebenfalls zu Veränderungen des Gallenwegssystems. In einigen Fällen kann die Ballondilatation hier erfolgreich sein. Bei Transplantatdysfunktion im früh-postoperativen Verlauf kann auch eine chirurgische Revision mit Erfolg durchgeführt werden.

Portalvenenthrombose

Die Inzidenz der Portalvenenthrombose liegt deutlich niedriger, bei 0,3–2,2 %. Risikofaktoren stellen ein zuvor angelegter portocavaler Shunt, vorangegangene Pfortaderthrombosen sowie hypoplastische Spender- oder Empfängerpfortadern dar. Auch die Pfortaderthrombose ist umso bedrohlicher je früher sie auftritt. Früh-postoperativ kann es zu einer deutlichen Transplantatdysfunktion mit hämodynamischer Instabilität, Aszitesbildung und Varizenblutungen kommen. Diagnostiziert wird die Pfortaderthrombose mittels Doppler-Sonographie der Hilusgefäße. Anschließend kann die Diagnose mittels Angiographie, Angio-MRT oder -CT gesichert

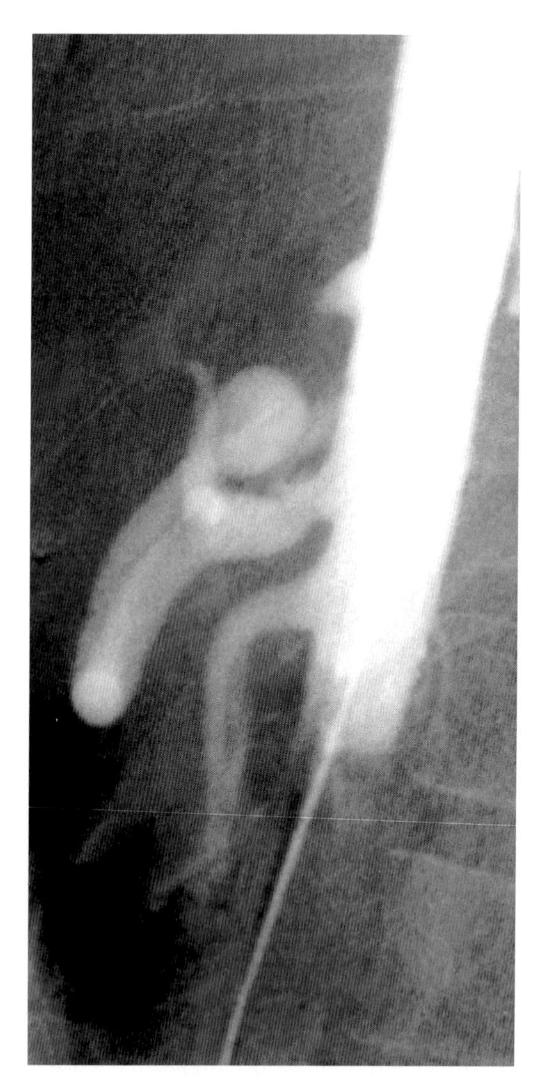

Abb. 9: Angiographische Darstellung einer A. hepatica-Thrombose bei thrombotischem Verschluß des A. iliaca-Interponates am Abgang aus der supracoeliacalen Aorta.

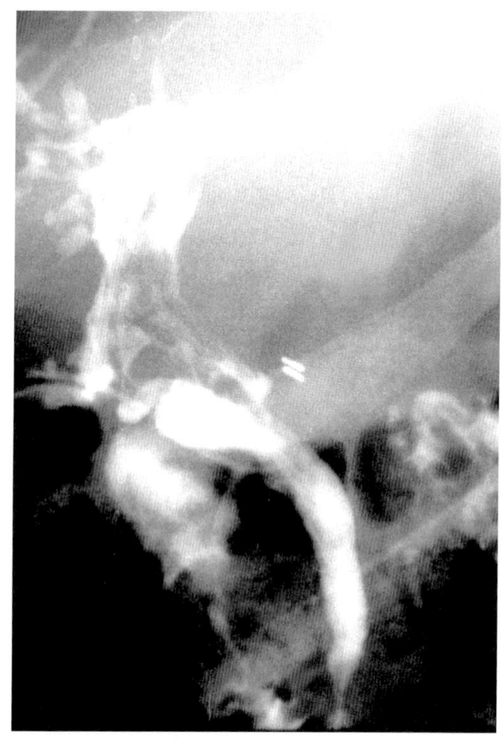

Abb. 10: Destruktion des intra- und extrahepatischen Gallenwegssystems aufgrund einer A. hepatica-Thrombose, Darstellung mittels PTC.

werden. Bei guter Transplantatfunktion kann umgehend eine Thrombektomie mit gutem Erfolg durchgeführt werden. Bei ausgeprägter Transplantatdysfunktion oder Leberversagen ist eine notfallmäßige Retransplantation unumgänglich (Tab. 4).

Im späteren Verlauf nach Transplantation ist die Pfortaderthrombose überwiegend asymptomatisch. Gelegentlich ist sie begleitet von einer ausgeprägten, oftmals reversiblen Aszitesbildung. Eine rt-PA-Lysetherapie kann erfolgreich sein. Die chirurgische Thrombektomie ist eher nicht erfolgversprechend. Bei Miteinbeziehung der V. mesenterica superior ist in der Regel auch die Retransplantation technisch nicht mehr möglich. In diesem Fall kann nur noch eine symptomatische chirurgische Therapie des Pfortaderhochdruckes beispielsweise durch Anlage eines Warren-Shunts (spleno-renaler Shunt) erfolgen.

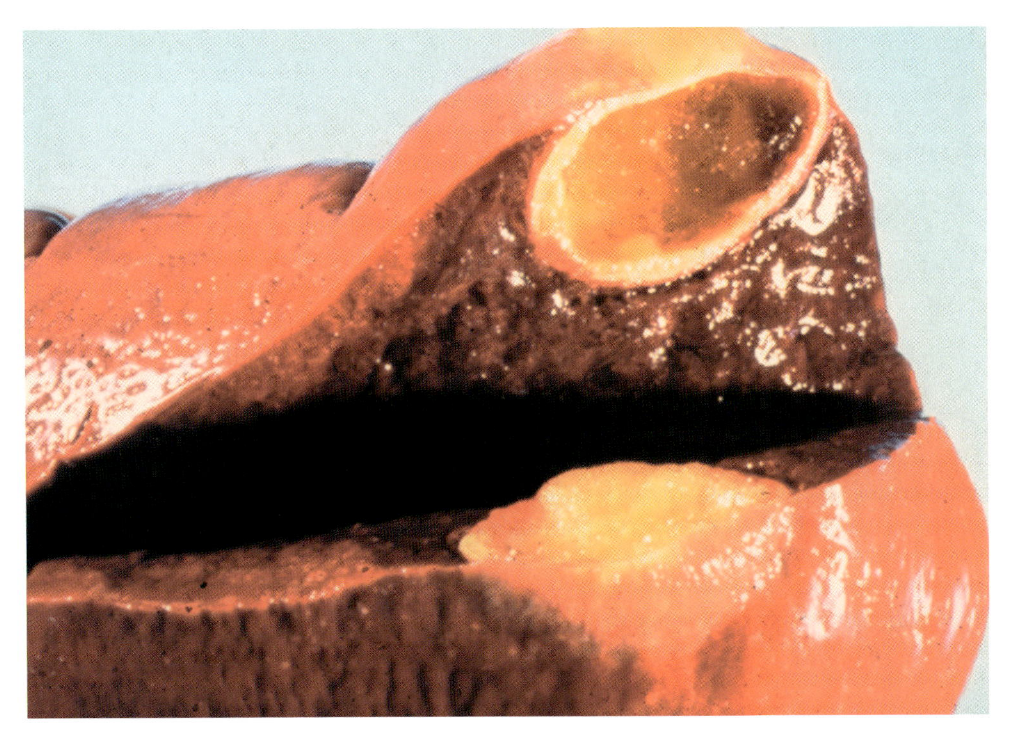

Abb. 11: Leberabszeß bei A. hepatica-Thrombose, explantiertes Präparat nach elektiver Retransplantation.

Symptomatische Pfortaderstenosen, vorzugsweise beobachtet im Bereich der Anastomose, können mittels Ballondilatation transhepatisch dilatiert werden. In einzelnen Fällen kann auch eine chirurgische Intervention mit Neuanlage der Anastomose erfolgversprechend sein.

Vena cava-Stenose

Eine Stenose der supra- oder infrahepatischen V. cava ist selten (1–2 %), geht jedoch mit einer deutlichen Mortalität einher (50–75 %). Besonders gefährlich ist die Stenose der suprahepatischen V. cava, da hier der lebervenöse Ausfluß kompromittiert ist. Prädisponierend ist eine zu lange suprahepatische V. cava („Kinking"; s. Abb. 12) oder die chirurgisch-technische Obstruktion der Anastomose. Eine weitere Ursache stellt das Budd-Chiari-Syndrom-Rezidiv dar. Es kommt zur massiven Aszitesproduktion, einem Ödem der Leber sowie der distalen Extremitäten und zur Niereninsuffizienz bis hin zum akuten Nierenversagen. Ferner kann die suprahepatische V. cava-Stenose zum akuten Leberversagen führen. Sonographische Befunde können diagnostisch wegweisend sein. Methode der Wahl ist jedoch die Cavographie. Die Ballondilatation und die Stent-Implantation (s. Abb. 13) können bei geringgradiger Stenose erfolgreich sein. Oftmals ist eine opera-

Tabelle 4: Gefäßbedingte Komplikationen

	Zeitpunkt	Symptome	Therapie
A. hepatica-Thrombose	früh	fulminante Verschlechterung der Transplantatfunktion, akutes Leberversagen, hämodynamische Instabilität	notfallmäßige Thrombektomie oder Retransplantation
	spät	Gallengangskomplikationen, Strikturen, intrahepatische Abszesse, Cholangitis, Sepsis	Management der Gallenwegskomplikationen mittels ERC, PTC, rt-PA Lysetherapie, Elektive Retransplantation
A. hepatica-Stenose	–	leichter Anstieg der Leberenzyme, Gallenwegskomplikationen	Ballondilatation, Reoperation und Resektion der Stenose
Pfortaderthrombose	früh	fulminante Verschlechterung der Transplantatfunktion, akutes Leberversagen, hämodynamische Instabilität, Aszites, Ösophagusvarizenblutung	notfallmäßige Thrombektomie oder Retransplantation
	spät	Leichter Anstieg der Leberenzyme, Portale Hypertension, Aszites, Splenomegalie, Ösophagusvarizenblutung	rt-PA-Lysetherapie, elektive Retransplantation, endoskopische oder chirurgische Therapie der portalen Hypertension
Pfortaderstenose	–	leichter Anstieg der Leberenzyme, portale Hypertension, Aszites, Splenomegalie	transhepatische Ballondilatation, Resektion der Stenose
V. cava-Stenose	suprahepatisch	fulminante Verschlechterung der Transplantatfunktion, akutes Leberversagen, hämodynamische Instabilität, Aszites, akutes Nierenversagen	Ballondilatation und Stent-Implantation, notfallmäßige Resektion (schwierig) oder Retransplantation
	infrahepatisch	leichter Anstieg der Leberenzyme, Aszites, Niereninsuffizienz oder akutes Nierenversagen, Einflußstauung der unteren Extremität	Ballondilatation und Stent-Implantation, Resektion und End-zu-End Rekonstruktion (selten)

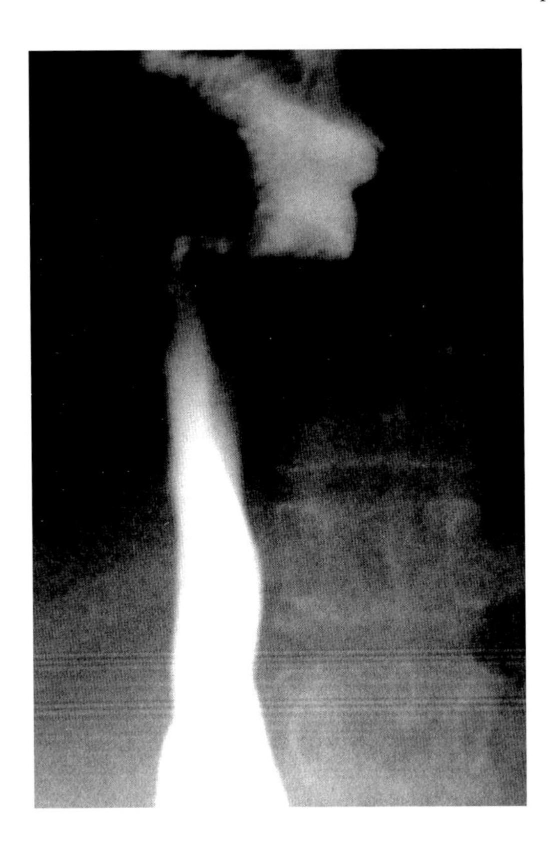

Abb. 12: Stenose der suprahepatischen V. cava, Kinking bei zu langer suprahepatischer V. cava. Hier war eine notfallmäßige Retransplantation erforderlich.

tive Revision der Anastomose, die technisch schwierig ist, respektive eine notfallmäßige Retransplantation, notwendig.

Stenosen der infrahepatischen V. cava sind weniger gefährlich, da sie nicht zur Transplantatdysfunktion oder zum Transplantatversagen führen. Die Obstruktion kann jedoch mit einer therapierefraktären Aszitesbildung und einem akutem Nierenversagen einhergehen, so daß auch hier eine therapeutische Intervention, vorzugweise eine Ballondilatation und/oder Stent-Implantation notwendig werden kann.

Gallenwegskomplikationen

Gallenwegskomplikationen stellen die häufigsten Komplikationen nach Lebertransplantation dar und werden in 2,3–50 % aller lebertransplantierten Patienten beobachtet. Die Inzidenz ist abhängig von der Art der Gallenwegsanastomose sowie der Notwendigkeit einer biliodigestiven Anastomose aufgrund der Grunderkrankung (wie z. B. bei PSC). Die niedrigste Inzidenz von Gallenwegskomplikationen wird nach Seit-zu-Seit Choledocho-choledochostomie beobachtet, während die höchste Inzidenz nach Choledochoduodenostomien sowie nach „Split-Liver"-Transplantation zu finden ist.

Ein Galleleck im Bereich der Anastomose oder T-Drain-assoziiert findet sich in 1,3–10 % der Fälle. Seltener ist es durch eine Cysticusstumpfinsuffizienz oder abberierende Gallengänge im Leberbett verursacht. Stenosen im Anastomosenbereich werden in 2,6 % bis über 20 % beobachtet und können durch die Seit-zu-Seit-Rekonstruktion deutlich vermindert werden. Stenosen des extra- und intrahepatischen Gallenwegssystems im späteren Verlauf nach Transplantation sind häufig nicht technisch bedingt. Hier ist die Ursache teilweise immunologischer Natur (chronische Abstoßung) oder, wie zuvor erwähnt, auch durch die arterielle Minderperfusion des Gallenwegssystems bedingt aufgrund von A. hepatica-Thrombosen. Des weiteren kommt der Konservierungsschaden in Betracht (ITBL: Ischemic type biliary lesions; s. Abb. 14). Daher sollte der Ductus choledochus mit dem ihn umgebenden Gewebe entnommen und transplantiert werden. Des weiteren wirkt die Galle per se toxisch und sollte bei der Organentnahme sorgfältig ausgespült werden. Auch die arterielle Druckperfusion bei der Spenderoperation kann

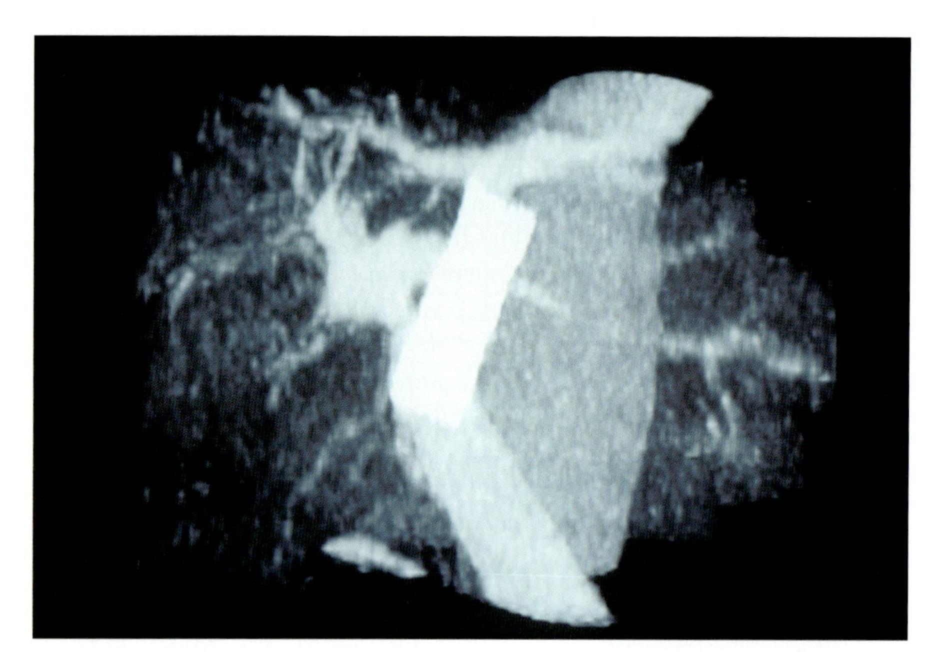

Abb. 13: Ballondilatation und erfolgreiche Stent-Implantation bei Stenose der suprahepatischen V. cava.

durch eine verbesserte Perfusion der Mikrovaskulatur spätere Gallenwegsveränderungen verhindern.

Die Diagnose von Gallenwegskomplikationen erfolgt frühpostoperativ mittels T-Drain-Darstellung sowie im späteren Verlauf mittels ERC oder perkutaner transhepatischer Cholangiographie (PTC). MRT-Darstellungen der Gallenwege können derzeit nur orientierende Hilfestellungen leisten. Zu jedem Zeitpunkt sollte dopplersonographisch und bei Verdacht mittels Angiographie eine Stenose oder Thrombose der Lebergefäße bzw. der A. hepatica ausgeschlossen werden.

Galleleckagen nach Split-Lebertransplantation sind häufig an der Resektionfläche und können mittels perkutaner Drainage (CT- oder sonographisch-gesteuert) versorgt werden. Zusätzlich sollte eine ERC zum Ausschluß einer Papillenstenose und ggf. eine Papillotomie zur Abflußverbesserung der Galle durchgeführt werden. Ausgeprägte Leckagen an den Gallenwegen erfordern in der Regel eine chirurgische Revision mit Neuanlage der Gallenwegsanastomose oder Anlage einer Hepatico-jejunostomie, ggf. mit Einlage von transhepatischen Gallenwegsdrainagen (Tab. 5). In der Mehrzahl der Patienten, besonders bei Gallenwegskomplikationen (Stenose) im späteren Verlauf, erfolgt das Management dieser Komplikationen vorwiegend endoskopisch mittels ERC und Ballondilatation sowie Stent-Implantation (s. Abb. 15). Diese Patienten müssen jedoch regelmäßig und engmaschig überwacht und die Indikation zur chirurgischen Intervention (Anlage einer biliodigestiven Anastomose) bzw. Retransplantation muß immer wieder neu gestellt werden, da die Letalität durch septische Gallenwegskomplikationen nicht zu unterschätzen ist (s. Abb. 16).

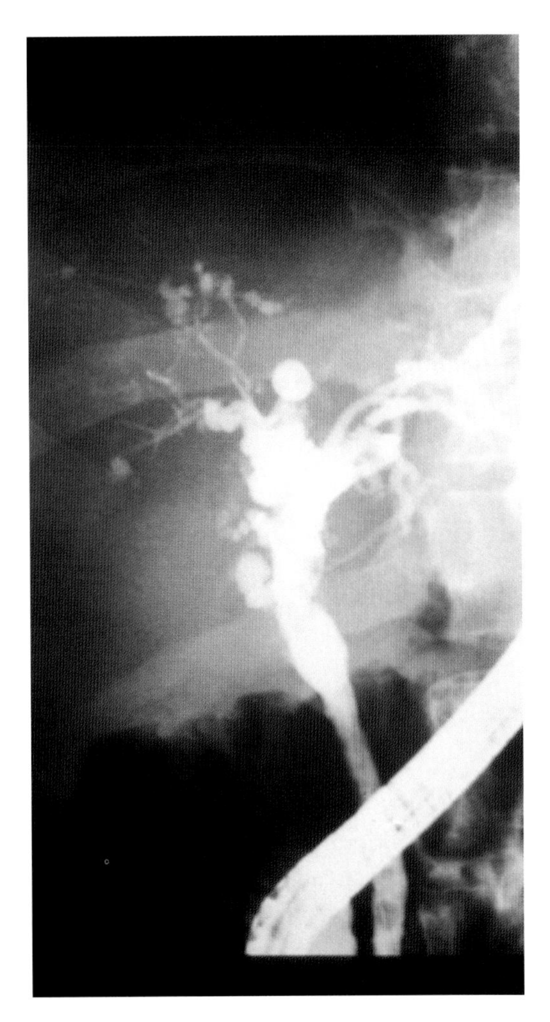

Abb 14: ITBL mit Destruktion des extra- und intrahepatischen Gallenwegssystems, Management primär mittels ERC.

2.4.4 Spätkomplikationen und -therapie

Komplikationen an den Gefäßen können sowohl früh- als auch spät-postoperativ auftreten (siehe Kap. 2.4.3). Auch Rezidive der Grunderkrankung sind in beiden Zeiträumen zu finden (Tab. 6). Typisch für Rezidive der Grunderkrankung ist jedoch das Auftreten im späteren postoperativen Verlauf. Dies gilt besonders für Patienten, die aufgrund einer Hepatitis B- oder C-Zirrhose transplantiert wurden. Nach Transplantation infolge einer Hepatitis B-Zirrhose wird üblicherweise eine Prophylaxe mit Hepatitis B-Hyperimmunglobulin durchgeführt (Anti-HBs-Titer: 100–200 U/l). Bei Abfall des Titers besteht die Möglichkeit, eine Hepatitis B-Reinfektion zu entwickeln. Diese kann milde sein und sich über viele Jahre entwickeln, sie kann jedoch in seltenen Fällen auch einen fulminanten und dann häufig letalen Verlauf nehmen. Virustatika wie z. B. Famciclovir und Lamivudine sind in der Lage, suffizient die HBV-Replikation zu senken. Diese Medikamente werden präoperativ eingesetzt, um zum Zeitpunkt der Transplantation eine niedrige Virusreplikationsrate zu erreichen sowie bei Hepatitis B-Reinfektion. Aufgrund der guten Erfolge, insbesondere mittels Lamivudine, wird dieses Virustatikum in jüngerer Zeit direkt postoperativ weiter verabreicht. Hierdurch kann zum einen Hyperimmunglobulin (Hepatect®) eingespart werden, zum anderen konnte die HBV-Reinfektionsrate innerhalb des ersten postoperativen Jahres von über 40 % auf 15 % gesenkt werden. Bei Resistenzentwicklung von Lamivudine und Famciclovir ist bei einigen Patienten eine Kombination der Virustatika mit Interferon-α erfolgversprechend. Weitere Virustatika befinden sich derzeit in der klinischen Erprobung.

Bei Patienten, die wegen einer Hepatitis C-Zirrhose transplantiert wurden, kann keine Hyperimmunglobulin-Prophylaxe durchgeführt werden. Es bleibt derzeit lediglich die Therapie mit Virustatika wie Ribavirin und die Therapie mit Interferon-α, bzw. mit dem

Tabelle 5: Gallenwegskomplikationen

Form, Beginn	Symptomatik	Therapie
Insuffizienz T-Drain, früh	Cholestase, Fieber, gallige Peritonitis	Eröffnung der T-Drainage, perkutane Drainage des Bilioms
T-Drain-Entfernung, spät	Cholestase, Fieber, gallige Peritonitis	ERC und Stent-Implantation, perkutane Drainage
Anastomose, früh	Cholestase, Fieber, gallige Peritonitis	ERC und Stent-Implantation, Reoperation: Hepatikojejunostomie
Stenose, Striktur, Anastomose, extrahepatisch, spät	schwere Cholestase, Cholangitis, Sepsis	ERC, Dilatation und Stent-Implantation, chirurgische Revision
Multiple intrahepatische Strikturen, Abszesse, spät	schwere Cholestase, Cholangitis, Sepsis, sekundäres Organversagen (Niere, Lunge, Kreislauf)	ERC, Dilatation und Stent-Implantation, perkutane Drainage der Leberabszesse, elektive Retransplantation

Tabelle 6: Spätkomplikationen nach Lebertransplantation

- Rezidiv der Grunderkrankung
- Gallenwegskomplikationen
- Gefäßkomplikationen
- De-novo Tumore
- Chronische Abstoßung
- Infektionen*

*Infektionen werden überwiegend im Zusammenhang mit anderen Komplikationen beobachtet, sind dann jedoch häufig für die Prognose entscheidend.
Komplikationen in absteigender Häufigkeit.

kürzlich eingeführten, potenteren PEG-Intron, daß sich jedoch nach Lebertransplantation erst in der Evaluierung befindet. Ribavirin ist ein relativ toxisches Medikament und wird nicht von allen Patienten gut vertragen.

Die Interferon-Therapie hat als Nebenwirkung eine Stimulation der Immunantwort und die Begünstigung von akuten Abstoßungen. Bei allen Patienten, die wegen einer Hepatitis C transplantiert wurden, kommt es zu einer serologischen Reinfektion, die immer mit einer wiederkehrenden Transplantathepatitis einher geht. Diese kann schwer ausgeprägt sein, besonders wenn sie früh-postoperativ auftritt, sie kann auch noch nach 3 oder 5 Jahren nach Lebertransplantation auftreten. Dann ist sie vielfach mild und schleichend, kann jedoch über die Dauer von einigen Jahren zu einer erneuten Zirrhose führen.

Auch bei Patienten, die wegen alkoholtoxischer Leberzirrhose transplantiert wurden, stellt das Rezidiv der Grunderkrankung einen deutlichen Risikofaktor für die Langzeitprognose dar. Daher ist die sorgfältige Auswahl und psychologische Evaluierung (stabile Per-

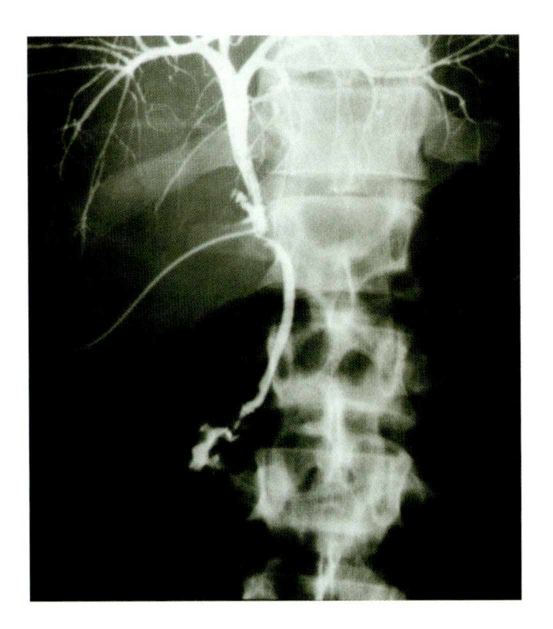

Abb 15: Stenose der Gallengangsanastomose mittels T-Drain-Darstellung nachgewiesen. Hier kann nach ca. 6 Wochen das T-Drain entfernt werden und die Stenose endoskopisch dilatiert und mit einem Stent versorgt werden.

sönlichkeit, gutes soziales Umfeld) und Betreuung dieser Patienten von großer Bedeutung, wenngleich dies schwierig und nicht immer unumstritten ist.

Ein weiterer Risikofaktor ist die Entstehung eines Tumorrezidivs bei Patienten, die aufgrund eines hepatozellulären Karzinoms (HCC) in Zirrhose transplantiert wurden. Bei den HCC ist die Größe des Primärtumors zum Zeitpunkt der Transplantation sowie das Tumorstadium von entscheidender Bedeutung. Auch wenn hier die Indikation zur Transplantation sehr streng gestellt wird (Tumorknoten < 5 cm, keine positiven Lymphknoten), läßt sich trotz neuerer guter Untersuchungsmethoden, wie z. B. mittels Eisen-MRT, das Tumorausmaß manchmal erst während der Transplantation bzw. durch den Pathologen richtig erkennen. Im frühen Tumorstadium (1 oder 2) ist mittels Transplantation eine Heilung, respektive ein uneingeschränktes Überleben, möglich.

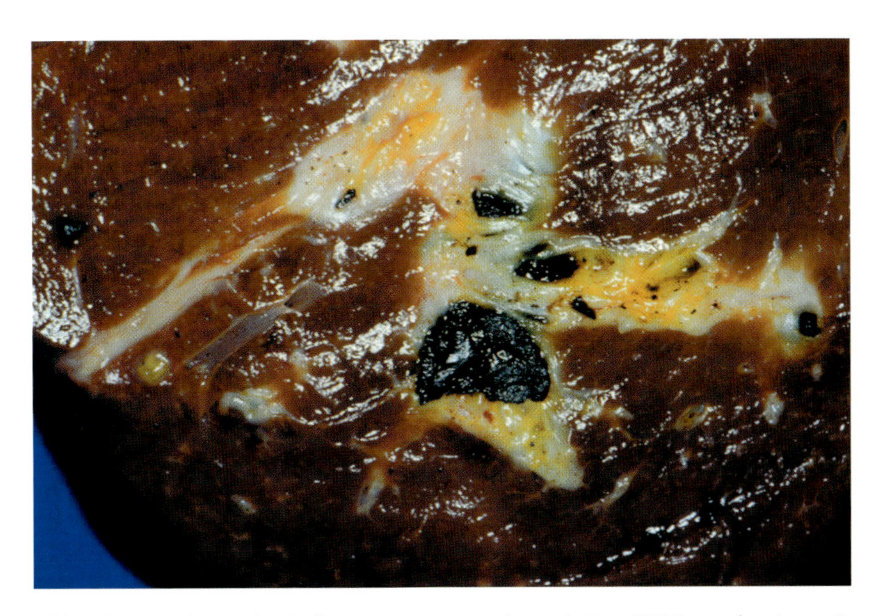

Abb 16: Nekrose des Gallenwegssystems aufgrund einer ITBL, explantiertes Präparat bei elektiver Retransplantation.

Neuere Immunsuppressiva, wie Rapamycin, haben in In-vitro-Studien antiproliferative Tumoreigenschaften gezeigt, so daß möglicherweise in Zukunft mittels Rapamycin als Basisimmunsuppression die Rezidivrate von hepatozellulären Karzinomen gesenkt werden kann (erste klinische Studien sind begonnen worden).

Im Gegensatz zum HCC stellen cholangiozelluläre Karzinome keine Indikation zur Lebertransplantation dar, da das Rezidivrisiko ausgesprochen hoch ist. Bei ca. 10 % aller Patienten, die wegen PSC transplantiert wurden, findet sich in der histologischen Aufarbeitung der explantierten Leber ein cholangiozelluläres Karzinom, das trotz guter diagnostischer Möglichkeiten wie CT, MRT oder ERC vor Transplantation nicht gesehen wurde.

Neben dem Rezidiv der Grunderkrankung stellen de-novo-Tumoren sowie lymphoproliferative Erkrankungen (PTLD) ein Risiko dar, daß insgesamt niedrig ist (< 5 %), jedoch deutlich über dem Durchschnitt nicht-transplantierter Patienten liegt. Daher ist die individuelle Reduktion der Immunsuppression auf das für den einzelnen Patienten niedrigste Niveau von großer Bedeutung. Bei über 60 % aller lebertransplantierten Patienten kann im Verlauf eine niedrig-dosierte Monotherapie mit Tacrolimus oder Cyclosporin A erreicht werden.

Schwere Infektionen werden im Spätverlauf nach Transplantation nur im Zusammenhang mit anderen Komplikationen wie Hepatitis B- und C-Reinfektion, Tumorrezidiv, chronischer Abstoßung oder akzidenteller Überimmunsuppression beobachtet.

2.4.5 Spezielle immunsuppressive Therapie

Der Durchbruch in der Lebertransplantation gelang durch Einführung von Cyclosporin A Anfang der 80er Jahre. Eine weitere Bereicherung stellte die Zulassung des etwas potenteren Immunsuppressivums Tacrolimus im Jahre 1994 dar. Dieses Medikament ist nicht nur in der Lage, Abstoßungen erfolgreich zu verhindern, sondern kann diese, wenn sie unter Cyclosporin A aufgetreten sind, auch therapieren. Gleiches gilt auch für frühe chronische Abstoßungen. Diese werden heute in weniger als 5 % aller Patienten beobachtet, mit weiter rückläufiger Tendenz.

Da immunologische Reaktionen besonders gern in der sehr frühen Phase nach Transplantation auftreten (akute Abstoßungen in ca. 30 % der Patienten im ersten postoperativen Monat), stellen Antilymphozytenpräparationen wie ATG oder ALG sowie auch der Interleukin-2 Rezeptor Antagonist Simulect und Daclizumab eine wesentliche Bereicherung dar. Diese Induktionstherapeutika werden zusätzlich perioperativ angewandt (Tab. 7).

Der Purin-Synthesehemmer, Mycophenolat-Mofetil, hat sich in der Pankreas-Nierentransplantation sehr bewährt und ist dort auch zugelassen. Im Bereich der Lebertransplantation bietet Mycophenolat-Mofetil möglicherweise Vorteile in der Therapie von Patienten mit virusbedingter Leberzirrhose. Die möglichen Vorteile von Mycophenolat-Mofetil (MMF) liegen neben seiner immunsuppressiven Wirkung in der in vitro nachgewiesenen Wirkung gegen verschiedene Viren. Des weiteren kann MMF bei Patienten eingesetzt werden, die aufgrund von akuten Abstoßungen einer höheren Basisimmunsuppression bedürfen

Tabelle 7: Patienten-adaptierte Immunsuppression

IL-2-Rezeptorantagonisten	zur Induktionstherapie, danach absetzen
Tacrolimus	
Prednisolon	ausschleichen, absetzen
Bei (rezidivierender) akuter Abstoßung:	
Addition von MMF oder Rapamycin	
Bei Nephro- oder Neurotoxizität:	
Addition von MMF oder Rapamycin	
Reduktion von Tacrolimus	
Umstellung von Tacrolimus auf Cyclosporin A	
Patienten mit HCV-Zirrhose:	
Tacrolimus	
MMF	
Patienten mit HCC in Zirrhose:	
Rapamycin	
Tacrolimus	niedrig-dosiert, ausschleichen
Prednisolon	ausschleichen, absetzen

Mögliche immunsuppressive Variationen in Abhängigkeit von der Indikation zur Lebertransplantation sowie dem postoperativen Verlauf. Dieses Vorgehen wird derzeit an unserem Zentrum in Studien evaluiert.

wie beispielsweise Patienten, die wegen PSC transplantiert wurden. Ein weiteres Immunsuppressivum, Rapamycin, das einen synergistischen Effekt mit Cyclosporin A aufweist, bietet den Vorteil einer fehlenden Nephro- und Neurotoxizität, welche beiden Immunsuppressiva Cyclosporin A und Tacrolimus eigen ist.

Das Vorhandensein verschiedener immunsuppressiver Medikamente bietet in Zukunft die Möglichkeit, Patienten individuell nach ihren Bedürfnissen behandeln zu können (Tab. 7). Eigene Untersuchungen zeigten, daß die Immunogenität bzw. die Bereitschaft, akute und chronische Abstoßungen zu entwickeln, auch von der Primärdiagnose, respektive der Indikation zur Lebertransplantation, abhängt. Mittels Bestimmungen des zellulären Immunstatus des Patienten sowie neuerer immunologischer Parameter (z. B. der Bestimmung spezifischer Zytokine) und auch unter Berücksichtigung der Primärdiagnose des Patienten könnte in Zukunft das immunsuppressive Management individuell gestaltet werden. Dies ist von besonderer Wichtigkeit, da frühe und auch spätere postoperative Komplikationen, wie beispielsweise atypische und fungale Infektionen oder auch virale Infektionen (z. B. CMV-Infektionen), sehr häufig von der Immunsuppression abhängig sind.

2.4.6 Abstoßungsdiagnostik und -therapie

Die Diagnose einer akuten Abstoßung wird anhand klinischer, laborchemischer und histologischer Kriterien gestellt. Der histologische Nachweis allein genügt nicht, da diese im

Tabelle 8: Zeichen der akuten Abstoßung

Klinik:	Fieber Veränderung der Gallefarbe (heller, weniger viskös) Abnahme der Galleproduktion
Laborchemie:	Anstieg der Cholestaseparameter (Bilirubin, alkalische Phosphatase) Anstieg der Transaminasen (AST, ALT bzw. GOT und GPT))
Histologie:	
Grad I:	geringe, vorwiegend mononukleäre periportale Infiltrate (Lymphozyten und Blasten, Eosinophile, Neutrophile) geringe Endotheliitis, subendotheliale Inflammation der Portal- und Zentralvenen geringe Veränderungen der Gallengänge
Grad II:	zunehmende mononukleäre Infiltrate > 1/3 der Portalfelder zunehmende Endotheliitis moderate Veränderungen der Gallengänge
Grad III:	zunehmende mononukleäre Infiltrate, alle Portalfelder umfassend schwere perivenöse Inflammation bis in das Leberparenchym reichend, Leberzellnekrosen zunehmende Veränderungen der Gallengänge

Rahmen von Routinebiopsien früh-postoperativ häufig ohne klinisches oder laborchemisches Korrelat gefunden wurden und nicht therapiebedürftig sind (Tab. 8). Der klinische und laborchemische Schweregrad der akuten Abstoßung korreliert nicht immer mit dem histologischen Befund. Bei einer histologischen Abstoßung Grad II-III sollte jedoch auch bei geringer Klinik therapiert werden. Andererseits kann sich auch aus einer milden histologischen Abstoßung Grad I eine klinisch schwere, steroid-resistente Abstoßung entwickeln.

Die Therapie der akuten Abstoßung besteht in der Applikation von Methylprednisolon (500 mg) an drei aufeinanderfolgenden Tagen. Gleichzeitig wird die Basisimmunsuppression (Tacrolimus) erhöht und ggf. kann MMF (2 × 1 g/Tag) oder in Zukunft auch Rapamycin dazugegeben werden. Kommt es nicht zur Normalisierung der Transplantatfunktion oder zum Wiederanstieg der Leberenzyme (AST, ALT, Bilirubin, alk. Phos.) innerhalb einer Woche, sollte eine Rebiopsie der Leber erfolgen und bei histologischem Nachweis einer persistierenden Abstoßung die Therapie mit OKT3 eingeleitet werden. In früheren Studien lag die Inzidenz dieser sogenannten steroid-resitenten Abstoßung bei 12–15 % nach Lebertransplantation. Aufgrund der Verbesserung der immunsuppressiven Therapie (Tacrolimus, MMF, Rapamycin) wird der Einsatz von OKT3 jedoch zunehmend seltener notwendig.

Aufgrund der Verbesserung in der Immunsuppression wird die chronische Abstoßung nach Lebertransplantation nur noch selten beobachtet. Sie manifestiert sich klinisch in einer schleichenden Verschlechterung der Transplantatfunktion über Wochen und Monate. Führend ist der Anstieg des Bilirubins und teilweise auch der anderen Cholestaseparameter, wie der alkalischen Phosphatase und der γ-GT (weit geringer) ohne Zeichen einer extra- oder intrahepatischen Veränderung der Gallenwege. Ferner zeigt sich ein geringer Anstieg der Transaminasen. Histologisch finden sich Zeichen eines sogenannten „Vanishing Bile Duct Syndrome" (VBDS, Verschwinden der Gallengänge). Ab einem Verlust von 50 % der Gallengänge spricht man von einer chronischen Abstoßung. In ca. 85 % der Fälle kommt es gleichzeitig (seltener isoliert) zu Veränderungen der mittelgroßen Leberarterien (Obstruktion, Intimaverdickung, Schaumzellbildung, Endothelitis, portale Fibrose). Diese Areale sind der Leberpunktion oft nicht zugängig, so daß diese Veränderungen nur nach Explantation der Transplantatleber zu finden sind. Die Lebersynthese bleibt lange erhalten, so daß in Abhängigkeit vom klinischen Zustand des Patienten elektiv die Indikation zur Retransplantation gestellt werden kann. Bei rechtzeitiger Indikationsstellung zur Retransplantation ist die Prognose gut. Andere therapeutische Maßnahmen wie die Rescue-Therapie mit Tacrolimus und/oder MMF haben nur bei frühen chronischen Abstoßungen Aussicht auf Erfolg.

2.4.7 Klinische Ergebnisse

Insgesamt bietet die Lebertransplantation eine gute therapeutische Möglichkeit für Patienten im Endstadium einer Lebererkrankung sowie für Patienten mit akutem Leberversagen. Einjahres-Überlebensraten von über 90 % sowie 5-Jahres-Überlebensraten von ca. 86 % dürfen durchaus als erfolgreich betrachtet werden (s. Abb. 17). Weitere Fortschritte in der immunsuppressiven Therapie sowie auch im immunologischen Monitoring werden möglicherweise die Erfolge durch eine gezielte und individuelle Immunsuppression für die verschiedenen Patienten noch weiter verbessern können. Die in Testung bzw. Entwicklung befindlichen Virustatika werden in Zukunft wahrscheinlich die Rezidivgefahr für Patienten, die wegen Hepatitis B und C transplantiert wurden, weiter mindern können.

Patienten, die aufgrund einer Hepatitis B-Zirrhose transplantiert wurden, versterben in über 90 % am Rezidiv der Grunderkrankung. Dennoch liegt das kumulative 1–9-Jahresüberleben bei 83 %. Gleiches gilt auch für die Hepatitis C. Auch bei Patienten, die wegen einer alkoholtoxischen Leberzirrhose transplantiert wurden, stellt das Rezidiv der Grunderkrankung den Hauptrisikofaktor für die Langzeitprognose dar, gefolgt von kardiologischen Komplikationen, insbesondere der Kardiomyopathie. Insgesamt liegt das 1–9-Jahresüberleben dieser Patientengruppe bei 87 %. Bei ca. 10 % aller Patienten, die wegen PSC transplantiert wurden, findet sich in der histologischen Aufarbeitung des Explantates ein cholangiozelluläres Karzinom. Dennoch liegt auch bei PSC-Patienten das Langzeitüberleben bei ca. 81 %. Die beste Prognose haben Patienten, die aufgrund einer PBC transplantiert wurden. Hier liegt das Langzeitüberleben bei 92,5 %. Bei Patienten, die wegen eines akuten Leberversagens therapiert wurden, liegt das Überleben bei 85 %. Etwas niedriger, jedoch immer noch bei ca. 71 %, liegt das 1–9-Jahresüberleben bei Patienten, die aus verschiedensten Indikationen retransplantiert werden mußten.

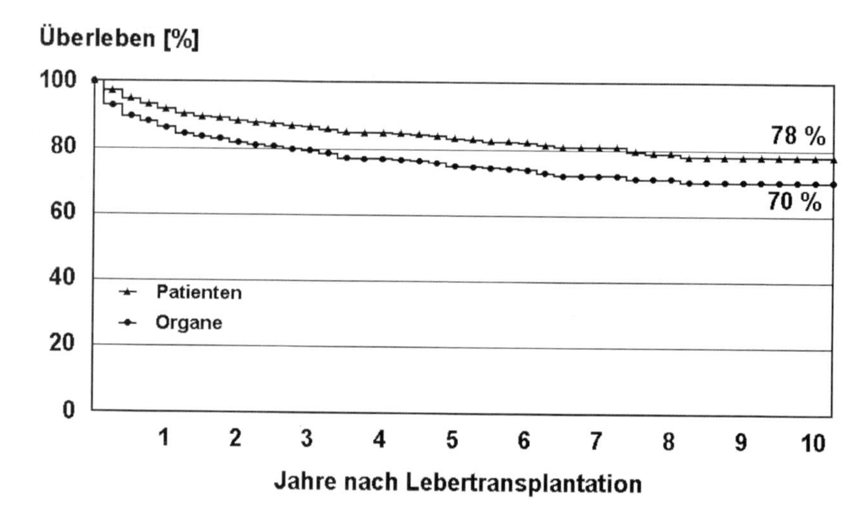

Abb. 17: Patienten- und Transplantatüberleben nach Lebertransplantation.

2.4.8 Spezielle Aspekte nach Lebertransplantation

Der Erfolg der Lebertransplantation beginnt mit der Auswahl des Patienten. So ist es günstiger, Patienten im Stadium Child B als C zu transplantieren. Ferner beinhalten kardiopulmonale Vorerkrankungen, insbesondere eine pulmonale Hypertonie oder eine Kardiomyopathie, deutliche Risiken in der früh-postoperativen Phase nach der Transplantation. Des weiteren ist der Erfolg der Lebertransplantation besonders in der früh-postoperativen Phase im wesentlichen in der Vermeidung von Komplikationen begründet. Dies beinhaltet ein optimales perioperatives Management sowie die Vermeidung chirurgisch-technischer Komplikationen und eine gute initiale Abstoßungsprophylaxe. Schwere bakterielle, atypische, virale oder fungale Infektionen sind überwiegend nach komplikationsreichen postoperativen Verläufen und rezidivierender Abstoßungstherapie („Über-Immunsuppression) zu beobachten. Die Inzidenz liegt ca. bei 30 %, die Letalität bei insgesamt 10 %. Die konsekutiv enstehenden Infektionen sind es, die das Langzeitüberleben nach vorangegangener akuter steroid-resistenter Abstoßung deutlich auf 60–70 % vermindern.

Aufgrund der unterschiedlichen Grunderkrankungen ist es besonders nach Lebertransplantation wichtig, ein individuelles immunsuppressives Management für die respektiven Indikationen zur Reduktion von Rezidiven der Grunderkrankung (Tumor und Hepatitis), der Toxizität, aber auch den immunologischen Anforderungen (Abstoßungsrisiko bei PSC oder Autoimmun-Hepatitis) entsprechend zu entwickeln. Dadurch wird der Erfolg noch weiter verbessert werden können. Die in Entwicklung befindlichen Virustatika werden in Zukunft wahrscheinlich die Rezidivgefahr für Patienten, die wegen Hepatitis B und C transplantiert wurden, weiter mindern können.

Weiterführende Literatur

[1] Bechstein, W.O., O. Guckelberger, N. Kling et al.: Recurrence-free survival after liver transplantation for small hepatocellular carcinoma. Transplant Int 11 (Suppl. 1) (1998) 78.

[2] Berg, T., U. Hopf, W.O. Bechstein et al.: Pretransplant virological markers hepatitis C virus genotype and viremia level are not helpful to predict the individual outcome after orthotopic liver transplantation. Transplantation 66 (1998) 225.

[3] Berg, T., W.O. Bechstein, A.R. Müller et al.: Lebertransplantation. Internist 39 (1998) 1237.

[4] Demetris, A.J., J.J. Fung, S. Todo et al.: Conversion of liver allograft recipients from cyclosporine to FK506 immunosuppressive therapy – a clinicopathologic study of 96 patients. Transplantation 53 (1992) 1056.

[5] European FK506 Multicentre Liver Study Group: Randomized trial comparing tacrolimus (FK506) and cyclosporine in prevention of liver allograft rejection. Lancet 344 (1994) 423.

[6] Greif, F., O.L. Bronsther, D.H. Van-Thiel et al.: The incidence, timing, and management of biliary tract complications after orthotopic liver transplantation. Ann Surg 219 (1994) 40.

[7] Henne-Bruns, D.: Organ donation. In: Kremer, B., C.E. Broelsch, Henne-Bruns (eds.) Atlas of liver, pancreas, and kidney transplantation. 1–35, Thieme Stuttgart, 1994.

[8] Kremer, B.: Standard techniques in orthotopic liver transplantation. In: Kremer, B., C.E. Broelsch, Henne-Bruns (eds.) Atlas of liver, pancreas, and kidney transplantation. Thieme Stuttgart, 1994, 35.

[9] McDiarmid, S.V., G.B. Klintmalm, R.G. Busuttil: FK506 conversion for intractable rejection of liver allograft. Transpl Int 6 (1993) 305.

[10] Mueller, A.R., K.P. Platz, T. Berg et al.: Influence of immunosuppression on patient outcome after liver transplantation. Transplant Proc 30 (1998) 1495.

[11] Mueller, A.R., K.-P. Platz, M. Haak et al.: The release of cytokines, adhesion molecules, and extracellular matrix parameters during and after reperfusion in human liver transplantation. Transplantation 62 (1996) 1118.

[12] Neuhaus, P., W.O. Bechstein, G. Blumhardt et al.: Comparison of quadruple immunosuppression after liver transplantation with ATG or Il-2 receptor antibody. Transplantation 55 (1993) 1320.

[13] Neuhaus, P., K.P. Platz: Liver transplantation – newer surgical approaches. In Gastrointestinal transplantation. Balieres Gastroenterology 8 (1994) 481.

[14] Neuhaus, P., G. Blumhardt, W.O. Bechstein et al.: Technique and results of biliary reconstruction using side-to-side choledochocholedochostomy in 300 orthotopic liver transplants. Ann Surg 219 (1994) 426.

[15] Neuhaus, P., G. Blumhardt, W.O. Bechstein et al.: Comparison of FK506- and cyclosporine-based immunosuppression in primary orthotopic liver transplantation. A single center experience. Transplantation 59 (1995) 31.

[16] Neuhaus, P., A.R. Müller, K.P. Platz: Die Lebertransplantation als Schule der Viszeralchirurgie: Erfahrungen für das perioperative Management. Liver transplantation – a challenge in visceral surgery: experiences in perioperative management. Der Chirurg 67 (1996) 341.

[17] Neuhaus, P., K.P. Platz, A.R. Mueller: Liver transplantation – technical complications. In: O'Grady, J.G., J.R. Lake, P.D. Howdle (eds.): Comprehensive Clinical Hepatology. 38.1–38.14, Mosby International, Times Mirror International Publishers Ltd, England, 2000.

[18] Pinna, A.D., Smith, C.V., Furukawa, H. et al.: Urgent revascularization of liver allografts after early hepatic artery thrombosis. Transplantation 62 (1996) 1584.

[19] Platz, K.-P., A.R. Mueller, R. Rossaint et al.: Cytokine pattern during rejection and infec-

tion after liver transplantation: improvements in postoperative monitoring? Transplantation 62 (1996) 1441.

[20] Platz, K.-P., A.R. Mueller, M. Zytowski et al.: Management of acute steroid-resistant re jection after liver transplantation. World J Surg 20 (1996) 1052.

[21] Platz, K.-P., A.R. Mueller, C. Willimski et al.: Indication for Mycofenolate mofetil therapy in HCV-patients undergoing liver transplantation. Transplant Proc 30 (1998) 2332.

[22] Sanchez-Bueno, F., R. Robles, P. Ramirez et al.: Hepatic artery complications after liver transplantation. Clin Transplant 8 (1994) 399

[23] Shackleton, C.R., J.A. Goss, K. Swenson et al.: The impact of microsurgical hepatic arterial reconstruction on the outcome of liver transplantation for congenital biliary atresia. Am J Surg 173 (1997) 431.

[24] Sherman, S., A. Shaked, H.M. Cryer et al.: Endoscopic management of biliary fistulas complicating liver transplantation and other hepatobiliary operations. Ann Surg 218 (1993) 167.

[25] Starzl, T.E., S. Todo, J. Fung et al.: FK506 for liver, kidney, and pancreas transplantation. Lancet 2 (1989) 1000.

[26] Stratta, R.J., R.P. Wood, A.N. Langnas et al.: Diagnosis and treatment of biliary tract complications after orthotopic liver transplantation. Surgery 106 (1989) 675.

[27] The US Multicenter FK506 Liver Study Group: A comparison of tacrolimus (FK506) and cyclosporine for immunosuppression in liver transplantation. N Engl J Med 331 (1994) 1110.

[28] Valente, J.F., M.H. Alonso, F.L. Weber et al.: Late hepatic artery thrombosis in liver allograft recipients is associated with intrahepatic biliary necrosis. Transplantation 61 (1996) 61.

[29] Winkler, M., B. Ringe, U. Jost et al.: Conversion from cyclosporin to FK506 after liver transplantation. Transpl Int 6 (1993) 319.

[30] Zajko, A.B., D. Claus, P. Clapuyt et al.: Obstruction to hepatic venous drainage after liver transplantation: treatment with balloon angioplasty. Radiology 170 (1989) 763.

2.4.9 Extrakorporale Leberunterstützungssysteme

G. Puhl

Das akute Leberversagen (ALV) sowie Erkrankungen, die mit einer Leberinsuffizienz nach Transplantation oder Leberteilresektion einhergehen, führen durch einen Ausfall der vielfältigen Synthese-, Biotransformations-, Homöostase- und Stoffwechselleistungen der Leberzellen zu einem komplexen Krankheitsbild, in dessen Verlauf es insbesondere zu Hypoglykämien, Gerinnungsstörungen und hypotonen sowie hyperdynamen Kreislaufreaktionen kommt.

Das regelmäßige Auftreten einer hepatischen Enzephalopathie, eines Hirnödems und/oder renalen und pulmonalen Versagens sowie septische Komplikationen erschweren den Verlauf der Erkrankungen und bestimmen die Prognose des Patienten.

Trotz Weiterentwicklung der intensivmedizinischen Behandlungsmöglichkeiten ist insbesondere das ALV mit einer hohen Sterblichkeit belastet. Überlebensraten unter alleiniger konservativer Therapie werden in der Literatur mit 20–40 % angegeben. Erst durch die orthotope Lebertransplantation (oLTx) konnten die 1-Jahresüberlebensraten auf 70–90 % angehoben werden.

Die Behandlung mit einem extrakorporalen System in der Therapie des akuten Leberversagens hat zum Ziel die lebereigene Funktion der Detoxifizierung, Synthese und Regulation zu unterstützen bzw. zu ersetzen. Von besonderem Interesse ist die Vorbeugung oder Linderung extrahepatischer Komplikationen sowie die Unterstützung der Leberzellregeneration.

Ziel dieses Kapitels ist die Erläuterung der grundsätzlichen Prinzipien verschiedener Leberunterstützungssysteme sowie die Darstellung der bisherigen klinischen Ergebnisse.

Anwendung von Membranen

Die Grundlage extrakorporaler Leberunterstützungssysteme in der Therapie des akuten Leberversagens ist die Annahme, daß zirkulierende toxische Substanzen, die durch Einschränkung der hepatozellulären Funktion kumulieren, durch möglichst selektive Filtration über Membranen unter Zuhilfenahme von Adsorbern oder stoffwechselaktiven Hepatozyten entfernt werden können.

Der Erfolg dieser Systeme hängt von den Eigenschaften der zu entfernenden Toxine, der Qualität und den Eigenschaften der Adsorber sowie der Qualität der biologischen Anteile im System, in höchstem Maße jedoch von der Beschaffenheit der verwendeten Membranen, über die der Stoffaustausch stattfindet, ab. Die Durchlässigkeit von Membranen wird bezogen auf die Porengröße in Nominal Molecular Weight Cutoff (NMWCO) angegeben und beschreibt die Durchlässigkeit in Abhängigkeit des Molekulargewichtes der entsprechenden Stoffe.

Hämodialyse-verwandte Verfahren

Die alleinige Hämodialyse führt zu einer Verbesserung der Enzephalopathie bei Patienten mit Leberzirrhose, aber nicht zu einer Verlängerung der Überlebenszeit. Sie ist dafür geeignet, niedrig molekulare (< 400 Da), wasserlösliche Toxine durch Diffusion effektiv zu eliminieren. Eine verbesserte Toxinelieminierung kann durch den Austausch der

Cellulosemembranen gegen grobporigere Polymermembranen wie auch durch die auf Konvektion basierenden Hämofiltration erreicht werden, ohne daß jedoch die lipophilen und Protein-gebundenen Toxine eliminiert werden können. Weitere Modifikationen vom Standardverfahren der Hämodialysetechnik in der Therapie des akuten Leberversagens wurden deswegen vorgenommen.

Flüssig-Membranfilter

Ein solches System besteht aus einem Flüssig-Membranfilter, bestehend aus einer hydrophoben Polysulfonmembran, die Paraffinöl enthält und einer hydrophilen Membran, zusammengefaßt in einer Dialysekartusche. Blut fließt durch den Flüssig-Membranfilter, der wiederum von einer Natriumhydroxidacceptor-Lösung umflossen wird. Die lipophilen Anteile diffundieren durch den Flüssig-Membranfilter und reagieren mit der Acceptorlösung. Die nun wasserlöslichen Toxine werden über die hydrophile Membran aufgenommen und mit einem Dialysat abtransportiert. Die ersten klinischen Erfahrungen mit diesem System zeigen eine Verbesserung des Komastadiums an Patienten mit akutem Leberversagen.

Dialysatsuspension

Die Zuführung von Absorbern in das Dialysat erfolgt mit der Absicht, daß die Elimination von Toxinen auf der einen Seite erhöht werden soll, auf der anderen Seite die Problematik der Biokompatibilität beim direkten Kontakt zwischen Blut und Adsorber, wie sie bei der direkten Hämoperfusion auftreten, verhindert werden sollen. In den erheblich größeren Oberflächen, die durch kleine Adsorberpartikel in einem Dialysat erreicht werden können, liegt ein weiterer Vorteil gegenüber der Hämoperfusion. Die Verwendung einer Adsorbersuspension ist das Prinzip des BioLogic DT®-Systems (HemoCleanse Inc., West Lafayette, USA). Es besteht aus einer Zellulosemembran-basierten Dialysatekartusche mit einem NMWCO von 5000 Da und einer Adsorbersuspension, die aus Aktivkohle- und Kationenaustauscherharzpartikeln mit einer Gesamtoberfläche von 2400 m^2/g besteht. Die blutdurchflossenen Membranen werden von der Adsorbersuspension umspült. Die Detoxifizierung geschieht in diesem System durch Hämodiabsorption auf der Grundlage, daß sowohl die Hämodialyse als auch die Absorption zum Tragen kommt. Das BioLogicDT®-System ist jedoch lediglich in der Lage, diejenigen Stoffe zu eliminieren, für die die Zellulosemembranen durchgängig sind. Unter anderem können die proteingebundenen Toxine wie Bilirubin und Endotoxine nicht effektiv eliminiert werden. Die im Rahmen von kontrollierten Studien bisher therapierten Patienten zeigten eine Überlebensrate von 28–65 % je nach Grad der Enzephalopathie vor Therapie im Gegensatz zu 0–42 % in den Kontrollgruppen. Eine Verbesserung des neurologischen Status konnte in Abhängigkeit von der Ätiologie (acute on chronic Leberversagen (ACLV) oder ALV) bei 68–73 % der Patienten gegenüber 25–28 % in der Kontrollgruppe und eine Verbesserung des Gesamtzustandes in 65–75 % gegenüber 0–25 % in der Kontrollgruppe erreicht werden. Wesentliche biochemische Unterschiede konnten jedoch nicht nachgewiesen werden. Die Weiterentwicklung des Systems stellt das Liver Dialysis Unit®-System dar (vormals BioLogicDTPF®, HemoTherapies, San Diego, USA), welches das BioLogic DT®-Hämodiabsorptionssystem mit einem push-pull Plasmapherese-System über zwei Plasmaseparationskartuschen (NMWCO von ca.

200–400 kDa) in Reihenschaltung vereinigt. So kann das Patientenplasma direkt mit den Adsorbern in Kontakt gebracht werden, was zu einer effektiven Elimination sowohl von lipophilen und proteingebundenen Toxinen als auch großmolekularen Stoffen führt. Für das System liegt eine FDA-Zulassung vor, eine klinische Multicenterstudie wird derzeit durchgeführt.

Die Notwendigkeit der Eliminierung an Protein-gebundener Toxine hat zum Konzept der Dialyse gegen albuminhaltige Lösungen geführt. Das Molecular Absorbents Recirculating System (MARS®, Teraklin AG, Rostock, D) wurde klinisch bisher insbesondere an Patienten mit chronischer Lebererkrankung eingesetzt. In einer kontrollierten Studie an insgesamt 13 Patienten mit Leberzirrhose und hepatorenalem Syndrom zeigten die 8 mit MARS® behandelten Patienten einen signifikanten Bilirubinabfall sowie sinkende Kreatininwerte bei einer Mortalität von 62,5 % nach 7 Tagen und 75 % nach 30 Tagen. Die Therapie erfolgte dabei in Intervallen von 6–8 Stunden mit durchschnittlich 5,2 Behandlungsepisoden. Die Kontrollgruppe wurde mit einer Hämodiafiltration behandelt und zeigte nach 7 Tagen eine Mortalität von 100 %. Zur Effektivität der Behandlung des ALV können derzeit jedoch noch keine sicheren Angaben gemacht werden. Das MARS®-System besteht aus einer speziellen Filtrationsmembran aus Polysulfon mit einem NMWCO von 5 000 Da, an die Albumin gebunden ist, und einem Hämofiltrationskreislauf (NMWCO 1 000 Da). Der Aufbau erlaubt eine Hämofiltration mit Austausch albumingebundener Toxine in eine Albuminlösung im Dialyseprinzip. Die an das in der Albuminlösung gebundenen Toxine werden wiederum über einen Aktivkohle- und einen Austauscherharz-Adsorber eliminiert, was die rezirkulierende Perfusion der Albuminlösung ermöglicht.

Membran-Plasmapherese

Die Membran-Plasmapherese als Therapie des ALV hat seinen Stellenwert insbesondere in

Tabelle 1: Molekulargewicht für relevante Toxine, Mediatoren und Syntheseprodukte

Substanz	Molekulargewicht (Da)	Substanz	Molekulargewicht (Da)
Bilirubin	580	HGF	86000
Ammoniak	17	Albumin	65000–70000
α-TNF	17300	TBG	45000
GABA	105000	IgG	150000
DLIS	60000	IgM	970000
IL-1	13000–20000	IgA	160000
IL-2	21000	Komplementfaktor C3a	9000
α-INF	15000–22000	Komplementfaktor C5a	11000
γ-INF	15000–22000	C1-Esterase Inhibitor	105000
Aminosäuren	89–204	PERV (Porcines endogenes Retrovirus)	> 400000
Thrombin, VII, IX, X, AT III, Protein S, Protein C	12000–69000	Faktor I, II, V, XI, XII, XIII	72000–330000

der Plasmaaustauschtherapie. Sie sieht die Anwendung großporiger Separationsfilter vor, über die ca. 1 Liter Plasma/h durch Plasmapherese gegen Frischplasma ersetzt wird, die sogenannte großvolumige Plasmapherese. Die Angaben zur insgesamt ausgetauschten Plasmamenge gegen Fresh-Frozen-Plasma (FFP) schwanken in den unterschiedlichen klinischen Studien und werden mit Mengen bis zu 24 Liter angegeben. Die bisherigen klinischen Erfahrungen zeigen eine effektive Elimination von Bilirubin, Gallensäuren und Endotoxinen. Des weiteren kann das Gerinnungsprofil durch Plasmaersatz gegen Frischplasma signifikant verbessert werden. Wenn auch ein direkter Einfluß der Therapie auf den intrakraniellen Druck und die intrakranielle Durchblutung nicht nachgewiesen werden konnte, zeigt sich eine Überlebensrate von bis zu 35 % Patienten mit ALV ohne Transplantation und bis 81 % mit Tranplantation nach maximal drei Anwendungen.

Ein Kombinationsverfahren zwischen Hämodiafiltration über sogenannte „high performance"-Membranen, kombiniert mit großvolumigen Plasmaaustausch von im Mittel 3,5 Liter Plasma, verteilt auf durchschnittlich sechs Anwendungen, eingesetzt an Patienten im ALV auf dem Boden einer viralen Hepatitis zeigte sogar eine Überlebensrate von 55 % ohne Transplantation. Bei dieser Methode kommen großporige Separationsfilter mit einem NMWCO von 500 kDa zur Anwendung.

Adsorptionstechniken

Mit Ausnahme der Plasmaaustauschbehandlung werden Adsorber in allen zur Zeit in Erprobung befindlichen nicht-biologischen Systemen verwendet. Die Adsorber werden direkt mit dem Patientenblut oder -plasma in Kontakt gebracht. Unter Berücksichtigung des allgemeinen Prinzips der Adsorption aus einem flüssigen Medium, daß Substanzen gleicher Polarität gut, und Substanzen unterschiedlicher Polarität nicht absorbiert werden, können verschiedene Adsorbermaterialen eingesetzt werden. Aktivkohle als nicht-polarer Adsorber bindet insbesondere nicht-polare Substanzen aus einem polaren Medium. Die alleinige Therapie mit einem Aktivkohleabsorber ist jedoch nicht effektiv in der Behandlung des ALV, wird aber als Komponente in einem Leberunterstützungssystem häufig eingesetzt.

Nichtionische Austauscherharze, die aus porösen Materialen meist auf der Basis von Polystyren bestehen, erreichen ihre adsorbierende Wirkung aufgrund der Porosität, der Gesamtoberfläche und der Auswahl von Co-Monomeren für Styren. Sie ermöglichen die Elimination proteingebundener und lipophiler Toxine, was unter Verwendung des Amberlite XAD-7®-Harzes (Rohm&Hass Ltd., Croydon, Surrey, UK) auch an Patienten im ALV gezeigt werden konnte.

Die ionischen Austauscherharze können als eine Matrix verstanden werden, die austauschbare Ionen beinhalten. Die Eigenschaften werden im wesentlichen durch die Matrix selbst und die Natur der austauschbaren Ionen bestimmt. Entsprechend der austauschbaren Ionen werden Anionen- und Kationenaustauscher unterschieden, die als Adsorber in den schon beschriebenen Systemen BioLogic DT® und MARS® ohne direkten Blut/Plasma- und Adsorberkontakt Verwendung finden, und im Falle des Liver Dialysis Unit®-Systems mit direktem Kontakt zwischen Plasma und Adsorber stehen. In einem weiteren System unter Verwendung der Anionenaustauscherharzsäule BR-350®

(Asahi Medical, Japan) fließt durch Plasmaseparation gewonnenes Patientenplasma durch den Adsorber, der die an niedrig-molekulare Proteine gebundenen Gallensäuren und Bilirubin eliminiert. Allerdings werden die Anwendungen durch eine erhebliche Fibrinogenbindung limitiert, die jedoch durch Vorbehandlung der Säule mit Heparin deutlich reduziert werden kann. Positive Erfahrungen liegen mit diesem System besonders in der Therapie von Hyperbilirubinämien nach Lebertransplantation oder Leberteilresektionen vor. Einem ähnlichen Ansatz der selektiven Elimination von Bilirubin folgend werden Cibacron Blue F3GA-immobilisierte Poly-(EGDMA-HEMA) microbeads erprobt, die Bilirubin durch eine direkte Reaktion binden und damit aus dem Plasma eliminieren.

Insbesondere die kationischen Polymere, wie z. B. das Polyethylenimin, sind in der Lage, lipophile Substanzen zu absorbieren. Dabei erweist sich die Immobilisierung auf Zellulosepartikeln als besonders wirkungsvoll. Ein sich in Entwicklung und im Stadium der präklinischen Evaluierung befindliches System verwendet eine Suspension dieser Adsorberpartikel auf Zellulosebasis, die im extrakapillaren Kompartiment eines Membran-Plasmaseparators (NMWCO 500 kDa) rezirkuliert. Durch die „in-line" Plasmaseparation hat die Adsorbersuspension permanenten, direkten Kontakt zum Patientenplasma (Microsphere based Detoxification System, MDS®).

Die Entwicklung eines neuen Polysulfonmembran basierten Plasmafilters legt den Grundstein für eine weitere interessante Entwicklung, dem „Fractionated Plasma Separation and Absorption System" (FPSA®). Der Polysulfonfilter ist gekennzeichnet durch einen Sieving-Koeffizient von 0,89 für Humanalbumin, aber von nur 0,17 für Fibrinogen und 0 für IgM Immunglobuline. Das vom Aufbau dem MARS® ähnliche FPSA®-System erlaubt unter Verwendung der Plasmaseparation durch den Polysulfonfilter in einem geschlossenen Filtrationskreislaufs mit integrierter Adsorptionssäulen eine effektive und selektive Elimination albumingebundener Toxine und befindet sich derzeit ebenfalls in der präklinischen Evaluierung.

Biologische Verfahren

Einen anderen Behandlungsansatz umfassen die biologischen Leberunterstützungssysteme, bei denen entweder eine extrakorporal an den Patienten angeschlossene Leber oder biologisch aktive Leberzellen in einem künstlichen Kreislauf, sogenannte hybride Systeme, die Funktion der Leber unterstützen bzw. ersetzen sollen. Man geht von der Vorstellung aus, daß neben der Entgiftungsfunktion auch Synthese- und Metabolisierungsvorgänge sowie regulatorische Funktionen möglich sind.

Hybride Leberunterstützungssysteme

Die zentrale Herausforderung stellt die Kultivierung stoffwechselaktiver Leberzellen und den Erhalt der differenzierten Zellfunktion dar. Hybride Leberunterstützungssysteme vereinigen in einem extrakorporalen Kreislauf zur Blut- oder Plasmaperfusion eine vitale Leberzellkultur, die in einer künstlichen Matrix, dem sogenannten Bioreaktor, am Leben erhalten wird und über Membranen mit dem Patientenblut/-plasma im Austausch steht.

Die Leber stellt ein dreidimensionales Zellsystem dar. Spezifische metabolische Fähigkeiten der einzelnen Zellen entwickeln sich aufgrund des unterschiedlichen Nähr- und Sauerstoffangebots im Stromgebiet entlang der Sinusoide. Dabei ist insbesondere die Aufrechterhaltung kleiner Funktionseinheiten sowie der interzellulären Kontakte von entscheidener Bedeutung für die Zellfunktion. Nach Zellisolierung aus ihrem Zellverband verlieren die Hepatozyten ihre spezifischen Stoffwechselaktivitäten. Die Bioreaktoren dienen den isolierten Zellen somit zu der Immobilisierung, Reorganisation und Versorgung und sind damit Vorraussetzung für den Erhalt der differenzierten Zellfunktion. Dabei muß die Bioreaktorkonstruktion den Anforderungen an den Stoffaustausch zwischen Plasma und Zellen in beiden Richtungen (Detoxifizierung und Synthese) Rechnung tragen und eine ausreichend hohe, zur Therapie geeignete Zellmenge beinhalten und versorgen können. Die sich derzeit in Entwicklung befindlichen oder klinisch bereits eingesetzten Bioreaktoren werden diesen Ansprüchen an die Schaffung einer physiologischen Makro- und Mikroumgebung nur zum Teil gerecht. Ein zweiter kritischer Punkt ist die verwendete Zellmasse in Bioreaktoren. Bisher kann keine Angabe darüber gemacht werden, wo die kritische Grenze für die Therapie des ALV liegt. Ausgehend von der Leberteilresektionssituation könnte man die kritische Lebermasse für den Lebenserhalt bei 10–20 % des patienteneigenen Lebergewichtes festlegen. Die meisten Systeme erreichen diese Lebermasse jedoch nicht. In der Annahme, daß die In-vitro-Funktion der Zellen im Vergleich zur In-vivo-Funktion ohnehin schlechter ist, wären eigentlich höhere Zahlen anzustreben. Der dritte kritische Punkt liegt in der verwendeten Zellreihe. Grundsätzlich können in hybriden Systemen primär isolierte Zellen, zumeist vom Schwein, immortalisierte Zellen (z. B. C3A) oder gentechnologisch erzeugte Zellinien (z. B. HepZ) eingesetzt werden. Die primär isolierten Zellen vom Schwein zeigen die beste kurzfristige Funktion. Als für den Menschen xenogene Zellen können durch Zellbestandteile oder Syntheseprodukte jedoch immunologische Reaktionen getriggert werden, wobei das genaue Ausmaß derzeit aufgrund der noch geringen klinischen Erfahrungen nicht abschätzbar ist. Zudem ist ein gewisses Transfektionsrisiko zu diskutieren (z. B. PERV). Interessant wäre allerdings die Verwendung primär isolierter humaner Zellen, die beispielsweise aus nicht-transplantablen Organen gewonnen werden könnten. Die Verwendung solcher Zellen setzt allerdings ideale Kulturbedingungen im Bioreaktorsystem voraus, um die Funktion der durch Verfettung oder Zirrhose vorgeschädigten Zellen zu erhalten bzw. in der Kultur wieder zu verbessern. Immortalisierte Zellen und Zellinien zeigen im Moment noch nicht die gewünschte differenzierte Zellfunktion, sind dafür über einen langen Zeitraum lebensfähig. Die mögliche Verschleppung von manipulierter DNA oder Fragmente über den Kreislauf macht die Verwendung dieser Zellen ebenfalls problematisch.

Suspensionskulturen

Hepatozyten zur klinischen Anwendung in einem Bioreaktor wurden erstmals in einer Suspensionskultur verwendet. Dabei wurden 1×10^{10} (einem Gewicht von ca. 100 g entsprechend) kryopreservierte, primär isolierte Kaninchenhepatozyten in das Dialysatkompartiment einer konventionellen Dialysekartusche eingefüllt, deren Kapillaren wiederum von Patientenblut perfundiert wurden. Mit diesem von Matsamura erstmals beschriebenen System wurde ein Patient behandelt, der sich klinisch unter der Anwendung verbesserte. Da die Aufrechterhaltung der Funktion in Suspension gehaltener Zellen jedoch von begrenzter Dauer war, waren nur kurze Anwendungsintervalle möglich. Eine Weiterentwicklung stellte das von Margulis 1989 entwickelte System dar. Dieses beinhaltete auf Biosolon Mikrocarriern immobilisierte, 4×10^7 (entsprechend einem Gewicht von 700 mg) primär isolierte Schweinehepatozyten und Aktivkohlegranulat in einer PVC Kartusche. Die Zellsuspension wurde in direkten Blutkontakt gebracht, wobei in die Kartusche eingebrachte Nylonnetze ein Ausschwemmen von Zellen verhinderten. Bei maximal drei Anwendungen von jeweils sechs Stunden Dauer an einem Patienten und einem stündlichen Auswechseln der verwendeten Kartuschen zeigten alle 60 behandelten Patienten eine neurologische Verbesserung während der Behandlung mit einem Überleben von 63 % ohne Lebertransplantation. Die 67 Patienten umfassende Kontrollgruppe zeigte nach konservativer Therapie hingegen ein Überleben von 41 % ohne oLTx.

Kapillarmembransysteme

Die derzeit klinisch eingesetzten hybriden Systeme basieren auf Kapillarmembranbioreaktoren. Die einfacheren Systeme bestehen aus einem eindimensionalen Kapillarsystem, wie es zur Dialyse, Hämofiltration oder Plasmaseparation verwendet wird. Die Hepatozytenkultur wird im extra- oder intrakapillären Kompartiment angesiedelt. Das ELAD®-System (VitaGen Inc., LaJolla, CA, USA) von Sussman et al. sieht die Verwendung der immortalisierten humanen C3A-Zellinie vor, die imstande ist, eine hochdifferenzierte Zelleistung in Kultur über einen Zeitraum von mehreren Wochen zu erhalten. Dabei werden 10 g C3A-Zellen in das extrakapilläre Kompartiment einer aus Zellulosemembranen mit einem NMWCO von 70 kDa bestehenden Dialysekartusche eingefüllt. Nach einer Kulturzeit von 3–4 Wochen und Zellimmobilisierung an den Kapillaraußenseiten kann durch Proliferation eine Zellzahl um 2×10^{11} (entsprechend einem Gewicht von 200 g) erreicht werden. Zwei bis vier dieser Bioreaktorkartuschen können in Reihe geschaltet und kontinuierlich mit Patientenblut versorgt werden.

Trotz eingeschränkter Stoffaustauschmöglichkeiten über die verwendete Zellulosemembran (s. o.) und des Stoffaustausches durch Diffusion waren die ersten Erfahrungen ermutigend. Von 11 behandelten Patienten zeigten 10 eine deutliche klinische und biochemische Verbesserung nach bis zu neuntägiger kontinuierlicher Anwendung und Kartuschenwechseln in Intervallen zwischen 3 und 58 Stunden. 6 Patienten überlebten, wobei in 5 Fällen die erfolgreiche Überbrückung bis zur oLTx gelang und in einem Fall auf die Transplantation verzichtet werden konnte. In einer in England durchgeführten kontrollierten Pilotstudie relativierten sich diese Ergebnisse. Zwar überlebten 78 % der ELAD® behandelten Patienten, in der Kontrollgruppe mit ausschließlich konservativer Behandlung zeigte sich jedoch eine vergleichbare Überlebensrate von 73 %. Das System wird derzeit in einer Phase 1/2 klinischen Multicenterstudie evaluiert.

Das HepatAssist®-System (Circe Biomedical, Lexington, USA) von Demetriou et al. verwendet auf kollagenbeschichteten Mikrocarriern immobilisierte, 5×10^9 (entsprechend einem Gewicht von 50 g) primär isolierte Schweinehepatozyten im extrakapillären Kompartiment einer konventionellen Dialysekartusche auf der Basis von Zellulosekapillaren mit einem NMWCO von 60 kDa. Die Perfusion der Zellkultur über die Kapillaren erfolgt durch Patientenplasma nach Plasmaseparation, wobei dem Bioreaktor zwei Aktivkohlefilter vorgeschaltet sind, über die eine zusätzliche Detoxifikation ermöglicht werden soll. Aufgrund der eingeschränkten Langzeitfunktion der primär isolierten Zellen in einem solchen System wird eine Kryopreservierung durchgeführt, die eine bedarfsabhängige Verfügbarkeit von Zellen ermöglichen soll, allerdings unter Inkaufnahme einer entsprechenden Funktionseinbuße der Zellen. Im Rahmen einer klinischen Phase 1/2 Studie wurden insgesamt 33 Patienten an bis zu drei aufeinanderfolgenden Tagen für jeweils sechs Stunden therapiert, von denen 19 ein ALV, 3 eine INF (initial non-function) nach oLTx und 11 Patienten, die ein acute on chronic Leberversagen hatten. 16 Patienten in der Gruppe der ALV konnten erfolgreich bis zur oLTX behandelt werden, bei einem Patienten war eine Transplantation bei Spontanregeneration nicht notwendig, zwei Patienten verstarben. In der Gruppe der INF überlebten alle Patienten nach Retransplantation. 3 Patienten der Gruppe mit ACLV überlebten, davon zwei nach oLTx. Derzeit wird das System einer internationalen Phase 2/3-klinischen Studie unterworfen. Das BLSS®-System (Excorp-Medical, Pittsburgh, USA) von Patzer et al. sieht die Verwendung von 5×10^9 (entsprechend einem Gewicht von 50 g) primär isolierten Schweinehepatozyten in einer Plasmaseparationskartusche mit einem NMWCO von 200 kDa vor. Die Zellen werden hier im intrakapillären Kompartiment durch Adhäsion an den Kapillarinnenseiten immobilisiert und vom extrakapillären Kompartiment aus mit Patientenblut versorgt. Durch die Verwendung von Plasmaseparationsmembranen ermöglicht die extrakapilläre Blutperfusion durch einen Übertritt von Plasma in das Zellkompartiment eine wesentliche Verbesserung der Stoffaustauschraten trotz Vermeidung einer externen Plasmaseparationseinheit. Zudem kommt es nicht zur blutzellbedingten Verstopfung der Kapillarlumen und damit zur erheblichen Verbesserung der Perfusionseigenschaften mit Verlängerung der Verwendbarkeit der Kartuschen. Das System wurde bisher an einem Patientem im ALV und drei Patienten mit ACLV mit kontinuierlichen Anwendungen zwischen 6 und 30 Stunden eingesetzt. Ein Patient aus der Gruppe der ACLV überlebte nach auxilliärer Lebertransplantation, die übrigen drei Patienten verstarben. Die weitere Evaluierung des Systems erfolgt derzeit in einer Phase 1/2 klinischen Studie. Das im Bioreaktoraufbau komplexe BELS®-System (HybridOrgan, Berlin, D) von J. Gerlach et al. umfaßt ein dreidimensionales Kapillargeflecht in einem Polyurethangehäuse. Es werden zwei voneinander getrennte Kapillarsysteme aus Polyethersulfon mit einem NMWCO von 200–400 kDa zur Plasmaperfusion und ein System zur dezentralen internen Oxygenierung genutzt. Die Perfusion von Plasma über die zwei getrennten Membransysteme ermöglicht die Versorgung der Zellkultur über Konvektion. Die einzelnen Kapillarsysteme, die miteinander verwoben sind, bilden multiple Schnittstellen, so daß insgesamt eine homogene Plasmaverteilung im Bioreaktor mit geringen Distanzen zwischen zuführenden und abführenden Kapillaren erreicht wird. Die Zellen werden hier als hepatozytenangereicherte, gemischtzellige Leberzellsuspension aus $2{,}5–5 \times 10^{10}$ (entsprechend einem Gewicht von 250–500 g) primär isolierten Schweinezellen in das extrakapilläre Kompartiment eingefüllt, wo es zur Adhäsion an die Kapillaraußenseite kommt. Das Konzept sieht eine In-vitro-Kulturzeit von einigen Tagen vor einem therapeutischen Anschluß vor, um den Zellen Zeit für Adhäsion und Ausbildung wichtiger interzellulärer Kontakte zu geben und damit die Voraussetzung für eine stabile Langzeitfunktion der Zellkultur zu schaffen. In elektronenmikroskopischen Untersuchungen sieht sich dieses Konzept durch den nachweisbaren Wiederaufbau lebergewebeähnlicher Strukturen unter Einbeziehung aller Leberzellreihen bestätigt, was für den physiologischen Ansatz des dreidimensionalen Zellkultursystems spricht.

Das BELS®-System wurde bisher im Sinne einer Überbrückungsbehandlung bis zur oLTx an acht Patienten im ALV und einem Patienten im ACLV mit einer kontinuierlichen Behandlung zwischen 12 und 72 Stunden eingesetzt. Eine Behandlung wurde mit humanen Leberzellen durchgeführt, die aus einem wegen Verfettung nicht für die Transplantation geeigneten Organ gewonnen wurden. Alle Patienten zeigten während der Behandlung eine biochemische und klinische Stabilisierung und konnten erfolgreich transplantiert werden. Das BELS®-System wird ebenfalls im Rahmen einer Phase 1/2 klinischen Multicenterstudie für eine breitere Anwendung evaluiert.

Von den zahlreichen sich noch in der Entwicklung bzw. präklinischen Erprobung befindlichen Systemen sollen an dieser Stelle nur zwei weitere Systeme hervorgehoben werden. In dem von Bader et al. entwickelten System besteht der Bioreaktor aus Flachmembran-Modulen. Die hepatozytenangereicherte Schweineleberzellkultur mit 2×10^8 Zellen (entsprechend ca. 2 g) pro Modul wird dabei in eine extrazelluläre Kollagenmatrix zwischen sauerstoffdurchlässigen Membranen eingebettet und oxygeniert. Die Medium-/Plasmaversorgung erfolgt durch eine 0,28 µm Porengröße messende Membran. Das Upscaling der funktionellen Leberzellmasse geschieht in diesem System durch die Verwendung von bis zu 50 Modulen, so daß eine Gesamtzahl von 1×10^{10} (entsprechend ca. 100 g) für einen therapeutischen Einsatz erreicht werden könnten. Nach Plasmaseparation wird das Modulsystem von Patientenplasma durchströmt. Der von Flendrig et al. entwickelte Bioreaktor sieht ebenfalls die Perfusion mit Patientenplasma vor. In dem Bioreaktor dient ein spiraliges Netzwerk aus Polyesterfasern den Schweinehepatozyten (2×10^{10}, entsprechend 200 g) zur Immobilisierung und Reorganisation. Plasmaphanmembranen in dem Netzwerk dienen der internen Oxygenierung der Zellkultur. Das Zellkompartiment wird direkt mit Plasma perfundiert, welches vor Rückgabe an den Patienten nach Schweinezellkontakt über eine Zellulosemembran von möglichem Zelldebris gereinigt wird, um immunologische Reaktionen durch Zellbestandteile zu vermeiden. Beide Systeme werden derzeit in Tierversuchsserien weiter evaluiert.

Die extrakorporale Leberperfusion

Die ersten klinischen Untersuchungen mit der extrakorporal perfundierten Leber an Patienten im ALV gehen auf das Jahr 1965 zurück. Im Verlauf der letzten drei Jahrzehnte wurden schließlich eine Gesamtzahl von 88 Patienten mit 141 extrakorporal perfundierten Schweine- oder Pavianlebern behandelt. Die klinischen Anwendungen zeigten nur in Einzelfällen überzeugende Ergebnisse und waren in erster Linie von der Perfusionsqualität des extrakorporalen Organs und der technischen Lösung des Perfusionsapparates auf der einen Seite, von dem Stadium und der Ätiologie des Leberversagens auf der anderen Seite, abhängig. Insgesamt konnte durch die Perfusionen durchaus eine Verbesserung des neurologischen Status sowie biochemischer Parameter wie Bilirubin oder Ammoniak erreicht werden. Das Patientenüberleben blieb jedoch nahezu unbeeinflußt, wenn auch der direkte Vergleich zu Kontrollgruppen fehlt, da keine kontrollierten Studien durchgeführt wurden. Diverse Konfigurationen von Perfusionsapparaturen wurden eingesetzt. Allen Systemen gemeinsam war die Hämoperfusion über die Arteria hepatica und Vena portae der extrakorporalen Leber mit Patientenblut, mit der Problematik immunologischer Interaktionen zwischen Patientenblut und xenogener extrakorporaler Leber (siehe hierzu das Kapitel Xenotransplantation). Die meisten Leberperfusionen wurden insbesondere zwischen Ende der sechziger und Anfang der siebziger Jahre durchgeführt. Mit der Einführung der Lebertransplantation kam es nur vereinzelt zu weiteren Anwendungen. Aufgrund des Organmangels und der Notwendigkeit effektiver Leberunterstützungstherapien einerseits und der technischen Weiterentwicklung der Perfusionsapparaturen andererseits, gewinnt die extrakorporale Leberperfusion aber wieder in zunehmendem Maße an Bedeutung. Von ersten erfolgreichen klinischen Anwendungen wird bereits berichtet. Dabei scheinen insbesondere die Systemerweiterungen wie die Pumpzirkulation zur Verbesserung der Durchblutungsverteilung, die Dialyse für Elektrolyt- und pH-Homöostase sowie die Integration von Immunoadsorbern bei Xenoperfusionen technisch sinnvolle Ergänzungen zu sein. Im Gegensatz zu rein detoxifizierenden Systemen oder einfachen Aufbauten hybrider Leberunterstützungssysteme, bleibt der Einsatz der extrakorporalen Leberperfusion wegen des doch erheblichen logistischen Aufwandes den in diesem Feld der Forschung spezialisierten Kliniken vorbehalten.

Weiterführende Literatur

[1] Riordan, S.M., R. Williams: Bioartificial liver support: developments in hepatocyte culture and bioreactor design. Br Med Bull 53 (1997) 730.

[2] Lee, W.M., R. Williams: Acute liver failure. Cambridge University Press, Cambridge, 1997.

[3] Stockmann, H., C.A. Hiemstra, R.L. Marquet et al.: Extracorporeal perfusions for the treatment of acute liver failure. Ann Surg 231–4 (2000) 460.

[4] Gerlach, J., R. Ziemer, P. Neuhaus: Fulminant liver failure: relevance of extracorporeal hybrid liver support systems. Int J Art Org 19–1 (1996) 7.

[5] Gerlach, J.: Development of a hybrid liver support system: a review. Int J Art Org 19–11 (1996) 645.

[6] Neuhaus, P., G. Blumhardt: Extrakorporeal liver applications of an improved model for experimental studies of the liver. Int J Artif Organs 16–10 (1993) 729.

2.5 Nierentransplantation (NTx)

S.G. Tullius, R. Pfitzmann, P. Neuhaus

Einen ersten wichtigen Meilenstein in der Entwicklung der Nierentransplantation sowie in der Geschichte der Transplantationsmedizin setzte der deutsche Chirurg Emmerich Ullmann 1902 in Wien mit der ersten technisch erfolgreichen experimentellen Nierentransplantation bei einem Hund. 1909/10 gelang dem Chirurgen Ernst Unger in Berlin erstmals eine technisch erfolgreiche Nierentransplantation beim Menschen. Die Transplantation einer Affenniere an die Oberschenkelgefäße blieb jedoch ohne Funktionsaufnahme. Auch die von M.J. Jaboulay im gleichen Zeitraum durchgeführten klinischen Nierentransplantationen mit Organen vom Schaf sowie von Ziegen zeigten die technische Durchführbarkeit, wobei in Folge fulminanter Abstossungsreaktionen die Funktion des Transplantates jedoch ausblieb.

Die erste Transplantation unter Verwendung einer humanen Spenderniere wurde 1936 durch den Chirurgen U. Voronoy in Kiew durchgeführt, wobei auch hier keine Funktionsaufnahme zu verzeichnen war. 1951 wurde erstmals das Organ eines lebenden Spenders übertragen. Nach einer initialen Funktionsaufnahme, kam es jedoch im weiteren Verlauf in Folge der immunologischen Diskrepanz zu einem Verlust des Transplantates und zum Versterben des Patienten 30 Tage nach der Transplantation. Nachdem in den frühen fünfziger Jahren eine Transplantatzerstörung auf dem Boden der immunologischen Diskrepanz zwischen Spender und Empfänger erkannt wurde, beschäftigten sich insbesondere zwei Arbeitsgruppen, R. Küss und J. Hamburger in Paris sowie D. Hume, J.E. Murray und J.P. Merrill in Boston/USA, intensiv mit dem Fortschritt der klinischen Nierentransplantation. Diese Bemühungen wurden schließlich im Dezember 1954 in Boston durch die erste erfolgreiche Nierentransplantation zwischen identischen Zwillingen gekrönt. Dieser Erfolg wurde 1990 mit der Vergabe des Nobelpreises für J.E. Murray geehrt. Gleichzeitig stellte die erste erfolgreiche humane Transplantation einen weitreichenden Impetus auf allen Gebieten der Transplantationsmedizin dar, einhergehend mit einer zunächst geringen, jedoch stetigen Zunahme der Transplantationszahlen.

Weltweit wurden mittlerweile über 500 000 Nierentransplantationen in über 500 Zentren durchgeführt. Derzeit befinden sich ca. 12 000 Patienten in Deutschland auf der bei Eurotransplant (ET) geführten Warteliste (Einzugsgebiet von ET: ca. 120 Mio. Menschen) bei insgesamt rund 46 000 dialysepflichtigen Patienten in der Bundesrepublik Deutschland. Die längste Transplantatfunktion einer Niere beträgt derzeit 38 Jahre!

Bei der Organverteilung bei ET werden die Nieren seit 1996 nach dem Wujciak-Opelz-Algorithmus verteilt, in den die Anzahl der übereinstimmenden HLA-Matches, die Wartezeit, die Entfernung zwischen Entnahmeort und Transplantationszentrum und die Austauschbilanz der Eurotransplant-zugehörigen Nationen einfließen.

2.5.1 Indikationen

Indikation zur Nierentransplantation ist das irreversible, terminale Nierenversagen, mit der

Notwendigkeit einer lebenslangen Dialyse-Behandlung. Die häufigsten Ursachen des terminalen Nierenversagens bei Erwachsenen sind die diabetische Nephropathie (insgesamt ca. 24%; D. mell. Typ II ca.18%, Typ I ca. 6%), die verschiedenen Formen der Glomerulonephritis (ca. 21%), interstitielle (ca. 10–15%) oder vaskuläre (ca.10%) Nephritiden. Andere Ursachen der terminalen Niereninsuffizienz können die Folge metabolischer Störungen wie z.B. Oxalosen, toxische Nierenschäden wie z.B. die Analgetika-Nephropathie, hereditäre Erkrankungen wie z.B. Zystennieren, das Alport-Syndrom oder das chronische Nierenversagen im Rahmen von systemischen Erkrankungen wie z.B. beim Lupus erythematodes, einer Polyarteriitis (z.B. Panarteriitis nodosa) oder einer Amyloidose sein (Tab. 1).

Die terminale Niereninsuffizienz bei Säuglingen und Kindern ist selten und ursächlich häufig durch kongenitale Nierenfunktionsstörungen bzw. -fehlbildungen wie z.B. eine Nierenaplasie oder eine Markschwammniere hervorgerufen (Tab. 1).

Die primäre Therapie terminal niereninsuffizienter Patienten besteht zunächst in der Hämodialyse oder Peritonealdialyse-Behandlung. Diese Nierenersatz-Therapie kann die fehlende Nierenfunktion jedoch nur partiell ersetzten, so daß es im Verlauf zum Auftreten von Folgeerkrakungen wie z.B. einer renalen Anämie, sekundärem Hyperparathyreoidismus mit schwerer Osteoporose (renale Osteopathie), arterieller Hypertonie, Herzinsuffizienz oder einer Hyperurikämie kommen kann.

Zudem erfordert die Dialysetherapie vom Patienten ein hohes Maß an disziplinierter Lebensführung sowie einen hohen Zeitaufwand bei deutlich eingeschränkter Lebensqualität. Bei der aktuell zunehmenden Diskussion über wirtschaftliche Aspekte im Gesundheitswesen ist gleichzeitig zu berücksichtigen, daß die Kosten eines Nierenersatzverfahrens ab dem fünften Jahr nach NTx im Vergleich zu den Dialyseverfahren eine zunehmende Kosteneinsparung bedeuten.

Aus allen diesen Gründen ist es daher wünschenswert, eine Nierentransplantation möglichst rasch nach Eintritt der Dialysepflichtigkeit des Patienten durchzuführen. Gleichzeitig stellt sich jedoch das Problem einer zunehmenden Diskrepanz zwischen einer steigenden Anzahl von Patienten auf den Wartelisten, bei einer gleichzeitigen Abnahme der Spenderbereitschaft dar. Dieses Problem begünstigt unter anderem eine zunehmende Verwendung von Organen mit eingeschränkter Qualität, sogenannten marginalen Spenderorganen.

Die Lebendspende, bei der NTx ein schon seit vielen Jahren etabliertes Verfahren, die aufgrund der guten Planbarkeit und den kurzen Ischämiezeiten des Transplantates sehr gute Ergebnisse liefert, stellt unter diesem Aspekt eine gute Alternative dar, wenngleich durch dieses Verfahren nur ein Teil des Problems gelöst werden kann (Tab. 2). Derzeit werden in der Bundesrepublik ca. 90% der Spenderorgane durch Leichennierenspenden und ca. 10% durch eine Lebendspende akquiriert.

Als Kontraindikationen sind neben den allgemein üblichen Kriterien wie z.B. Infektionen, Tumore, HIV-Infektion, etc. bei der NTx schwere arteriosklerotische Gefäßveränderungen, insbesondere der Beckengefäße, zu nennen, die in Einzelfällen zuvor eine gefäßchirurgische Intervention erfordern oder eine Transplantation unmöglich machen können.

Tabelle 1: Diagnosen der terminalen Niereninsuffizienz in Deutschland und Indikationen zur Nierentransplantation

	Indikationen	Häufigkeit
Erwachsene	diabetische Nephropathie (D.m.Typ II ca.18%, Typ I ca. 6%)	ca. 24 %
	Glomerulonephritis	ca. 21 %
	interstitielle Nephritiden, Pyelonephritiden	ca. 15 %
	vaskuläre Nephropathien	ca. 10 %
	unbekannte Genese, Analgetika-Nephropathie	ca. 11 %
	Zystennieren	ca. 8 %
	Alport-Syndrom	
	Oxalose, Nephrolitiden (Calcium-, Harnsäure-, Struvit-, Zystin- und Xanthinsteine)	
	und	
	Systemerkrankungen:	
	Nierenschädigung im Rahmen eines Lupus erythematodes	
	Nierenschädigung im Rahmen von Vaskulitiden (Polyarteriitis, Pupura Schoenlein-Henoch, etc.)	
	Nierenschädigung im Rahmen einer Amyloidose	
	und	
	Trauma	
	insgesamt	ca. 11%
Kinder	Glomerulonephritis	
	Nierenaplasie	
	Markschwammniere	
	Trauma	

Evaluierung des Empfängers

Die Evaluierung von Patienten zur Nierentransplantation beinhaltet laborchemische, mikrobiologische, apparative und konsiliarische Untersuchungen zum Ausschluß von Kontraindikationen, wie z. B.:

- schwere Infektionen, Pneumonie, Sepsis, Multiorganversagen
- metastasierende maligne Erkrankungen
- fortgeschrittene kardiopulmonale Erkrankungen
- HIV, AIDS
- manifeste Alkoholkrankheit
- Non-Compliance des Patienten

Nach eingehender körperlicher Untersuchung, Blutentnahme, Blutgruppenbestimmung, HLA-Typisierung einschließlich der Untersuchung auf spezifische HLA Antikörper sowie präformierte Antikörper (sogenannte Panel Reactive Antibodies) und virologischen Untersuchungen erfolgt mittels Sonographie und/oder Computertomographie der Auschluß von Malignomen. Besonderes Augenmerk gilt der kardiologischen Diagnostik zum Ausschluß von schweren kardiovaskulären Veränderungen oder Kardiomyopathien sowie Vitien und einer pulmonalen Hypertonie. Hierzu empfiehlt sich eine Echokardiographie, ggf. eine Dobuta-

Tabelle 2: Vorteile der Lebendnierenspende gegenüber der Leichennierenspende

- verkürzte Wartezeit
- verkürzte Dialysezeit
- reduzierte Begleiterkrankungen
- verkürzte Ischämiezeit
- verbesserte Organqualität
- optimale Zeitplanung der NTx
- Steigerung des Spenderaufkommens
- Möglichkeit der prä- bzw. perioperativen Immunmodulation

min-Stress-Echokardiographie, eine Ergometrie sowie bei klinischem Verdacht auch die großzügige Indikationsstellung zum Rechts- und/oder Linksherzkatheter. Zur Prüfung der arteriellen Gefäßsituation reicht in den meisten Fällen eine Doppler-Sonographie der Beckenregion. Bei entsprechender Anamnese kann im Bedarfsfall die Indikation zur Angiographie (Iliacographie) gestellt werden.

Zum Ausschluß von Tumoren werden üblicherweise alle gängigen Tumormarker bestimmt. Bei klinischem Verdacht wird eine Gastro- und/oder Coloskopie gefordert.

Ferner wird zum Ausschluß von infektiologischen Foci der Zahnstatus sowie der Nasennebenhöhlenbereich untersucht und ggf. saniert. Chronisch entzündliche Darmerkrankungen stellen keinen Transplantationsausschluß dar, da sich die Symptomatik unter der späteren Immunsuppression häufig bessert. Diese Patienten sollten eingehend untersucht werden. Bei ausgeprägter Colitis ulcerosa mit schwerer, langdauernder Symptomatik muß ein Colontumor ausgeschlossen werden und ggf. die Indikation zur Proktocolektomie evaluiert werden.

Evaluierung des Lebendspenders

Die nachfolgende Evaluierung wird beim Lebendspender zur Nierentransplantation durchgeführt, um seine Eignung, d.h. seine vollständige Gesundheit als Organspender zu bestätigen bzw. eventuelle Erkrankungen aufzudecken.

- körperliche Untersuchung (Cave: Blutdruck)
- Blutuntersuchungen (Enzyme, Blutbild, Gerinnung, Retentionswerte, Proteine, etc.)
- virologische Untersuchungen (Cytomegalievirus, Herpes-Viren, Epstein-Barr-Virus, Hepatitis, HIV)
- Urinuntersuchungen (Kreatinin, Protein, Sediment, Erreger (u.a. Bakterien), etc.)
- Nierenfunktionsprüfung: Urogramm, Nierenszintigraphie
- EKG, eventuell auch unter Belastung
- Echokardiographie
- Röntgen-Thorax-Untersuchung
- Lungenfunktionsprüfung
- Angiographie
- Abdomen- und Nierensonographie (Nachweis paariger Organe), ggf. CT
- HLA-Matching
- Cross-match
- psychsomatisches Konsil
- Vorstellung bzw. Gespräch des Spenders bei der Lebendspende-Kommision der jeweiligen Landesärtzekammer (obligat!)

2.5.2 Chirurgische Technik: Zugang, Entnahme, Präparation, Implantation

Bei der Leichennierenspende gelten spezielle Kriterien wie rezidivierende Harnwegsinfekte, eine renale Hypertonie, eine generalisierte schwere Arteriosklerose, Infektionserkrankungen (HBV, HCV, HIV), eine Oligoanurie oder das Ansteigen der Retentionswerte unter kreislaufunterstützenden Medikamenten und zusätzlicher Infusionsbehandlung beim Spender als Ausschlußkriterien. Eine Altersbegrenzung bei der Nierenspende gibt es in der Regel nicht. Hierbei ist zu berücksichtigen, daß bei der Verwendung von Organen eingeschränkter Qualität, insbesondere bei alten Spendern Funktionswerte (glomeruläre Filtrationsrate = GFR) oder eine Nierenbiopsie über die Akzeptanz entscheiden können. Von einzelnen Zentren werden bei Organen mit grenzwertiger Qualität Doppelnierentransplantationen durchgeführt. Nach Prüfung der o. g. speziellen Ausschlußkriterien bzw. der allgemein gültigen Kontraindikationen zur Organspende erfolgt dann letztendlich die Explantation durch das Entnahmeteam.

Explantation

Bei der alleinigen Nierenentnahme als Leichenspende erfolgt nach einer medianen Laparotomie die horizontale Inzision des Retroperitoneums vom Coecalpol über die Aortenbifurkation bis zum Meso-Sigma mit der anschließenden Freilegung der Aortenbifurkation und der V. cava inferior. Es erfolgt dann das Anschlingen sowie die Ligatur in Höhe der Aortenbifurkation, wobei auf den Abgang akzessorischer Nierenarterien zu achten ist (s. Abb. 1). Die Perfusion erfolgt dann direkt über die Aorta (alternativ über einen in die Femoralarterie eingebrachten speziellen Doppelballon-Katheter, insbesondere bei der Perfusion im Kreislaufstillstand!). Nach Kanülierung und Beginn der Perfusion über die Aorta wird als nächster Schritt die suprarenale oder infra-diaphragmale Aorta geklemmt und die V. cava inf. nach distaler Ligatur zur Drainage breit eröffnet. Während der Perfusion mit 2000 ml UW- oder 4000 ml HTK-Lösung erfolgt die topische Kühlung der Nieren mit Slush-Eis und Eiswasser. Für die rechte Nephrektomie werden das Colon ascendens und das Mesenterialpaket von rechts lateral nach medial mobilisiert und die V. cava und die Aorta an der Ventralseite längs eröffnet. Dann erfolgt die Ausschneidung der Nierenvenen mit einem Cavapatch, ebenfalls der Nierenarterien mit einem Aortenpatch. Nach Aufsuchen der Ureteren am Eingang ins kleine Becken und stumpfer Präparation, unter Erhalt des periureteralen Gewebes um die versorgenden Gefäße des Ureters zu schonen, erfolgt die Durchtrennung der Ureteren weit distal. Zur Explantation der linken Niere muß die peritoneale Umschlagfalte lateral des Colon descendens inzidiert, das Lig. lienocolicum durchtrennt und das Colon nach medial verlagert werden.

Bei der Multiorganentnahme erfolgt nach der medianen Laparotomie bei der vorbereitenden Präparation der Nieren die Ablösung des Dünn- und Dickdarmes von rechts kaudal nach links kranial bis proximal der Nierenveneneinmündungen in die V. cava. Nach Darstellung und Anschlingen der Aorta proximal der Bifurkation, sowie nach Prüfung auf akzessorische Nierenarterien wird im nächsten Schritt die A. mes. inf. ligiert und ggf. durchtrennt. Die V. cava inf. wird im kaudalen Bereich angeschlungen um direkt vor der Präparation einen Katheter zur venösen Entlastung einzubinden. Es erfolgen dann die weiteren Präparationen für die anderen Organe. Nach entsprechender Perfusion werden die Nieren dann zuletzt bei der Multiorganentnahme entnommen. Wenngleich maximal tolerierte Ischämiezeiten von bis zu 48 Stunden ange-

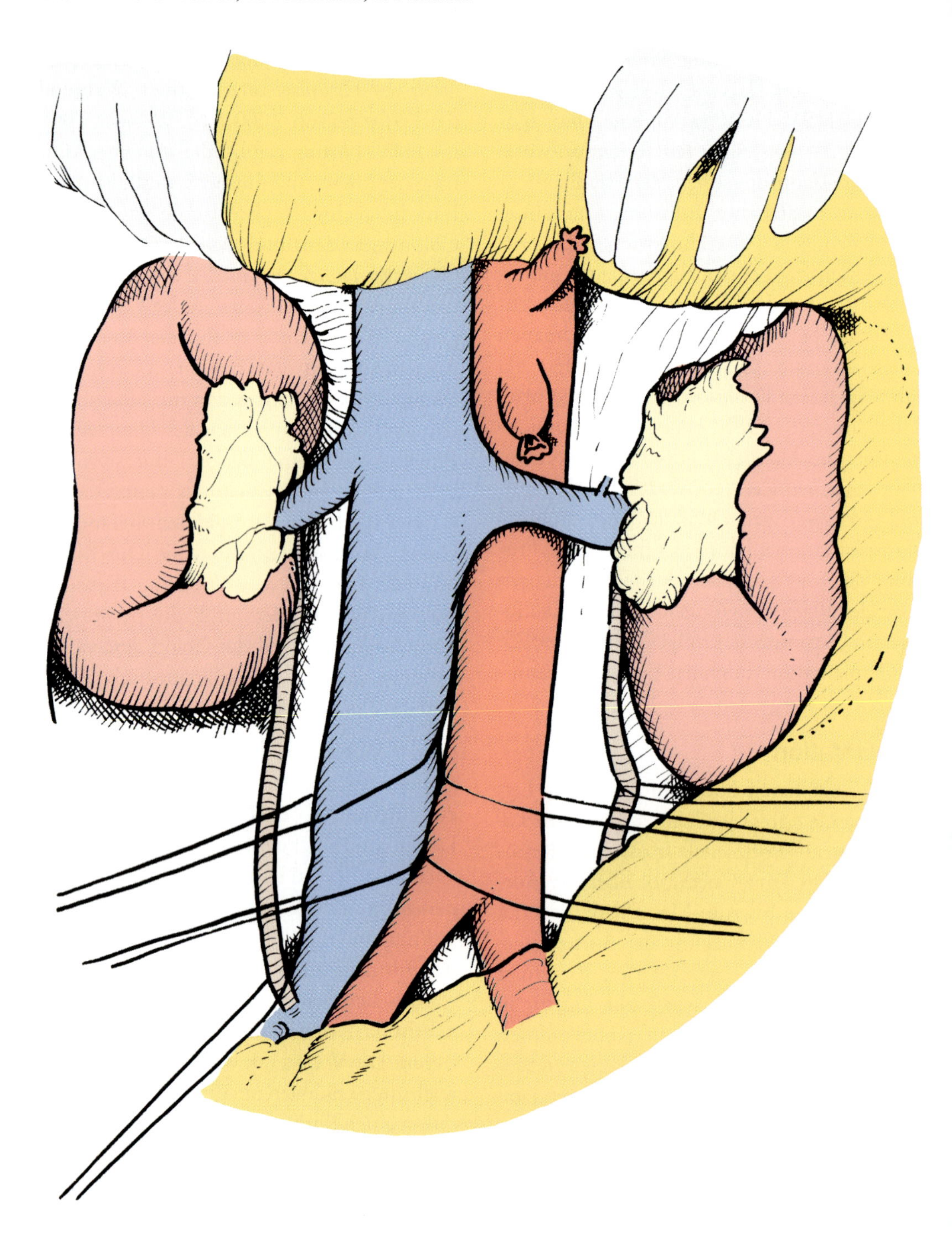

Abb. 1: Situs zur Entnahme beider Nieren bei der Leichennierenspende. Breitflächige Eröffnung des Retroperitoneums, Anschlingen von Aorta, V. cava inf. und den Ureteren. Ligatur von A. mes. sup. und inf. Präparation zur In-situ-Perfusion abgeschlossen.

geben werden, gibt es keine definierte obere Grenze. Es ist jedoch davon auszugehen, daß eine prolongierte Ischämiezeit mit einer eingeschränkten Transplantat-Funktion einhergeht.

Lebendspende

Bei der Lebendspende erfolgt die Entscheidung einer rechten oder linken Spendernephrektomie nach der arteriellen Versorgung bzw. der Nierenfunktion anhand einer seitengetrennten Clearance. Hierbei wird die Niere mit einer Eingefäßversorgung zur Entnahme bevorzugt, wobei die Niere mit der besseren Funktion im Spender verbleiben soll. Der Zugang zur Entnahme bei der Lebendspende erfolgt in den meisten Transplantationszentren in der Regel extraperitoneal über einen Flankenschnitt.

Alternativ kann die Niere auch minimal-invasiv über einen retro- oder transperitonealen Zugang entnommen werden. Hierbei sind die Vor-und Nachteile einer konventionellen gegenüber einer minimal-invasiven Entnahme aktuell noch nicht abschließend zu bewerten. Einer geringeren postoperativen Schmerzbelastung, früheren Rückkehr in das Berufsleben und einem besseren kosmetischen Ergebnis durch das minimal-invasive Verfahren stehen mögliche verlängerte Ischämiezeiten bei der Entnahme und eine mögliche Erhöhung der Spender- sowie Empfängerkomplikationen gegenüber.

Beim konventionellen retroperitonealen Vorgehen wird zunächst der Peritonealsack nach ventral abgedrängt. Anschließend wird nach Eingehen in die Gerota-Faszie die Niere von dorsal freigelegt (s. Abb. 2, 4). Es erfolgt die Präparation der Nierenvene hilusfern sowie die Ligatur von V. spermatica/ovarica und V. suprarenalis sowie etwaiger Lumbalvenen. Anschließend erfolgt dann die Präparation der A. renalis unter Erhalt möglicher Polarterien und die Darstellung des Ureters am Eingang ins kleine Becken wiederum unter Erhalt des periureteralen Gewebes um die versorgenden Gefäße des Ureters zu schonen (s. Abb. 2). Nach vollständiger Mobilisation des Transplantates erfolgt das distale Absetzen des Ureters, der A. renalis aortennah, der V. renalis kavanah und die entsprechende Versorgung der Gefäßstümpfe. Die Spülung des Transplantates mit ca. 200 ml gekühlter Perfusionslösung (UW- oder HTK-Lösung) wird sofort nach Entnahme durchgeführt (s. Abb. 5, 6). Vorteile der Lebendnierenspende sind neben der kurzen Wartezeit und einer damit einhergehenden reduzierten Auswirkung der Folgeerkrankungen durch die terminale Niereninsuffizienz, die kurze Ischämiephase des Spenderorgans, der gut planbare Transplantationstermin und nicht zuletzt die mit diesen Faktoren verbundene verbesserte Funktion des Organs. Ausgeschlossen ist eine Organübertragung allerdings, wenn der Empfänger Antikörper gegen Antigene des Spenders aufweist. Dies kann bei Müttern oder nach mehreren Bluttransfusionen der Fall sein.

Implantation

Unmittelbar vor der Transplantation wird nochmals eine körperliche Untersuchung des Empfängers, ein aktuelles Ruhe-EKG und eine Blutentnahme, einschließlich einer aktuellen Virologie durchgeführt. Bei erhöhten Serum-Kaliumwerten (> 6 mmol/l) und bei erheblich überschrittenem Feuchtgewicht kann, in Abhängigkeit von der Qualität des Transplantates, die Durchführung einer Dialyse vor der Transplantation notwendig sein.

Im Falle einer Retransplantation sollte in einem zeitlich größeren Abstand vor der

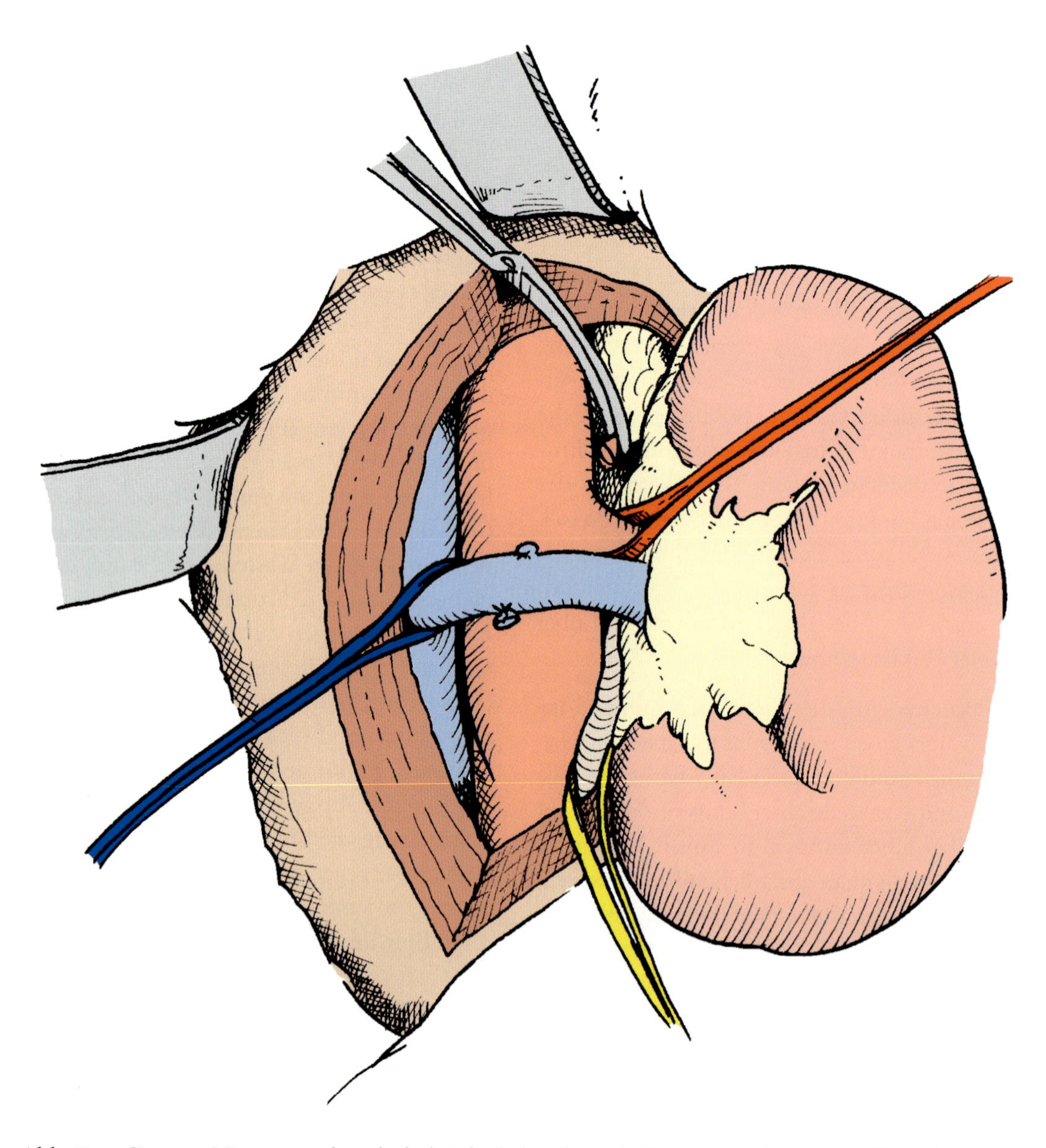

Abb. 2: Situs zur Nierenentnahme links bei der Lebendspende. Präparation bzw. Darstellung der Nierengefäße bis zum Abgang aus der Aorta bzw. V. cava inf. und des Ureters sowie Anschlingen. Ligatur der venösen Zuflüsse (V. suprarenalis, V. spermatica/ovarica).

Transplantation eine Transplantatnephrektomie erfolgt sein. Unter der Voraussetzung eines negativen Cross-matches kann nun die NTx durchgeführt werden.

Die Eigennieren des Empfängers werden wegen der Nachblutungs- und Infektionsgefahr gewöhnlich in situ belassen, wenn nicht bestimmte Gründe wie z.B. Infektionen im

Rahmen einer Pyelonephritis, bei polyzystischen Nieren, Tumoren oder eine renovaskuläre Hypertonie für eine Entfernung sprechen.

Bei der Implantation wird die Spenderniere heterotop extraperitoneal in die Fossa iliaca transplantiert und an die Beckengefässe angeschlossen (s. Abb. 3, 7). Der Zugang erfolgt über eine laterale, bogenförmige Inzision im Mittel- bis Unterbauch. Die Gefäßanschlüsse können in End-zu-End oder End-zu-Seit-Technik erfolgen. Beim Anschluß der Arterie ist hierbei eine End-zu-End Anastomose in der Regel mit einem Aortenpatch auf die Arteria iliaca interna zu bevorzugen. Alternativ erfolgt eine End-zu-End Anastomose auf die A. iliaca communis bzw. A. iliaca externa (s. Abb. 8, 10). Die venöse Anastomose erfolgt als End-zu-Seit-Technik, in der Regel ohne Patch, an die V. iliaca communis oder externa. Für die Naht wird ein fortlaufender, nichtresorbierbarer 5-0- oder 6-0-Faden verwandt (s. Abb. 9, 10). Bei Vorliegen mehrerer Nierenarterien können diese über einen gemeinsamen Aortenpatch, einzeln oder vor der Implantation V-förmig anastomosiert, implantiert werden. Im Gegensatz zur arteriellen Versorgung genügt in der Regel eine einzige venöse Drainage der Niere.

Die Ureterozystoneostomie wird, nach retrograder Auffüllung der Blase über einen Blasenkatheter, in End-zu-Seit-Technik entweder extravesikal nach Lich-Gregoir oder trans-(intra-)vesikal nach Politano-Leadbetter mit einer resorbierbaren Naht (i. d. R. PDS 5-0), fortlaufend oder als Einzelknopfnaht, durchgeführt (s. Abb. 10). Bei der extravesikalen Anastomosierung wird durch Inzision der Blasenmuskulatur, Durchleitung und Anastomosierung des Ureters an die Blasenschleimhaut und Readaptation der Muskulatur, ein submuköser, antirefluxiver Tunnel geschaffen. Bei der trans- bzw. intravesikalen Technik (nach Politano-Leadbetter) erfolgt eine ca. 2,5 cm lange submuköse Tunnelung nach separater Blaseneröffnung von innen. Diese Anastomose sollte passager über einen Zeitraum von ca. 2 Wochen mit einer Silikon-Ureterschiene gesichert werden Zusätzlich kann ein transurethraler oder suprapubischer Blasenkatheter (Verbleib i. d. R. 5–7 Tage) gelegt werden. Zuletzt erfolgt die Einlage von Redondrainagen ins Transplantatlager bzw. subkutan sowie der schichtweise Wundverschluß.

Der Vollständigkeit halber sollen für die Rekonstruktion der ableitenden Harnwege noch die Anastomosierung des Spender- und Empfänger-Ureters sowie die Anastomosierung des Spender-Ureters mit dem Empfänger-Nierenbecken erwähnt werden, die nicht dem Standardverfahren entsprechen, aber bei versehentlich zu kurz abgetrenntem oder bei postoperativen Revisionen, z. B. distalen Ureternekrosen und Ureterkürzungen, in Betracht kommen können.

2.5.3 Postoperatives Management und Frühkomplikationen

In der Frühphase kommt es in 20–40 % der Fälle zu einem akuten reversiblen Nierenversagen als Folge einer ischämiebedingten akuten Tubulusnekrose (ATN), die durch eine Dialysebehandlung, bis die Funktion des Transplantats einsetzt, überbrückt werden kann. Grundsätzlich ist frühpostoperativ auf eine hohe Diurese (zwischen 2,5–3 Liter/Tag) mittels Infusionstherapie und ggf. der Gabe von Diuretika zu achten. Zudem sollten in der

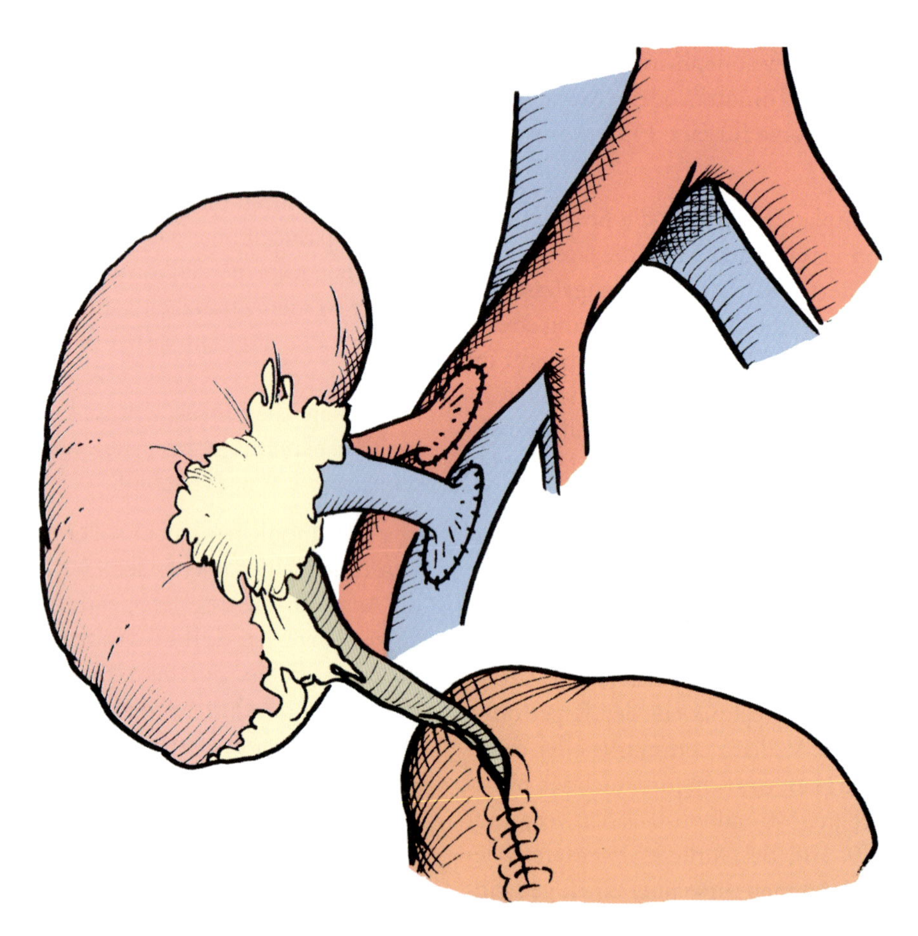

Abb. 3: Implantation in die rechte Fossa iliaca: Situs nach Fertigstellung der arteriellen Anastomose auf die A. iliaca ext. und der venösen Anastomose auf die V. iliaca ext. mit jeweiligem Patch in End-zu-Seit-Technik. Anschluß der Ureterozystoneostomie in End-zu-Seit-Technik extravesikal nach Lich-Gregoir.

frühen Phase nach der Transplantation bei den Patienten Hypovolämien frühzeitig ausgeglichen werden. Der Effekt von Dopamin zur Steigerung der Transplantatdurchblutung oder die Gabe von Calciumantagonisten zur Zytoprotektion wird aktuell nicht einheitlich bewertet. In der Regel werden in der ersten Woche täglich Blutentnahmen (Retentionswerte, Elektrolyte, Leukozyten, Spiegelbestimmung CyA oder FK) durchgeführt, in der zweiten Woche nur noch alle 2 Tage bzw. je nach klinischem Verlauf. Nachblutungen oder andere chirurgisch-technisch-bedingte Komplikationen wie z. B. Stenosen im Bereich der Gefäßanastomosen mit der Folge einer arteriellen Perfusionsstörung oder einer venösen Stauung und letztendlich der Ischämie des Transplantats, einer Stenose oder Insuffizienz der Ureterozystoneostomie, die Ausbildung von distalen Ureternekrosen oder einer

Ureterabknickung sowie von Lymphozelen machen Interventionen bzw. chirurgische Revisionen erforderlich. Insbesondere bei verzögerter Diagnose vaskulärer Komplikationen kann es zu einer irreversiblen Schädigung und damit zum Verlust des Transplantats kommen. Persistierende Lymphozelen können aufgrund lokaler Kompressionssyndrome die Fensterung zum Peritoneum zur Entlastung erforderlich machen. Bei einer initial schlechten Funktion des Transplantats (Anstieg der Retentionswerte, Abnahme der Urinmenge, Anstieg der Entzündungsparameter) sollten neben den möglichen vaskulären Ursachen (Arterienstenose oder -thrombose, Venenthrombose) und Störungen am harnableitenden System (Ureterstenose, -abknickung, Urinleckage, komprimierende Lymphozele, Harnverhalt, Blasentamponade) auch die parenchymalen Ursachen, wie z. B. akute Abstoßungen oder die medikamentöse Nephrotoxozität, insbesondere durch Calcineurin-Inhibitoren, differentialdiagnostisch in Erwägung gezogen werden.

Hierbei kommt der Sonographie bzw. Dopplersonographie eine hohe diagnostische Bedeutung zu, da sie rasch und ohne großen Aufwand durchführbar, kostengünstig und effektiv ist. Zusätzlich kann die Bestimmung der Urinelektrolyte eine Differenzierung zwischen prä- und intrarenalen Funktionsstörungen ermöglichen und die Blutspiegelbestimmung der Immunsuppressiva einen Hinweis auf das Vorliegen einer medikamentös verursachten Nephrotoxizität oder einer unzureichenden Immunsuppression geben.

In der Frühphase nach NTx sind akute Rejektionen auszuschließen bzw. zu detektieren, um rechtzeitig eine Abstoßungsbehandlung einleiten zu können.

In der Regel schließt sich nach der Transplantation eine kurze intensiv-medizinische Überwachung an, wobei der Gesamtaufenthalt des Patienten in der Klinik zwischen 14 und 21 Tagen beträgt.

2.5.4 Spätkomplikationen

Als Abstoßungsreaktionen im Langzeitverlauf spielen sowohl späte akute als auch chronische Abstoßungsprozesse eine Rolle. Hierbei sind die chronischen Abstoßungsreaktionen durch eine progrediente Funktionseinschränkung sowie die morphologischen Veränderungen einer Arteriosklerose mit Intimahyperplasie, einer zunehmenden Glomerulosklerose sowie einer interstiellen Fibrose gekennzeichnet. Als weitere Komplikationen sind die Nephrotoxizität der Immunsuppressiva sowie Rezidive der Grunderkrankung zu nennen. Diese Komplikationen können zu einem Funktionsverlust des Transplantates beitragen und eine Retransplantation erforderlich machen. In der Nachsorge sollte weiterhin, bei einer häufig vorliegenden kardialen Anamnese insbesondere, auf kardiovaskuläre Veränderungen geachtet werden.

2.5.5 Spezielle immunsuppressive Therapie

Initial erhalten die Patienten in den meisten Transplantationszentren eine Induktions-(Quadruple)-Therapie mit ATG (für 5–10 Tage), einem Calcineurin-Inhibitor, Azathioprin und Prednisolon. In einigen Zentren werden auch schon initial IL-2-Rezeptor-An-

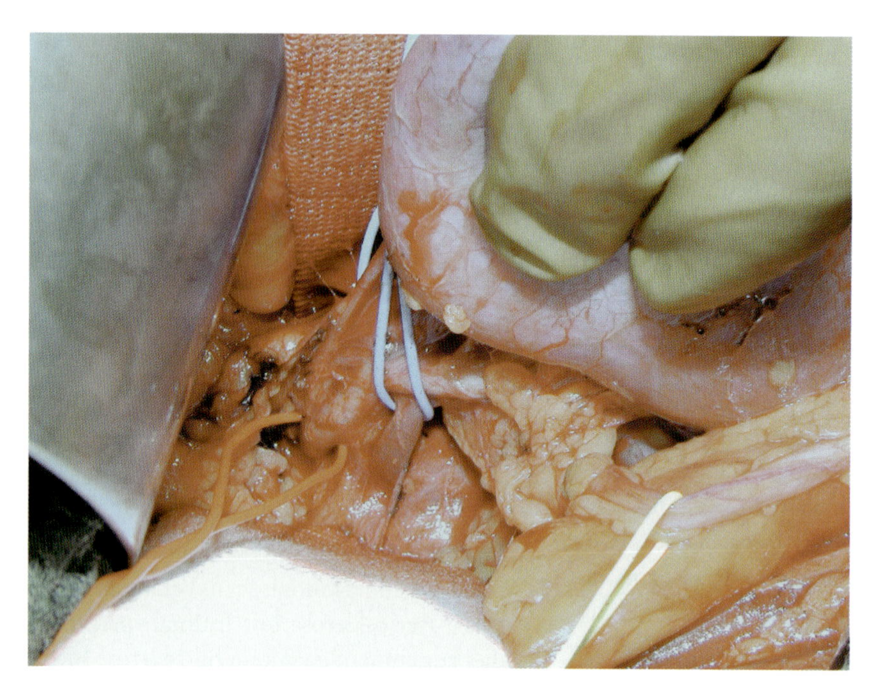

Abb. 4: Intraop. Situs bei der Lebendnierenspende: Art. renalis (rot), V. renalis (blau) und Ureter (gelb) angeschlungen. Situs vor Entnahme.

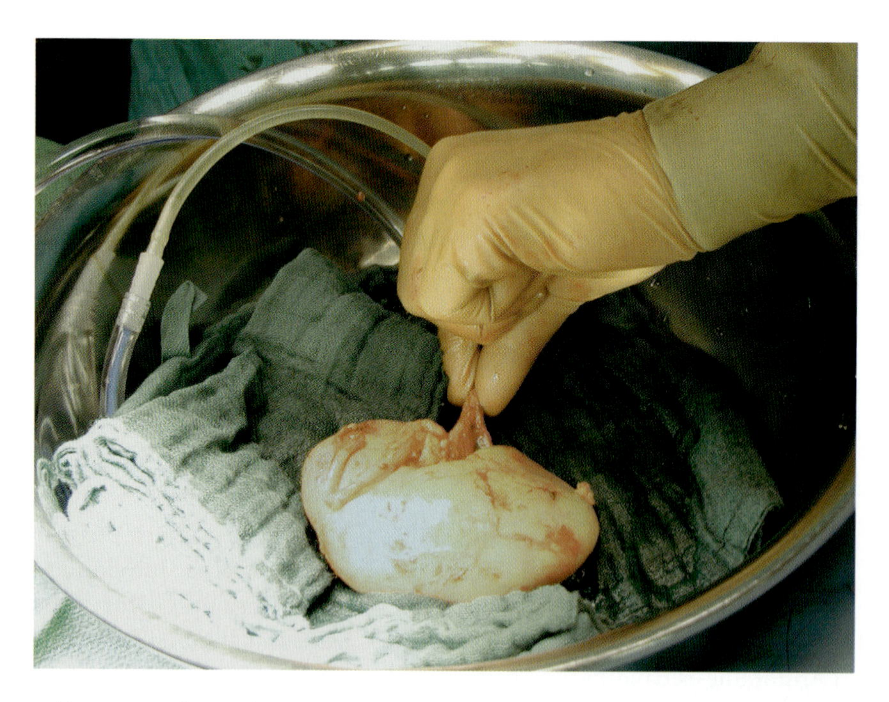

Abb. 5: Perfusion des entnommenen Lebendspendeorgans auf dem „Back Table".

tikörper eingesetzt. Als weitere Basisimmunsuppression wird eine Triple-Therapie mit Calcineurin-Inhibitoren, Azathioprin oder Mycophenolat und Prednisolon durchgeführt. Unter der Gabe von MMF zur immunsuppressiven Therapie nach NTx wurden in mehreren Studien reduzierte akute Abstoßungsraten beobachtet, wobei jedoch die Langzeitergebnisse noch ausstehen. Insbesondere muß nach einer Nierentransplantation die immunsuppressive Therapie den individuellen Gegebenheiten (Anzahl und Grad vorausgegangener Abstoßungsreaktionen, Retransplantation, HLA-Kompatibilität oder Immunisierung des Empfänger) angepaßt werden. Die empfohlenen therapeutischen Spiegel nach NTx sind in nachfolgender Tabelle aufgeführt:

Tabelle 3: Empfohlene therapeutische Bereiche (spezifische Spiegel) von Cyclosporin A und Tacrolimus (FK506) nach Nierentransplantation

Zeitraum	Cyclosporin A	Tacrolimus
1.–4. pop. Woche	150–250 ng/ml	5–15 ng/ml
bis zu 1 Jahr	100–200 ng/ml	5–10 ng/ml
danach	50–150 ng/ml	3– 8 ng/ml

2.5.6 Abstoßungsdiagnostik und -therapie

Ein Anstieg der Retentionswerte (Kreatinin, Harnstoff), eine Abnahme der Urinmenge und der Osmolalität, Gewichtszunahme, Inappetenz, Erhöhung der Entzündungsparameter und in seltenen Fällen eine Transplantatschwellung mit Druckdolenz sind Hinweise auf eine akute Abstoßungsreaktion. Die Sonographie bzw. Dopplersonographie als Diagnostikum ermöglicht zudem die Beurteilung einer Parenchymschwellung und die Quantifizierung bzw. Beurteilung der renalen Durchblutung. Der Goldstandard ist jedoch immer noch die ultraschallgesteuerte Nierenbiopsie in Lokalanästhesie mit histologischer Diagnosesicherung. Die histologische Einteilung akuter Rejektionen nach NTx richtet sich nach einem internationalen Standard, der sog. Banff-Klassifikation (Banff-Konferenz; Ort in Alberta/Kanada), die 5 Schweregrade unterscheidet:

Borderline-Schaden: Fokale, milde Tubulitis (1–4 mononukleäre Zellen pro tubulärem Querschnitt) ohne intimale Arteriitis.

Grad IA: Signifikante, interstitielle Infiltration (> 25% des Parenchyms) und fokale, mäßige Tubulitis (> 4 mononukleäre Zellen pro tubulärem Querschnitt oder 10 tubulären Zellen).

Grad IB: Signifikante, interstitielle Infiltration (> 25% des Parenchyms) und fokale, mäßige Tubulitis (> 10 mononukleäre Zellen pro tubulärem Querschnitt oder 10 tubulären Zellen).

Grad IIA: Signifikante interstitielle Infiltration mit milder bis mäßiger intimaler Arteriitis.

Grad IIB: Signifikante interstitielle Infiltration mit mäßiger intimaler Arteriitis (> 25% des Gefäßlumens).

Grad III: Transmurale Arteriitis oder fibrinoide Veränderungen und Nekrosen der glatten Muskelzellen.

Die chronische Abstoßung manifestiert sich histologisch als Folge einer zunehmenden Ischämie mit Glomerulopathie, tubulärer

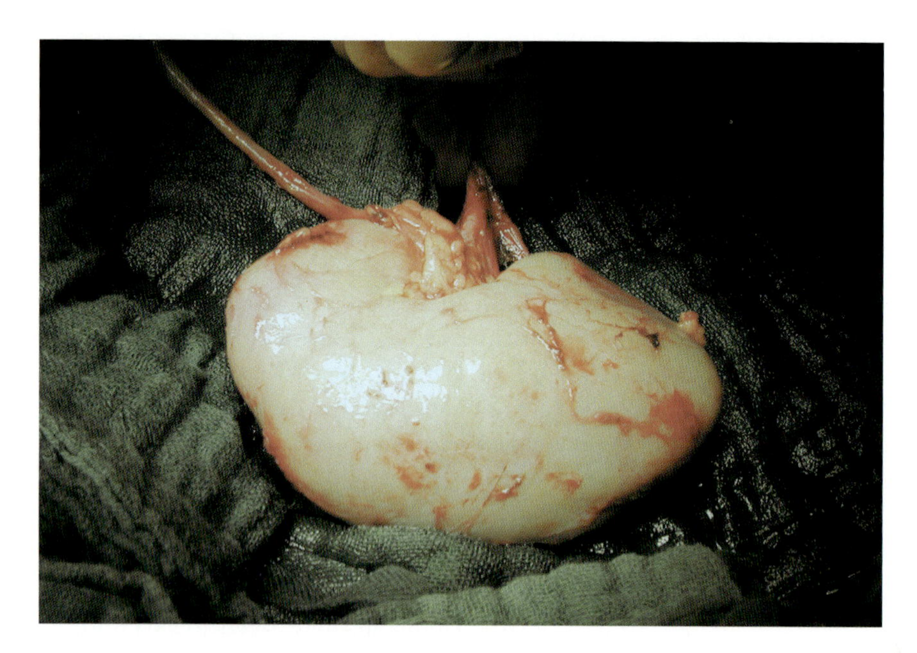

Abb. 6: Das Lebendnierenspenderorgan nach Abschluß der Perfusion.

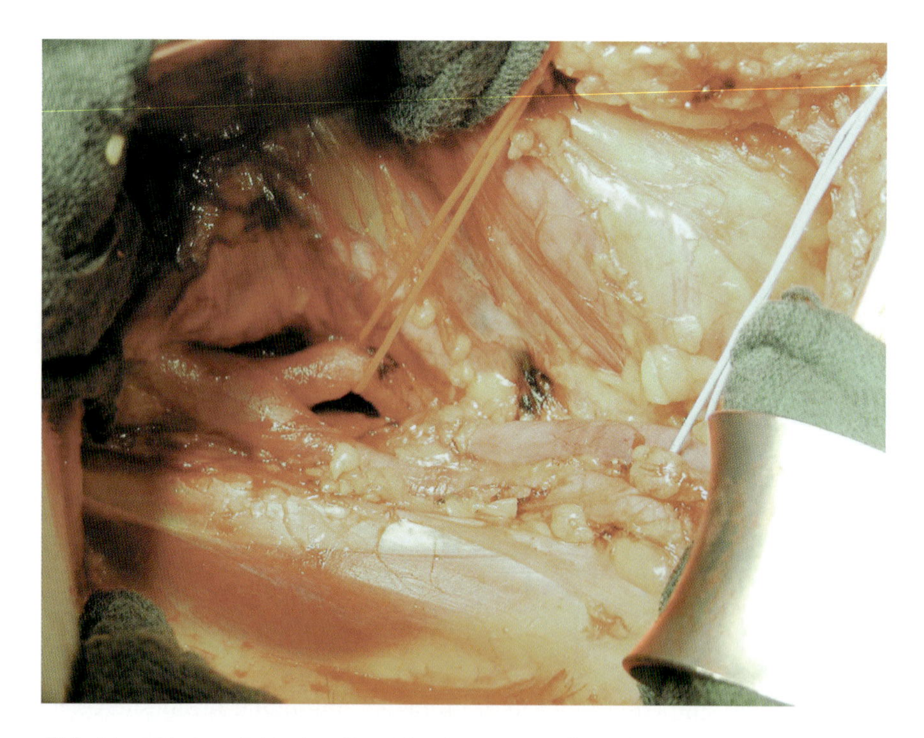

Abb. 7: Situs nach Fertigstellung der Präparation der rechten Fossa iliaca. Die A. iliaca int. ist rot, die V. iliaca ext. blau angeschlungen.

Atrophie, interstitieller Fibrose, Arterio- und Arteriolosklerose sowie Hyalinose. Die histologische Einteilung erfolgt ebenfalls nach der sog. Banff-Klassifikation in insgesamt 3 Schweregrade:

Grad I: Zeichen einer geringgradigen, chronischen Ischämie mit leichter Transplantat-Glomerulopathie, geringer interstitieller Fibrose und tubulärer Atrophie.

Grad II: Zeichen einer mäßigen, chronischen Ischämie mit mäßiger Transplantat-Glomerulopathie, mäßiger interstitieller Fibrose und tubulärer Atrophie.

Grad III: Zeichen einer schweren, chronischen Ischämie mit schwerer Transplantat-Glomerulopathie, ausgedehnter interstitieller Fibrose und tubulärer Atrophie.

Die Therapie akuter Abstoßungsreaktionen erfolgt nach internationalem Standard mit je 500 mg Methylprednisolon i.v. über drei konsekutive Tage oder in Einzelfällen auch länger bzw. mit einer ATG- (1,5–2,5 mg/kg/KG/Tag je nach Hersteller) oder OKT3-Gabe (1 × 5 mg/Tag) über 5 Tage bei Steroidresistenz, von der bei anhaltend erhöhten bzw. hohen Retentionswerten, geringer oder fehlender Urinmenge oder einer erneuten histologischen Bestätigung auszugehen ist.

Tabelle 4: Zeichen der akuten Abstoßung nach NTx

- Anstieg der Entzündungsparameter
- Abnahme der Urinmenge
- ansteigende Retentionswerte (Kreatinin, Harnstoff)
- Gewichtszunahme, Inappetenz
- druckschmerzhaftes, geschwollenes Transplantat

2.5.7 Klinische Ergebnisse

Die 1-Jahres-Überlebensrate der Patienten beträgt 97%, die Todesfälle sind dabei hauptsächlich auf kardiovaskuläre Komplikationen bzw. Ereignisse zurückzuführen. Nach 5 Jahren leben noch über 85% der Patienten.

Die 1-Jahres-Transplantatüberlebensraten bei ersttransplantierten Patienten liegen zwischen 85–90%. Nach 5 Jahren und 10 Jahren zeigen sich noch 65–75% bzw. ca. 50% funktionsfähige Organe. Nach 15 Jahren haben noch ca. 40% der Patienten ein funktionstüchtiges Organ. Nach Retransplantationen ist aufgrund des höheren immunologischen Risikos die Transplantatüberlebensrate geringer. Es werden 1-Jahres-Transplantatüberleben bei Zweittransplantierten von 80%, bei Drittransplantierten von ca. 70%, je nach Zentrum, erreicht.

Für die eingeschränkte Langzeitfunktion ist in erste Linie das chronische Transplantatversagen verantwortlich. Eine erfolgreiche Therapie existiert hier bisher nicht. Akute Abstossungsraten zwischen 30–40% werden beschrieben, wobei diese jedoch nur in ca. 3% der Fälle irreversibel sind.

Die HLA-Kompatibilität spielt eine wichtige Rolle im Rahmen der Nierentransplantation, wobei bei kompletter HLA-Übereinstimmung (sog. „full-house-Niere") die besten Ergebnisse erzielt werden. Ungefähr 20% der von Eurotransplant vermittelten Nieren sind sogenannte „Full-House-Nieren". Transplantationen ohne „HLA-mismatch" haben eine ca. 20% höhere Transplantatüberlebensrate (weniger akute und chronische Abstoßungen) als z.B. Transplantationen mit 6 „mismatches". Das Organüberleben beträgt bei HLA-identischen Geschwistern nach einem Jahr ca.

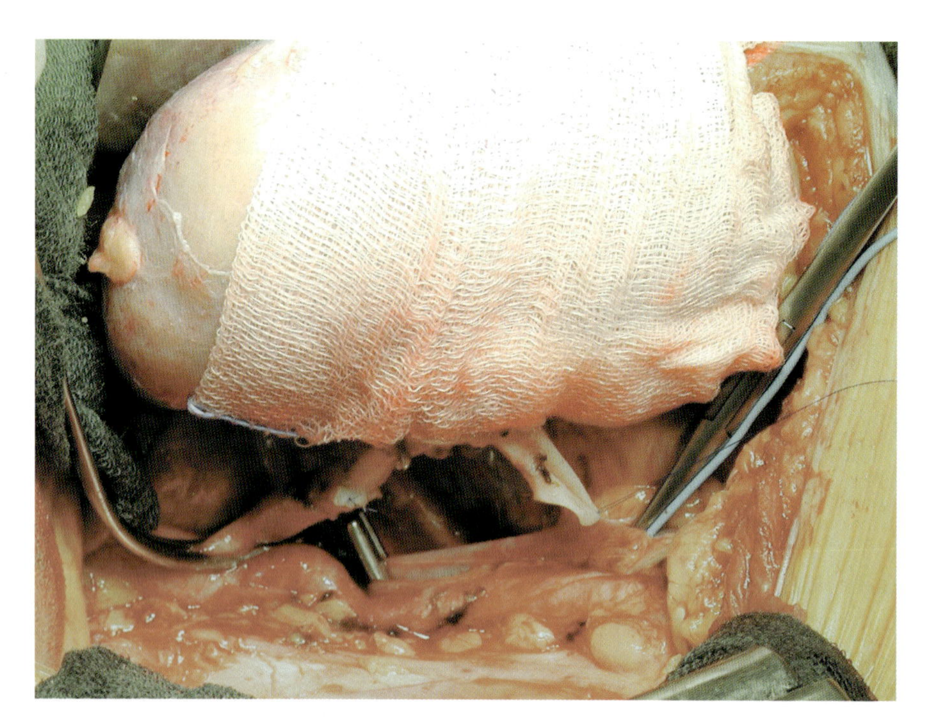

Abb. 8: Situs nach Fertigstellung der arteriellen Anastomose, Beginn der venösen Anastomose.

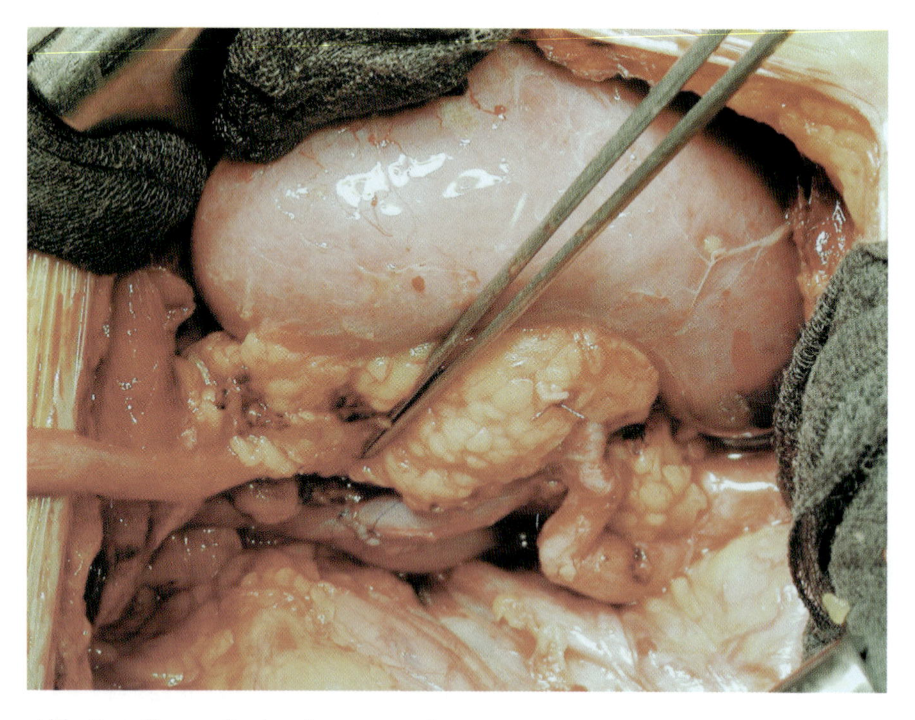

Abb. 9: Situs zu Beginn der venösen Anastomose.

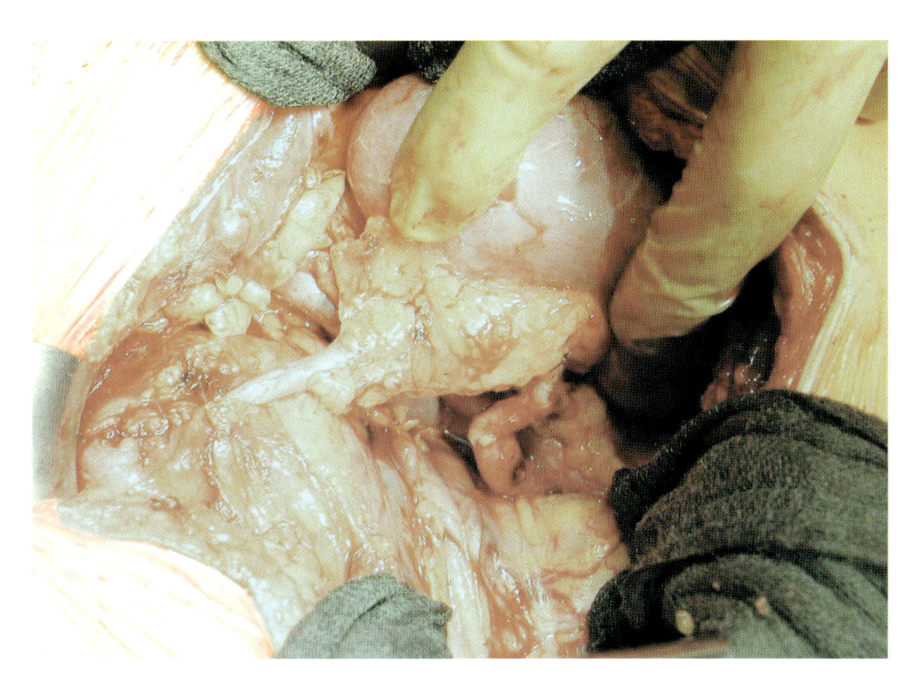

Abb. 10: Situs nach Fertigstellung beider Gefäßanastomosen und der Ureterozystoneostomie nach Lich-Gregoir.

95%, nach 5 Jahren noch 80%. Die Ergebnisse nach einer Leichennierenspende sind deutlich schlechter.

Derzeit warten über 11000 dialysepflichtige Patienten in der Bundesrepublik auf ein Organ, ca. 20% auf eine Retransplantation. Pro Jahr kommen rund 1000 terminal niereninsuffiziente, dialysepflichtige Patienten aus der Bundesrepublik hinzu, bei einer Transplantationsfrequenz von derzeit ca. 2000 NTx/Jahr.

Die Wartezeit auf ein Organ beträgt derzeit in der Bundesrepublik Deutschland 4–6 Jahre.

2.5.8 Spezielle Aspekte nach Nierentransplantation

Während der jahrelangen Dialysebehandlung der Patienten kommt es zum Teil zu chronischen Hepatitis B/C-Infektionen, die letztendlich auch zu einer Leberzirrhose führen können. Bei den ambulanten Nachkontrollen der Transplantierten sollte bei positiver Hepatitis-Serologie deshalb regelmäßig darauf geachtet werden. Initial werden die Patienten 2–3mal wöchentlich ambulant vorstellig, später individuell alle 3–6 Monate und bei Auffälligkeiten der Retentionswerte oder anderer Parameter.

Die bei den Patienten vorhandenen Dialyse-Shunts werden nach der Transplantation vorerst belassen und in Hinblick auf die kardiale Belastung später dann bei stabiler Transplantatfunktion verschlossen.

Weiterführende Literatur

[1] Hamilton, D.: Kidney transplantation: A history. In: Morris, P.J. (ed.): Kidney transplantation: Principles and Practice. Saunders-Verlag, Philadelphia, 1988.

[2] Wüthrich, R.P.: Nierentransplantation: Grundlagen, Vor- und Nachsorge, Langzeitüberwachung. Springer-Verlag, Berlin-New York, 1991.

[3] Land, W., W.D. Illner: Entnahme der Nieren. In: Land, W. (Hrsg.): Transplantationschirurgie. Breitner-Chirurgische Operationslehre-Band XII, Urban & Schwarzenberg, München-Wien-Baltimore, 1996: 41.

[4] Land, W., R. Margreiter: Organentnahme beim Lebendspender. In: Land, W. (Hrsg.). Transplantationschirurgie. Breitner-Chirurgische Operationslehre-Band XII, Urban & Schwarzenberg, München-Wien-Baltimore, 1996: 53.

[5] Land, W., W.D. Illner: Nierentransplantation und Transplantatnephrektomie. In: Land, W. (Hrsg.). Transplantationschirurgie. Breitner-Chirurgische Operationslehre-Band XII, Urban & Schwarzenberg, München-Wien-Baltimore, 1996: 139.

[6] Largiader, F. (Hrsg.): Checkliste Organtransplantation. 2. Auflage, Thieme-Verlag, Stuttgart-New York, 1999.

[7] Morris, P.J.: Kidney Transplantation: Principles and Practice. 5. Auflage, Saunders-Verlag, Philadelphia, 2001.

[8] De Meester, J., G.G. Persijn, T.Wujciak et al.: The new Eurotransplant Kidney Alloca tion System: report one year after implementation. Eurotransplant International-Foundation. Transplantation 66-9 (1998) 1154.

[9] Wujciak, T., G. Opelz: Graft outcome after introduction of a new Eurotransplant allocation system. Transpl Int 12 (1999) 74.

[10] Allen, R.D.M., J.R. Chapman: A manual of renal transplantation. Edward Arnold, London, 1994.

[11] Ginns, L.C., A.B. Cosimi, P.J. Morris (eds.): Immunosuppression in transplantation. Blackwell Science, Malden/Mass., 1999.

[12] Thiru, S., H. Waldmann (eds.): Pathology and Immunology of transplantation and rejection. Blackwell Science, Oxford, 2001.

[13] Tilney, N.L., T.B. Strom, L.C. Paul: Transplantation Biology: Cellular and molecular aspects. Lippincott-Raven, Philadelphia, 1996.

[14] Suthanthiran, M., R.E. Morris, T.B. Strom: Immunosuppressants: cellular and molecular mechanisms of action. Am J Kidney Dis 28 (1996) 159.

[15] Suthanthiran, M., T.B. Strom: Renal transplantation. N Engl J Med 331 (1994) 365.

[16] Tullius, S.G., H.D. Volk, P. Neuhaus: Transplantation of organs from marginal donors. Transplantation 2001 (in press).

[17] Tullius, S.G., N.L. Tilney: Both Alloantigen-Dependent and -Independent factors influence chronic allograft rejection. Transplantation 59 (1995) 313.

[18] Racusen, L.C., K. Solez, R.B. Colvin: The Banff 97 working classification of renal allograft pathology. Kidney Int 55-2 (1999) 713.

2.6 Pankreastransplantation (PTx)

K.-P. Platz, A. R. Müller

Seit Entdeckung des Insulins war die Therapie des Diabetes mellitus Typ I über mehrere Jahrzehnte eine Domäne der Inneren Medizin. Trotz ausgefeilter Insulin-Therapieschemata wurden jedoch bald die Langzeitkomplikationen des Diabetes mellitus wie die Nephro-, Neuro-, Retino- und Angiopathie offenbar. Die Pankreastransplantation als chirurgische Therapieoption des Typ-I-Diabetes-mellitus basiert auf der Hypothese, daß die durch den gestörten Kohlenhydratstoffwechsel verursachten Läsionen durch eine nahezu physiologische Blutzucker-Kontrolle in ihrer Progression verlangsamt, oder nahezu gestoppt werden können. Trotz kontroverser Diskussion stützen experimentelle und klinische Beobachtungen diese Hypothese.

Tabelle 1: Wahl der Pankreastransplantations-Form bei Diabetes mellitus Typ I

Isolierte Pankreastransplantation:
- Instabiler Diabetes mellitus Typ I
- Gravierende diabetische Spätkomplikationen ohne Nephropathie
- Hochmotivierte Patienten

Sequentielle Pankreastransplantation:
- Stabile Transplantatfunktion der Niere
- 6 Monate nach Nierentransplantation
- Keine Abstoßung in den letzten 3 Monaten
- Gute Verträglichkeit der Immunsuppression
- Gutes Rehabilitationspotential
- Hohe Motivation

Simultane Pankreas-Nierentransplantation:
- Präurämische oder urämische Nephropathie
- Kein Lebendspender verfügbar
- Einzeitiges chirurgisches Verfahren
- HLA-Identität von Pankreas und Niere
- Monitoring der Nierenfunktion als Abstoßungsmarker

Zur Zeit werden drei Formen der Pankreastransplantation durchgeführt

a) die alleinige Pankreastransplantation
b) die sequentielle Pankreastransplantation nach einer bereits erfolgreich durchgeführten Organtransplantation und
c) die simultane Pankreas-Nierentransplantation.

Nach Angaben des Internationalen Pankreastransplant-Registers wurden bis Ende 1999 insgesamt mehr als 13000 Pankreastransplantationen durchgeführt, mehr als 90% in Form der simultanen Pankreas-Nierentransplantation. Verbesserungen der immunsuppressiven Therapie sowie der chirurgischen Technik trugen dazu bei, ein mit der Nierentransplantation vergleichbares Patienten- und Organüberleben zu erzielen.

2.6.1 Indikationen

Die Indikationskriterien zur Pankreastransplantation sind im Gegensatz zur Herz- oder Lebertransplantation nicht ganz unumstritten, da es sich hier nicht um einen lebensrettenden Eingriff handelt, sondern um einen Eingriff zur Verbesserung der Lebensqualität und Langzeitprognose eines Diabetikers. Sollte eine alleinige Pankreastransplantation in Erwägung gezogen werden, so muß das operative und immunsuppressive Risiko den Gewinn an Lebensqualität deutlich übersteigen (Tab. 1). Da bisher kein zuverlässiger Abstoßungsmarker für das Pankreastransplantat zur Verfügung steht, dürfte diese Form der Pankreastransplantation nur für hochmotivierte Patienten in Kenntnis des potentiellen Risikos in Frage kommen. Dementsprechend machen alleinige Pankreastransplantationen weltweit nur ca. 5 % aller Pankreastransplantationen aus und sollten Institutionen vorbehalten bleiben, die über einschlägige Erfahrungen verfügen. Aufgrund zunehmender Erfahrung in der Pankreastransplantation werden jedoch von diesen Zentren in letzter Zeit zunehmend mehr isolierte Pankreastransplantationen durchgeführt. Der Langzeiterfolg bleibt jedoch abzuwarten.

Auch die sequentielle Pankreastransplantation nach erfolgreicher Nierentransplantation birgt ein zusätzliches operatives, jedoch kein zusätzliches immunsuppressives Risiko, da sich die Immunsuppression nach sequentieller Pankreastransplantation nicht ändert (Tab. 1). Folgende Voraussetzungen sollten jedoch erfüllt sein, falls ein sequentielles Vorgehen beabsichtigt ist. Neben einer unabdingbaren stabilen Transplantatfunktion der Niere sollte die sequentielle Pankreastransplantation frühestens sechs Monate nach der Nierentransplantation durchgeführt werden. Darüber hinaus sollte in den letzten drei Monaten keine Abstoßungsreaktion stattgefunden haben und keinerlei Unverträglichkeiten der Immunsuppression vorliegen. Eine hohe Motivation des Empfängers voraussetzend sollte dieser ein gutes Rehabilitationspotential besitzen, auch wenn Blindheit oder Amputationen als Kontraindikation mehr und mehr an Bedeutung verlieren.

Aufgrund der immer noch deutlich schlechteren Langzeitergebnisse nach sequentieller Transplantation sollte, wenn immer möglich, der simultanen Pankreas-Nierentransplantation als einzeitiges Verfahren der Vorzug gegeben werden, da auch die immunsuppressive Therapie weitgehend identisch zur alleinigen Nierentransplantation ist (Tab. 1). Die HLA-Identität von Pankreas und Niere eines Spenders bietet den nicht zu unterschätzenden Vorteil, daß während einer Abstoßungsreaktion die Niere in mehr als 90 % der Fälle vor dem Pankreas abgestoßen wird und somit die Niere als Abstoßungsmarker auch für das Pankreas genutzt werden kann. Nur sehr selten ist eine isolierte Abstoßung des Pankreas ohne Nierenbeteiligung beobachtet worden.

Indikationszeitpunkt

Dieser hängt im wesentlichen von den bestehenden oder unmittelbar drohenden Sekundärkomplikationen des Diabetes mellitus ab. Die diabetische Nephropathie muß nicht notwendigerweise bis zur Urämie vorangeschritten sein, um für eine simultane Pankreas-Nierentransplantation evaluiert zu werden. Da sowohl Transplantationszeitpunkt als auch die Progredienz der Nephropathie unabsehbar sein können, sollte auch im präurämischen Stadium die Indikation gestellt werden. Auf der anderen Seite sollte auch einem bereits durch die diabetische Retinopathie erblindeten Patienten diese Möglichkeit nicht grundsätzlich verwehrt werden. Denn welcher Sehende vermag die Herausforderung für einen Erblindeten richtig einzuschätzen, sich jeden Morgen 20 IE Insulin zu spritzen.

Die Wahl des richtigen Transplantationszeitpunktes ist somit individuell zu entscheiden. Gravierende Sekundärkomplikationen sollten noch nicht eingetreten und der Dialysezeitraum möglichst kurz sein, um optimale Voraussetzungen für eine erfolgreiche Pankreas-Nierentransplantation zu schaffen. Sollte jedoch eine Lebendspende zur Nierentransplantation aus dem Kreise der Familien-Angehörigen zur Verfügung stehen, ist dieser Option aufgrund der sehr guten Ergebnisse der Lebendspende absoluter Vorrang zu gewähren, auch ohne Pankreastransplantation, da die Ungewißheit der Verfügbarkeit eines Multiorganspenders zum einen eine weitere deutliche zeitliche Verzögerung bedeuten würde, zum anderen die Ergebnisse nach Multiorganspenden derzeit nicht besser als nach einer isolierten Nieren-Lebendspende sind.

Kontraindikationen

Diese sind identisch mit denen anderer Organtransplantationen.

Zu den absoluten Kontraindikationen zählen:

- Sepsis, Multiorganversagen
- schwere Infektionen, Pneumonie
- metastasierende maligne Erkrankungen
- fortgeschrittene kardiopulmonale Erkrankungen
- HIV, AIDS, manifeste Alkoholkrankheit

Zu den relativen Kontraindikationen gehören:

- Amputationen
- Blindheit
- Generalisierte Arteriosklerose
- Koronarsklerose

Diese sind jedoch im Einzelfall zu prüfen und individuell zu validieren. Insbesondere die Koronarsklerose bedarf einer sorgfältigen Abklärung, ggf. kardiochirurgischer Intervention. Nach erfolgreicher koronarer Bypassoperation oder Ballondilatation und Stent-Implantation kann bei sicherlich erhöhtem kardialen Risiko durchaus eine Pankreastransplantation durchgeführt werden.

2.6.2 Chirurgische Technik

Auswahl des Spenders

Der Spender sollte möglichst jung sein. Derzeit wird das Alter bei ca. 50 Jahren limitiert, im Gegensatz zu anderen Organtransplantationen. Ein Diabetes mellitus oder übermäßiger Alkoholkonsum sollten ausgeschlossen werden.

Entnahme

Der Zugang erfolgt wie bei der Entnahme aller abdominellen Organe über eine mediane Laparotomie. Bei der Multiorganentnahme ist auf eine schonende Behandlung des Pankreas insbesondere bei der Präparation im Leberhilus zu achten. Nach Präparation der Leber erfolgt die Mobilisation des Duodenums und des Pankreaskopfes nach Kocher, Durchtrennung des Ligamentum gastrocolicum sowie die Ligatur der A. und V. gastrica breves. Magen und Omentum majus werden nach kranial verlagert. Es erfolgt die Präparation von Milz und Pankreas aus dem Retroperitoneum unter Ligatur der zum Colon ziehenden Gefäße. Im Gegensatz zur isolierten Leberentnahme wird hier die A. lienalis nicht abgesetzt, sondern angeschlungen. Gleiches gilt für die A. gastroduodenalis. Danach erfolgt die Ligatur der A. gastrica dextra und A. gastroepiploica dextra sowie der zum Colon transversum ziehenden Gefäße pankreasnah. Danach wird der Magen ca. 2 cm postpylorisch abgesetzt. Die Durchtrennung des Jejunums erfolgt aboral des Treitz'schen Ligaments. Die Mesenterialwurzel sollte derart ausgedünnt sein, daß sie später nach Perfusion weit caudal des duodenalen C vorzugsweise mit dem GIA oder TA abgesetzt werden kann, um eine sichere Schonung der A. pankreaticoduodenalis inferior zu gewährleisten (s. Abb. 1).

Die Perfusion aller abdominellen Organe erfolgt simultan über die Aorta sowie über die Pfortader. Letztere kann im Bereich des Leberhilus kanüliert werden, was technisch etwas schwieriger bei erhaltener A. gastroduodenalis ist. Alternativ kann auch die V. mesenterica superior oder inferior benutzt werden. Hierbei muß die Kanüle jedoch weit in den Leberhilus vorgeschoben werden und der venöse Abfluß des Pankreas über die jeweils nicht benützte Mesenterialvene oder die Milzvene gewährleistet werden. Um eine gute Perfusion der Leber bei freiem venösen Abfluß des Pankreas zu gewährleisten, ist die Kanülierung der V. portae im Hilus nach unserer Einschätzung zu bevorzugen. Die Portalvene wird am Pankreasoberrand, direkt caudal der Kanülierung, bei Perfusionsbeginn durchtrennt.

Nach Perfusion erfolgt die Entnahme von Leber und Pankreas praktisch gleichzeitig. Nach Mobilisation der Leber aus dem Retroperitoneum wird der Ductus choledochus di-

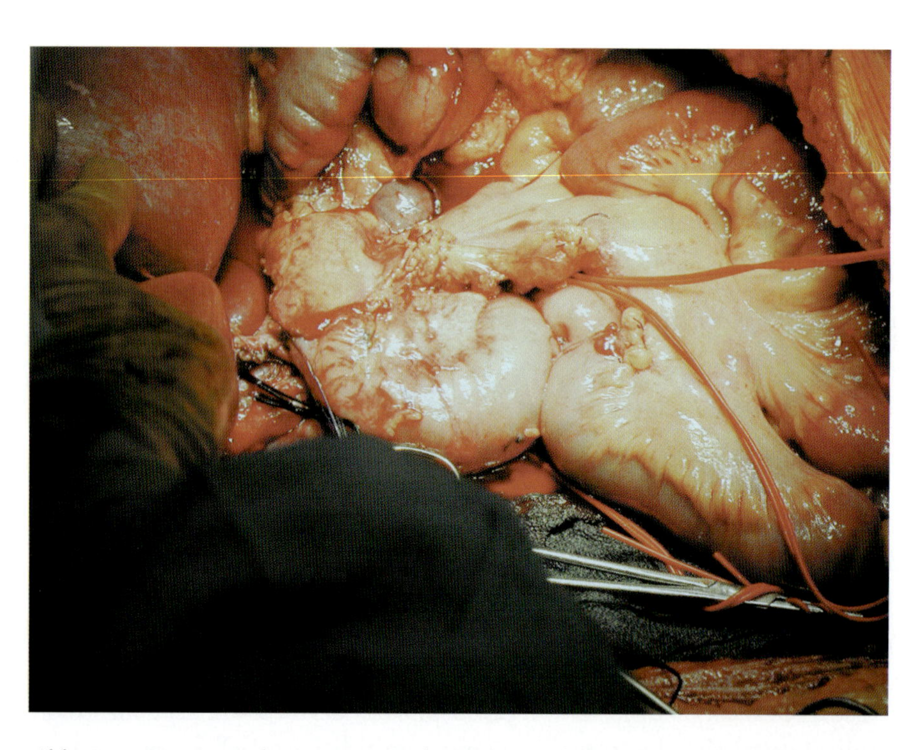

Abb. 1: Organentnahme: zartes Pankreas vor Mobilisation aus dem Retroperitoneum. Die Ligamentstrukturen des Spenders sind gut sichtbar, inklusive der A. hepatica und der A. gastroduodenalis. Beide Strukturen werden im Verlauf dargestellt und die A. gastroduodenalis angeschlungen.

stal ligiert und durchtrennt, die Pfortader ist bereits durchtrennt, die A. hepatica wird arteriennah unter sicherer Schonung des Pankreasoberrandes freigelegt und die A. lienalis stammnah ligiert und in Richtung Pankreas mit Prolene 5/0 markiert, um das Wiederauffinden später zu erleichtern. Danach erfolgt die Darstellung der A. mesenterica superior sowie des Truncus coeliacus im Bereich der Aorta und das arteriennahe Absetzen des Truncus coeliacus. Nach Entnahme der Leber erfolgt die Durchtrennung der A. mesenterica superior sowie die Durchtrennung der Mesenterialwurzel mit dem GIA oder TA.

„Back-Table"-Präparation

Diese umfaßt die Absetzung der Milz vom Pankreasschwanz unter Vicrylligaturen sowie die Präparation des Duodenums vom Pankreasober- und -unterrand pankreasnah, ebenfalls mit Vircylligaturen auch kleinster Gefäße. Danach Absetzung des Duodenums am Pankreasober- und -unterrand mit dem GIA, Reserosierung, so daß nur ein ca. 10 cm langes Duodenalsegment (Pars descendens) verbleibt. Die A. lienalis sowie die A. mesenterica superior werden über ein Y-Segment unter Benutzung der Iliacalbifurkation vereint (s. Abb. 2 a und b). Die Anastomosierung

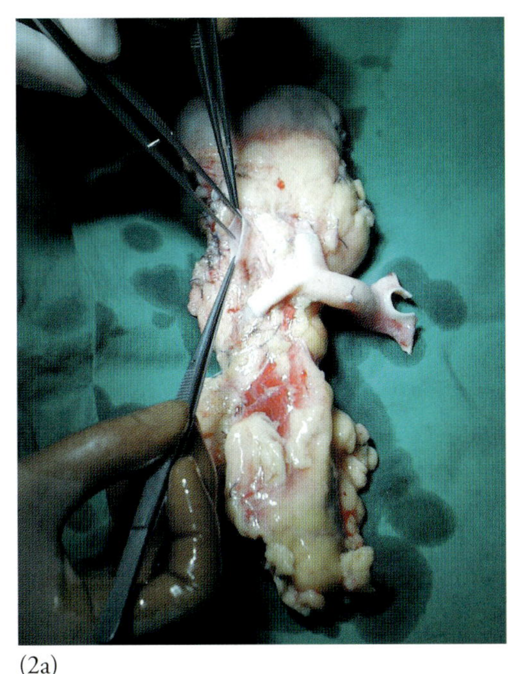

(2a)

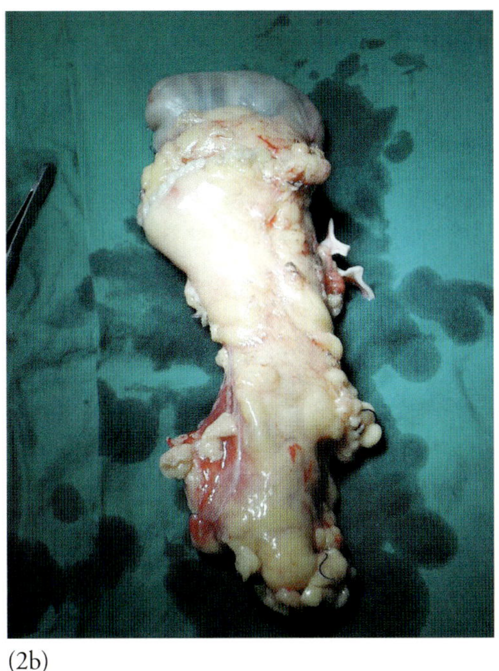

(2b)

Abb. 2: „Back-Table"-Präparation: Das Duodenum wurde unter Vicrylligaturen vom Pankreaskopf separiert und nachgekürzt. Die Milz wurde unter Ligaturen vom Pankreasschwanz abgesetzt. Fertige Rekonstruktion der arteriellen Versorgung unter Einschluß eines Y-Segmentes (A. iliaca externa und interna sowie A. iliaca communis des Spenders). Die A. iliaca interna des Spenders wird mit 7-0-Prolene mit der A. lienalis und die A. iliaca externa mit der A. mesenterica superior des Spenders anostomosiert. Somit muß bei der Transplantation des Pankreas nur die A. iliaca communis anastomosiert werden. Des weiteren dargestellt die zu anastomosierende Pfortader (2a). Ventrale Ansicht des gleichen Präparates (2b).

beider Gefäße erfolgt End-zu-End mit Prolene 7-0 (oder 6-0).

Implantation

Die Transplantation des Pankreas und ggf. der Niere erfolgt heterotop über eine mediane Laparotomie. Die Drainage des Duodenums kann entweder über die Blase (s. Abb. 3) oder in das Jejunum (s. Abb. 4) erfolgen. Da der Anschluß an den Dünndarm physiologischer ist, wird diese Technik von uns bevorzugt. Die portalvenöse Drainage des Pankreas kann in die Pfortader erfolgen, was jedoch technisch schwieriger ist und daher derzeit erprobt wird. Des weiteren erfolgt sie in die V. iliaca communis (Blasendrainage) oder in die V. cava (enterale Drainage). Im weiteren soll die zuletzt genannte Technik genauer dargestellt werden:

Zunächst erfolgt die Freilegung der A. iliaca communis rechts sowie der distalen V. cava auf einer Länge von ca. 6–7 cm. Die Pfortader sollte bis auf das Niveau des Pankreasoberrandes gekürzt werden, auch wenn dies den Schwierigkeitsgrad dieser Anastomose erhöht, da bei zu langer Pfortader bzw. Interposition eines Venensegmentes die Gefahr einer venösen Thrombose des Transplantes deutlich steigt.

Die V. cava wird mit einer Satinskyklemme semicirculär ausgeklemmt und die Pfortader mit Prolene 6-0 End-zu-Seit mit der V. cava anastomosiert (Abb. 5, S. 207). Danach erfolgt die Anastomosierung von Spender A. iliaca communis mit der Empfänger A. iliaca communis End-zu-Seit, ebenfalls mit Prolene 6-0 (Abb. 6, S. 207). Nach Reperfusion des Pankreas wird das Duodenum durch das Colonmesenterium nach ventral verlagert und Seit-zu-Seit, ggf. zweireihig mit PDS 4-0 fortlaufend an das Jejunum anastomosiert, ca. 30–60 cm distal des Treitz'schen Ligaments (Abb. 7, S. 208).

Danach erfolgt ggf. die Transplantation der Niere in die linke Fossa iliaca in typischer Technik (Abb. 8, S. 208).

2.6.3 Postoperatives Management und Frühkomplikationen

Postoperatives Management

Zur Blockierung der Pankreassekretion wird üblicherweise Somatostatin (6 mg/24 h) i.v. appliziert.

Die Somatostatintherapie beginnt mit der Narkoseeinleitung und wird für eine Woche, bei Komplikationen auch länger, fortgesetzt. Zur Reduktion der negativen Auswirkungen verschiedener Pankreasenzyme nach Reperfusion wird Aprotintin (100 000 I.E./h) kontinuierlich vom Operationsbeginn bis zum 7. postoperativen Tag verabreicht.

Die postoperative, niedrig-dosierte Insulintherapie zur Ruhigstellung des Pankreastransplantates ist in den vergangenen Jahren häufig durchgeführt worden. Bei guter Transplantatfunktion ist die Insulinproduktion jedoch so gut, daß auch bei Applikation von Glucose (10 %) im Normbereich liegende Glucosespiegel beobachtet werden. Die Qualität der Transplantatfunktion kann ohne Insulinapplikation wesentlich besser beurteilt werden. Daher bevorzugen wir derzeit nicht die routinemäßige Insulintherapie. Bei erhöhten Blutglucose-Spiegeln sollte jedoch umgehend eine kontinuierliche Insulinapplikation erfolgen.

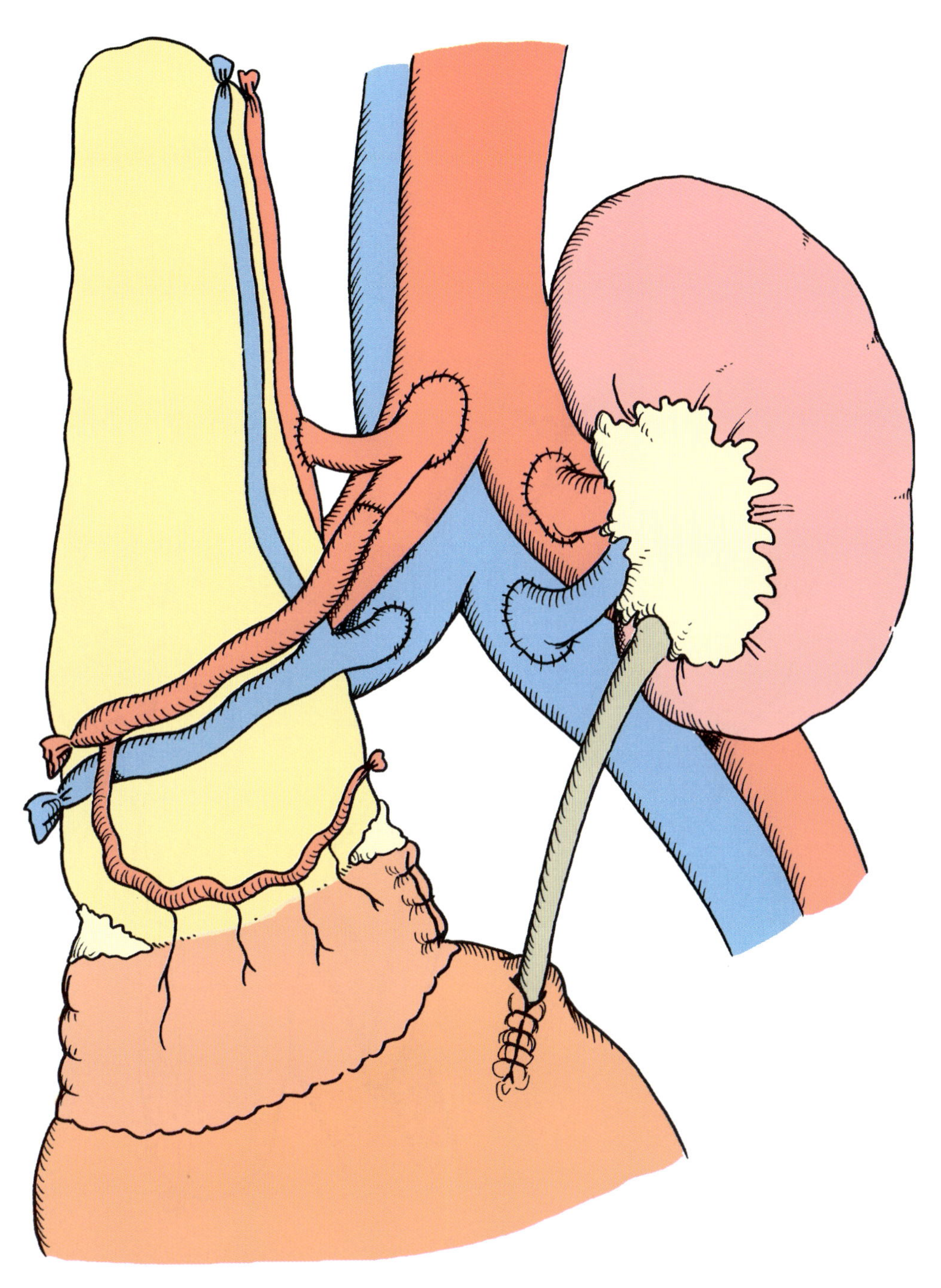

Abb. 3: Blasendrainagetechnik: End-zu-Seit-Anastomosierung der Spender-A. iliaca communis auf die Empfänger-A. iliaca communis und End-zu-Seit-Anastomosierung der Spender-Pfortader auf die Empfänger-V. iliaca communis. Breite Anastomosierung des Spender-Duodenums an die Blase.

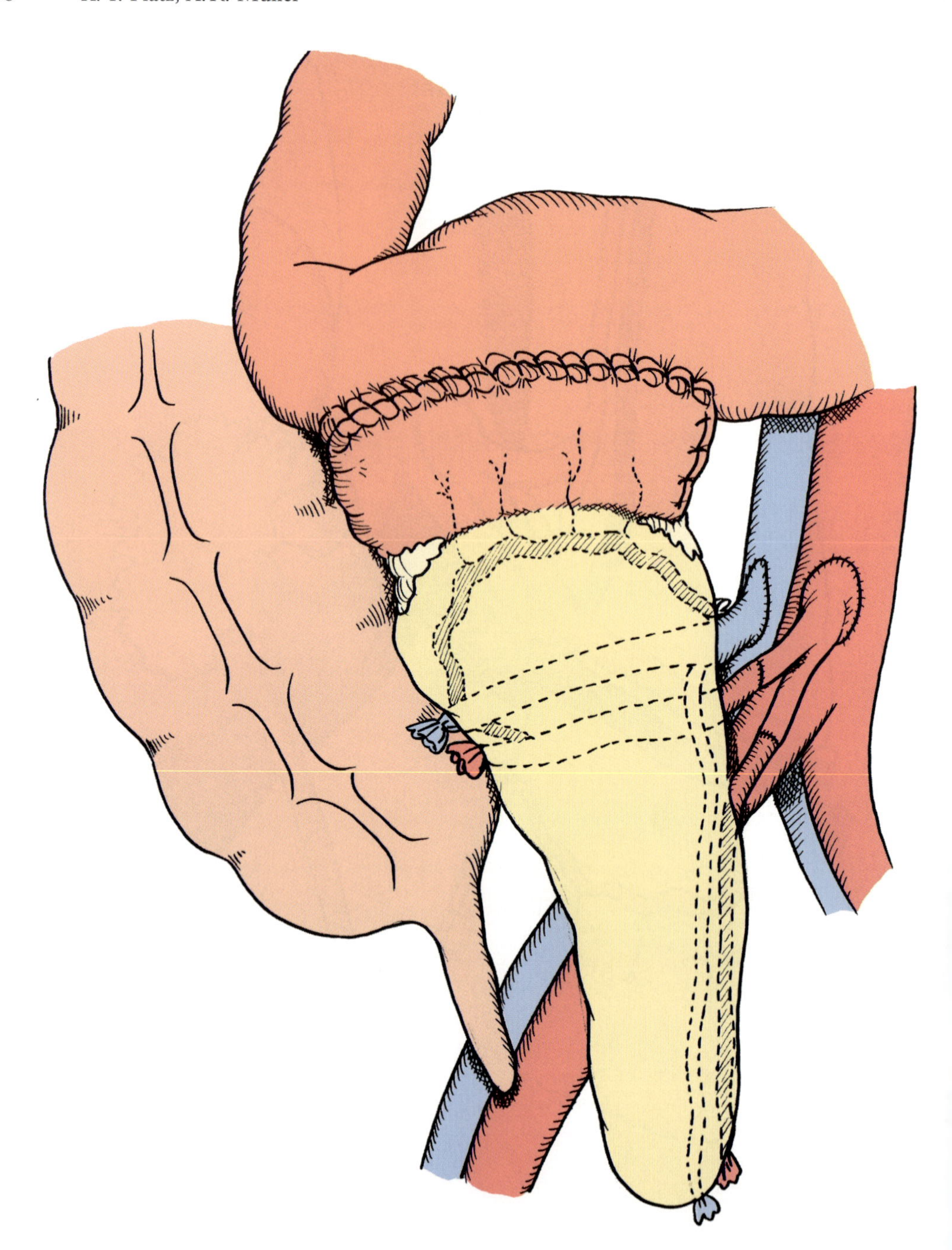

Abb. 4: Enterale Drainagetechnik: End-zu-Seit-Anastomosierung der Spender-A. iliaca communis auf die Empfänger-A. iliaca communis und End-zu-Seit-Anastomosierung der Spender-Pfortader auf die Empfänger-V. cava. Bei dieser Technik kommt das Pankreas umgekehrt zu liegen, im Vergleich zur Blasendrainagetechnik wird das Spender-Duodenum Seit-zu-Seit breitflächig an das Empfänger-Jejunum ca. 30–40 cm hinter dem Treitz'schen Ligament anastomosiert.

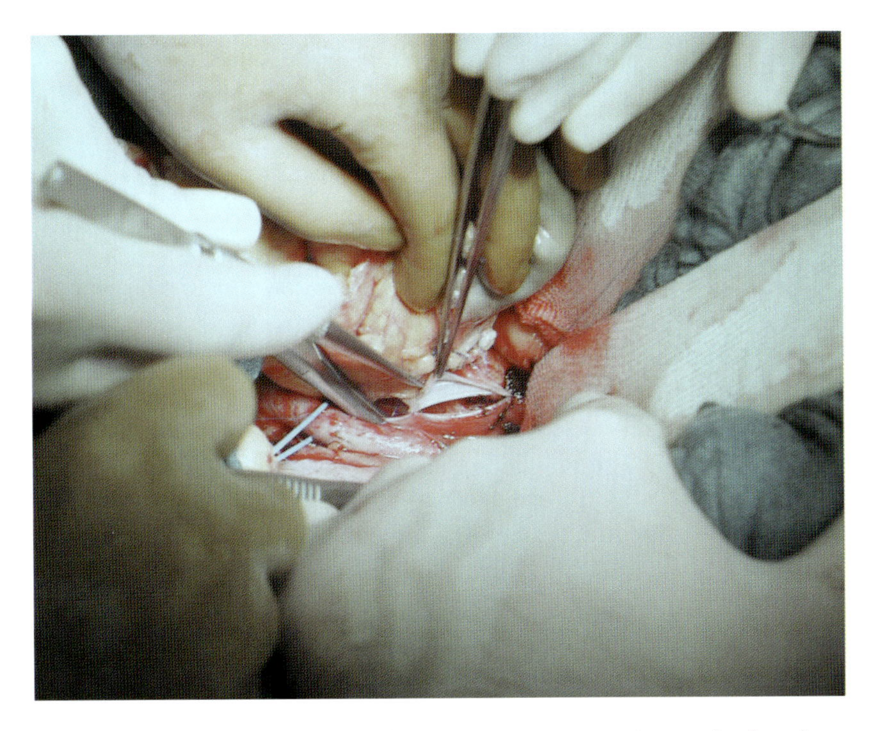

Abb. 5: Implantation mit enteraler Drainage: Anastomosierung der Spender-Pfortader mit der V. cava mit Prolene 6-0 fortlaufend.

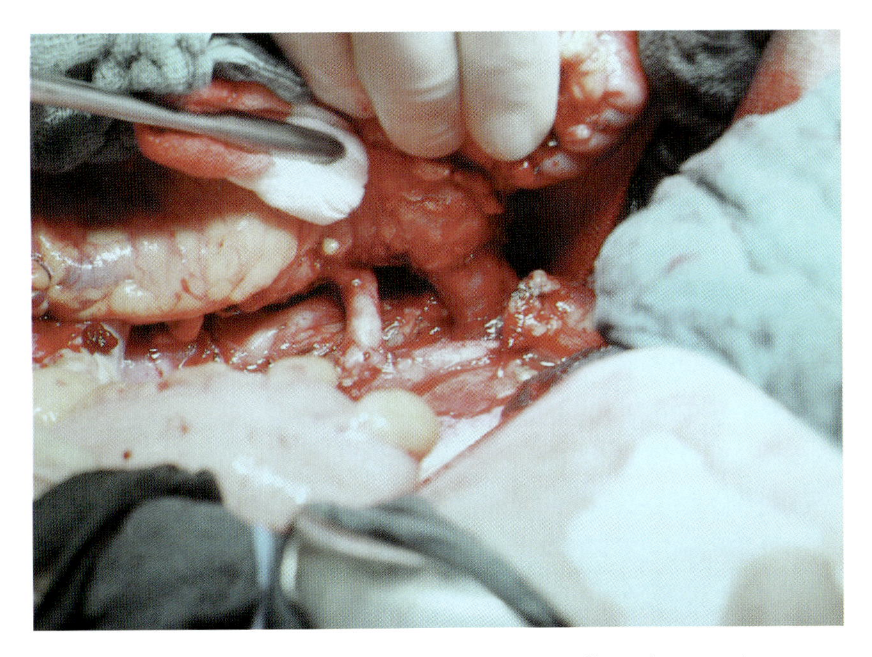

Abb. 6: Implantation mit enteraler Drainage: arterielle und venöse Anastomosen nach Reperfusion des Pankreas.

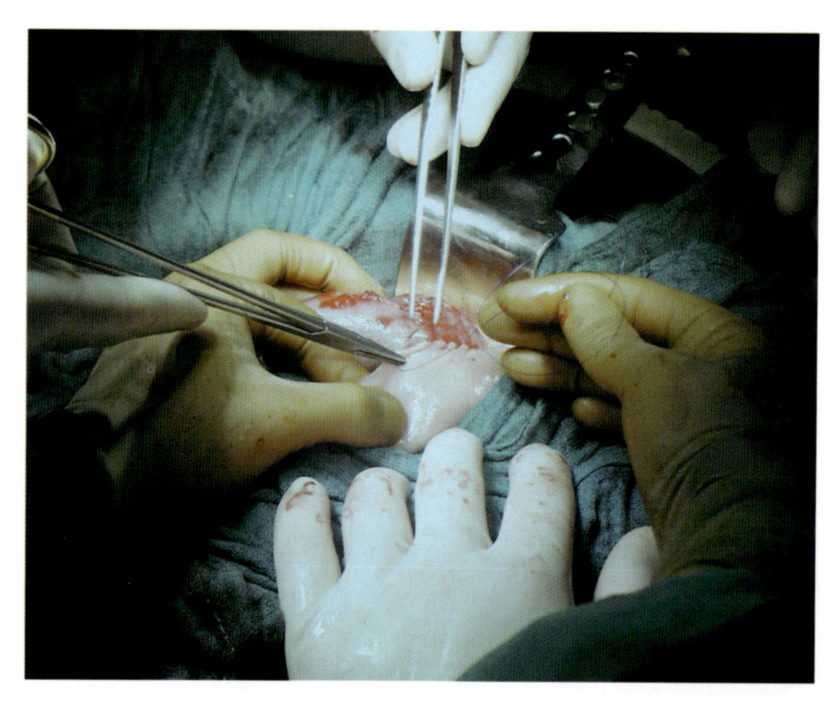

Abb. 7: Implantation mit enteraler Drainage: Seit-zu-Seit-Anastomose zwischen Spender-Duodenum und Empfänger-Jejunum mit PDS 4-0 fortlaufend.

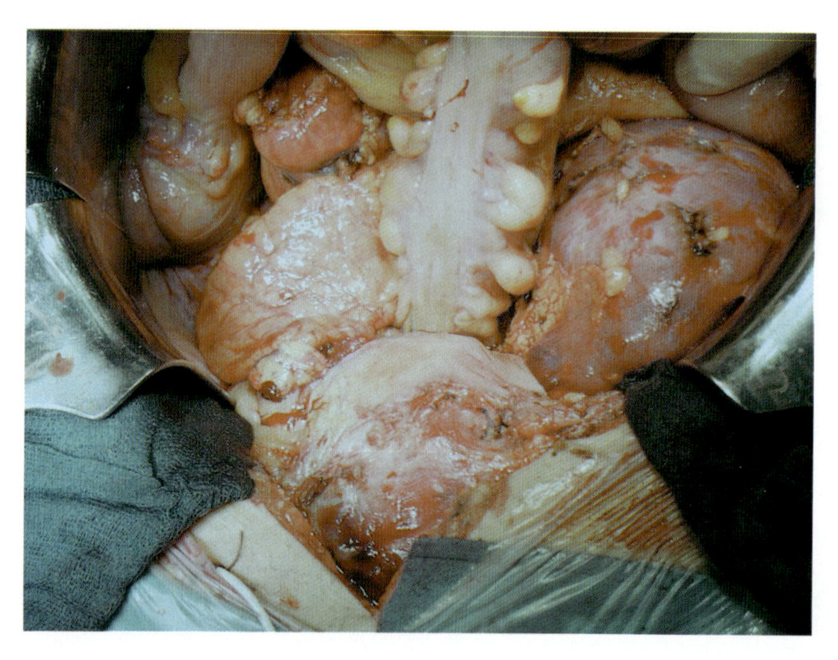

Abb. 8: Implantation mit enteraler Drainage: Situs nach Reperfusion von Pankreas und Niere vor Verschluß des Abdomens.

Apparatives Monitoring

Hier kommt insbesondere die Gefäßdoppler-Sonographie zur Überwachung der Perfusion der Transplantatniere zum Einsatz. Die Untersuchung der Pankreasfunktion ist bei adipösen Patienten oder postoperativer Dünndarmdysfunktion (geblähtes Abdomen) in der frühpostoperativen Phase schwierig. Intraabdominelle Hämatome, Flüssigkeitsverhalte oder Abszesse werden gleichzeitig mittels Sonographie ausgeschlossen.

Bei unklarem Abdomen und schwieriger Beurteilbarkeit des Pankreas ist die Computertomographie oder MRT-Untersuchung des Pankreastransplantates zu empfehlen. Hierbei kann die Perfusion des Pankreas beurteilt werden und eine Transplantatpankreatitis inklusive eines Flüssigkeitssaumes um das Transplantat herum ausgeschlossen werden. Bei Verdacht auf einen Verschluß der Transplantatvenen oder -arterien sollte eine Angiographie angeschlossen werden, da hier umgehend eine Desobliteration, oder häufiger, eine Entfernung des Transplantates erfolgen muß (s. Abb. 9a und b).

Nach Anlage einer enteralen Drainage des Pankreassekretes sollte bei akutem Abdomen auch eine Dünndarmdarstellung nach Sellink mit Gastrographin durchgeführt werden. Hiermit können Insuffizienzen im Bereich der Seit-zu-Seit-Duodenojejunostomie sowie Briden ausgeschlossen werden.

Frühkomplikationen

Postoperative Dünndarmdysfunktionen werden in unterschiedlicher Ausprägung relativ häufig beobachtet, insbesondere nach Anwendung einer enteralen Drainage. Dies liegt zum einen an der chirurgischen Technik mit Auslagerung des Dünndarmes bei der Transplantation, zum anderen vielleicht auch an der bei Diabetikern häufig zu beobachtenden Gastropathie sowie an der üblicherweise durchgeführten Nahrungskarenz nach enteraler Drainagetechnik.

Erste Untersuchungen zur frühpostoperativen Ernährung auch nach enteraler Drainage scheinen die Ausprägung der postoperativen Dünndarmdysfunktion zu reduzieren. Temporäre Amylasämien/Lipasämien – nicht nur im Plasma, sondern auch im Easy-Flow-Sekret – als Ausdruck des Konservierungs- und Reperfusionschadens des Pankreas mögen hier eine weitere Ursache sein. Diese normalisieren sich jedoch spontan in wenigen Tagen wieder. Längerfristige enzymreiche Flüssigkeitsretentionen oder Pankreasfisteln sind selten (Tab. 2). Gleiches gilt für schwere Transplantatpankreatitiden. Ebenfalls selten werden Anastomoseninsuffzienzen im Bereich des Duodenums, i. e. der Duodenojejunostomie, der Duodenum-Blasenanastomose oder dem Stapler-Verschluß des Duodenums beobachtet.

Eine initiale Nicht-Funktion wird in ca. 1–2 % aller Pankreastransplantationen beobachtet. Venöse Thrombosen des Pankreas können durch die Kürzung der Portalvene auf Pankreasniveau nahezu vollständig verhindert werden. Noch seltener kommt es zumeist aufgrund von Arteriosklerose des Empfängers oder schweren Abstoßungen bzw. schwerer Transplantatpankreatitis zum Verschluß der Transplantatarterie (Abb. 10 a-c, S. 213/214). Nach Anlage einer enteralen Drainage können in der frühen postoperativen Phase Blutungen im Bereich der Duodenojejunostomie auftreten. Diese sind jedoch relativ selten und sistieren zumeist spontan bzw. nach Reduktion der Heparintherapie. Manchmal müssen sie jedoch endoskopisch therapiert werden.

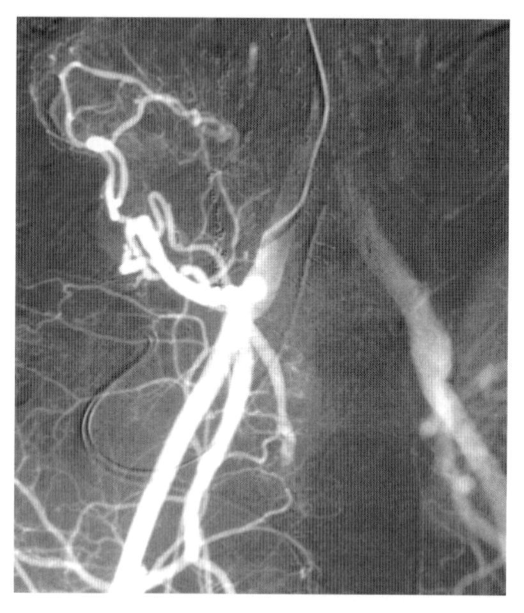

(9a)

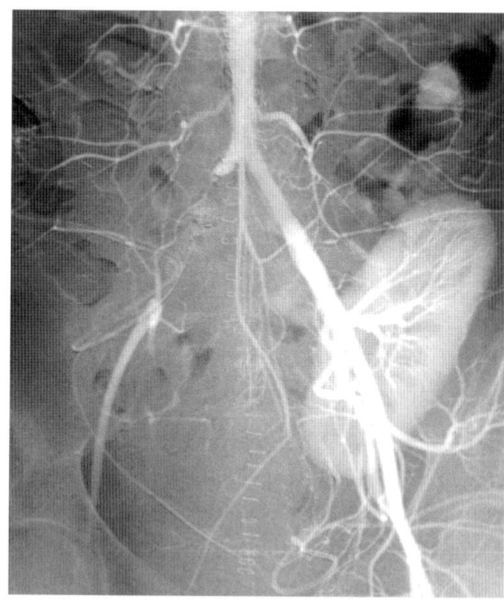

(9b)

Abb. 9: Angiographie des transplantierten Pankreas: normale Perfusion des Transplantates über die A. iliaca des Spenders sowie die A. mesenterica superior und die A. lienalis (9a). Thrombose der Empfänger-A. iliaca communis aufgrund von Arteriosklerose und Intimaverletzung bei der Transplantation. Keine Perfusion des Pankreastransplantates (9b).

Die endoskopische Therapie erfolgt mittels Intestinoskopie, da üblicherweise verwendete Gastroskope diesen Bereich des oberen Jejunums schwer erreichen. Nur in Ausnahmefällen kann eine chirurgische Intervention mit Revision der Anastomose notwendig werden.

Infektionen

Schwere bakterielle Infektionen werden vorwiegend im Rahmen einer Transplantatpankreatitis beobachtet. Hier kann es im äußersten Fall zu einer schweren Peritonitis mit Sepsis und Multiorganversagen kommen. Diese Komplikationen sind jedoch sehr selten. Schwere Pneumonien sind ebenfalls selten. Gefürchtet sind ab dem ca. 2. postoperativen Monat CMV (Cytomegalievirus)-Erkrankungen. Daher sollten CMV-negative Empfänger möglichst auch CMV-negative Spenderorgane erhalten; andernfalls kann eine Prophylaxe bzw. präemptive Therapie bei positivem CMV-Nachweis (pp65) mit Ganciclovir durchgeführt werden.

2.6.4 Spätkomplikationen

Wird die Blasendrainagetechnik verwandt, kommt es häufiger zu Harnwegsinfektionen, Dysurien und Hämaturien, die in ca. 20–25 % der Patienten eine Umwandlungsoperation mit Anlage einer enteralen Drainage (Seit-zu-Seit-Duodenoileostomie) notwendig werden lassen (Tab. 2).

Tabelle 2: Komplikationen nach Pankreastransplantation

Früh-postoperativ:
- akute Abstoßung
- Dünndarmdysfunktion
- Transplantatpankreatitis
- Nachblutung
- Anastomoseninsuffizienz im Bereich des Duodenums
- Pankreasfistel
- venöse Thrombose des Pankreas
- arterielle Thrombose des Pankreas

Spät-postoperativ:
- Harnwegsinfekt, Dysurie, Hämaturie nach Blasendrainagetechnik
- metabolische Azidose nach Blasendrainagetechnik
- chronische Transplantatpankreatitis
- infizierte Pankreaspseudozysten
- chronische Abstoßung mit Transplantatverlust

Aufgrund des hohen Bikarbonatverlustes über die Blase kann sich eine metabolische Azidose entwickeln. Die Bikarbonatverluste müssen daher ausgeglichen werden. Als erwünschter Begleiteffekt des Natrium-Bikarbonatverlustes kann jedoch ein vorbestehender Hypertonie eine deutliche Besserung erfahren. Bei Verwendung der enteralen Drainagetechnik wird etwas häufiger als nach Blasendrainagentechnik, wenngleich ebenfalls selten (ca. 2–3 %), ein Bridenileus gesehen. Dieser kann auch Monate oder Jahre nach Transplantation auftreten. Perforationen im Bereich des Spenderduodenums sind sehr selten, werden jedoch auch spät-postoperativ im Rahmen von schweren Abstoßungen beobachtet. Die Diagnostik erfolgt mittels Gastrographin-Darstellung des Jejunums bei der enteralen Drainagetechnik bzw. mittels Zystoskopie und Kontrastmitteldarstellung bei der Blasendrainage. In jedem Fall ist eine zügige chirurgische Revision notwendig.

Unabhängig von der Drainagetechnik kann es zur Ausbildung einer chronischen Transplantatpankreatitis oder zur Ausbildung von Pankreaspseudozysten kommen. Beide Komplikationen werden jedoch selten beobachtet. Die chronische Transplantatpankreatitis kann schleichend verlaufen und nach Monaten oder Jahren zum Verlust der Transplantatfunktion führen. Dies kann eine Transplantatpankreatektomie notwendig werden lassen. Pankreaspseudozysten können bei Verdacht auf Infektion punktiert und ggf. mittels Pigtail-Katheter drainiert werden.

2.6.5 Spezielle immunsuppressive Therapie

Die Immunsuppression wird relativ hoch gewählt. Überwiegend durchgesetzt hat sich eine Quadruple-Immunsuppression bestehend aus Tacrolimus (Tacrolimus-Vollblutspiegel: 15–20 ng/ml), Mycophenolat Mofetil (MMF; 2 × 1 g/Tag), Prednisolon und als Induktionstherapie Antilymphozytenpräparationen wie ATG oder ALG. Anstelle von Tacrolimus wird von einigen Zentren der Einsatz von Cyclosporin A bevorzugt. Alternativ zu den Antilymphozytenpräparationen kann auch der IL-2-Rezeptorantagonist Daclizumab verwendet werden. Die Wertigkeit dieses Immunsuppressivums in der Pankreastransplantation wird derzeit untersucht. Unumstritten ist derzeit der positive Effekt von MMF im Vergleich zu Azathioprin. Rapamycin stellt eine weitere Bereicherung auch in der Pankreastransplantation dar. Es kann anstelle von MMF – bei Unverträglichkeit (beispielsweise gastrointestinale Symptome, Blutungen, etc.) – eingesetzt werden. Diesbezügliche Studien werden derzeit durchgeführt.

2.6.6 Abstoßungsdiagnostik und -therapie

Diagnostik der akuten Abstoßung

Die Überwachung der Transplantatfunktion orientiert sich überwiegend an der Funktion der Transplantatniere. Bei Erhöhung der Retentionswerte (Harnstoff, Kreatinin im Plasma) und klinischem Verdacht auf eine akute Abstoßung (Rückgang der Diurese) erfolgt die Punktion der Transplantatniere zur histologischen Diagnosesicherung.

Das Pankreas selbst wird selten punktiert, nicht zuletzt wegen der Risiken einer Pankreasfistel. Üblicherweise wird eine simultane Abstoßung beider Organe beobachtet. Eine isolierte Abstoßung des Pankreas ist, wenngleich selten, auch möglich. Laborchemische Untersuchungen bezüglich der Pankreasfunktion beinhalten die Bestimmung von Amylase und Lipase im Plasma sowie im Easy-Flow-Sekret. Ein Anstieg dieser Enzyme kann richtungsweisend auf eine Transplantatpankreatitis oder eine akute Abstoßung sein. Des weiteren wird im Rahmen der akuten Abstoßung eine Erhöhung der Blutzuckerspiegel beobachtet, die in schweren Fällen insulinpflichtig wird. Wurde die Blasendrainagetechnik angewandt, kann die Bestimmung der Urin-Amylase auch als Marker für die Transplantatfunktion bzw. Abstoßung des Pankreas dienen. Daher wird bei der isolierten Pankreastransplantation derzeit bevorzugt die Blasendrainagetechnik angewandt, da hier die Niere als Abstoßungsmarker nicht zur Verfügung steht.

Therapie der akuten Abstoßung

Den Goldstandard der Diagnose einer akuten Abstoßung stellt die Histologie (HE-Färbung der Nierenbiopsie) dar. Die Therapie der akuten Abstoßung erfolgt nach internationalem Standard:

- 3 × 500 mg Urbason i. v.
- bei Steroidresistenz: OKT3 (5 mg/d) über 5 Tage

Üblicherweise wird die Steroidresistenz bzw. eine persistierende Abstoßung durch eine erneute Biopsie der Transplantatniere vor OKT3-Therapie histologisch bestätigt. Bei schwerer Abstoßung kann die OKT3-Therapie auf 7 oder 10 Tage ausgedehnt werden. Dies ist aufgrund der Verbesserung in der Immunsuppression jedoch nur noch selten notwendig. Des weiteren wird üblicherweise die Basisimmunsuppression erhöht. Dies gilt vor allem für die Tacrolimus-Therapie. Patienten, die initial mit Cyclosporin A therapiert wurden, können simultan zur Steroidbolus- oder OKT3-Therapie erfolgreich auf Tacrolimus umgestellt werden.

2.6.7 Klinische Ergebnisse

Die kombinierte Pankreas-Nierentransplantation bietet eine gute Therapieoption für Patienten mit diabetischer Nephropathie bei Patienten mit Diabetes mellitus Typ I. Weitere diabetische Spätkomplikationen können verhindert oder gemindert werden. Die Nebenwirkungen der Immunsuppression sowie postoperative Komplikationen sind bei der überwiegend guten Pankreasfunktion vergleichsweise geringer einzuschätzen als die Folgen der diabetischen Spätkomplikationen.

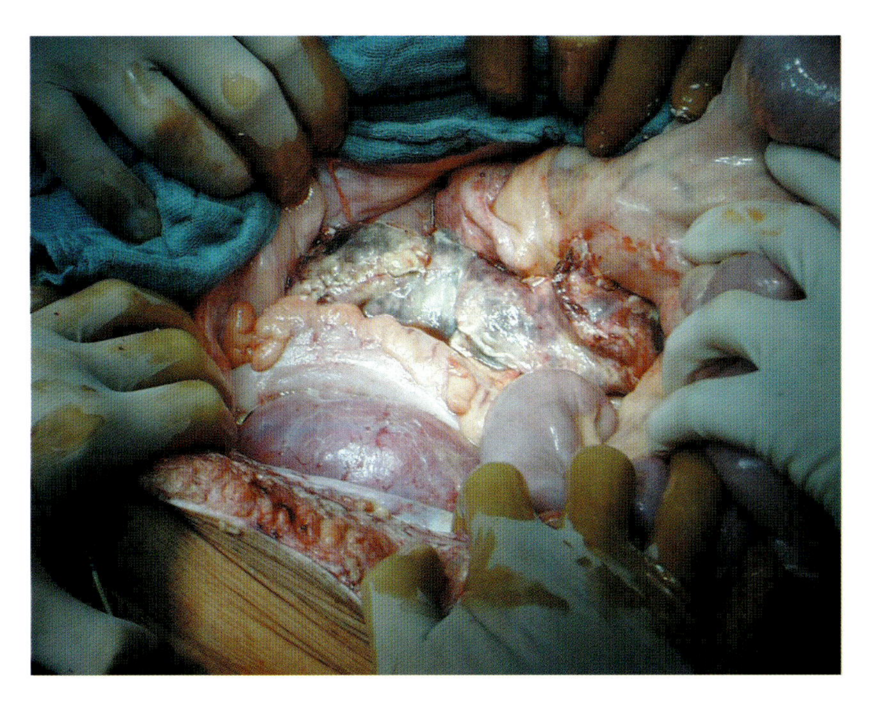

Abb. 10a: Nekrose des Pankreastransplantates aufgrund einer Arterienthrombose.

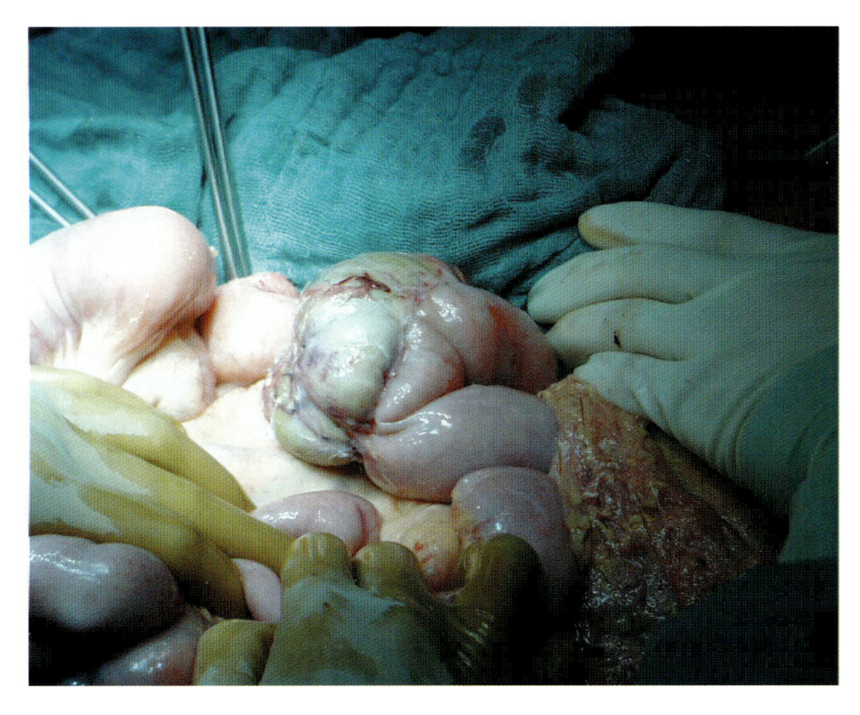

Abb. 10b: Komplette Nekrose auch des Spender-Duodenums.

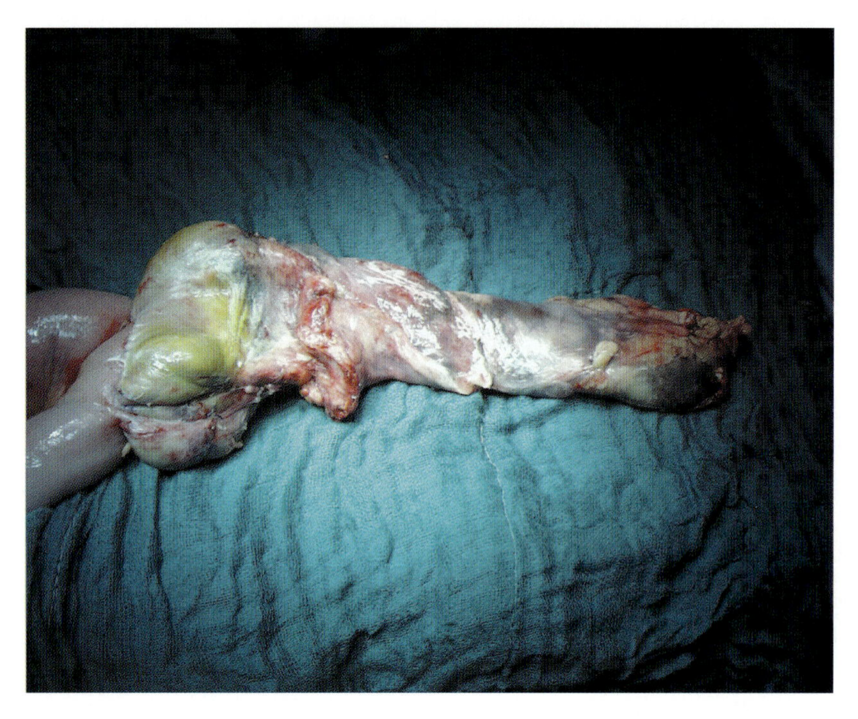

Abb. 10c: Explantiertes Präparat.

1-Jahres-Patienten-Überlebensraten von über 95 % und 10-Jahres-Überlebensraten von ca. 80 % dürfen durchaus als erfolgreich betrachtet werden. Weitere Verbesserungen im immunsuppressiven Management sowie vielleicht auch im immunologischen Monitoring dürften diese Erfolge weiter verbessern.

2.6.8 Spezielle Aspekte nach Pankreastransplantation

Die Pankreastransplantation stellt einen nicht lebensrettenden Eingriff dar. Ihr vordringlichstes Ziel ist die Wiederherstellung der natürlichen Glucosehomöostase und die Verhinderung von diabetischen Spätkomplikationen.

Die Pankreastransplantation dient somit der Verbesserung der Lebensqualität von Typ-I-Diabetikern. Daher müssen die potentiellen Risiken der lebenslangen Immunsuppression geringer einzuschätzen sein als die Risiken der diabetischen Spätkomplikationen. Diese Risiko-Nutzen-Abwägung ist derzeit insbesondere bei Patienten mit diabetischer Nephropathie gegeben. Bei zunehmend besseren Ergebnissen auch in der Langzeitprognose nach Pankreastransplantation wird diese Therapieoption auch bei anderen Spätkomplikationen sowie bei instabilem Diabetes mellitus in Betracht gezogen.

Weiterführende Literatur

[1] Berweck, S., A. Kahl, W. Bechstein et al.: Clinical use of the euglycemic hyperinsulinemic clamp for diagnosis of tacrolimus-induced insulin resistance after combined pancreas-kidney transplantation. Transplant Proc 30 (1998) 1944.

[2] Büsing, M., D. Martin, T. Schulz et al.: Pankreastransplantation in der Blasen- und Darmdrainagentechnik mit systemisch venöser und ersten Erfahrungen mit der portalvenösen Ableitung. Chirurg 69 (1998) 291.

[3] Cantarovich, D., G. Karam, M. Giral et al.: Randomized comparison of triple therapy and antithymocyte globulin induction treatment after simultaneous pancreas-kidney transplantation. Kidney Int 54 (1998) 1351.

[4] Del Pizzo, J.J., S.C. Jacobs, S.T. Bartlett et al.: Urological complications of bladder-drained pancreatic allografts. Br J Urol 81 (1998) 543.

[5] Dubernard, J.M., L.C. Tajra, N. Lefrancois et al.: Pancreas transplantation: results and indications. Diabetes Metab 24 (1998) 195.

[6] Fioretto, P., M.W. Steffes, D.E. Sutherland et al.: Reversal of lesions of diabetic nephropathy after pancreas transplantation. N Engl J Med 339 (1998) 69.

[7] Foshager, M.C., L.J. Hedlund, C. Troppmann et al.: Venous thrombosis of pancreatic transplants: diagnosis by duplex sonography. Am J Roentgenol 169 (1997) 1269.

[8] Gruessner, R.W., D.E. Sutherland, J.S. Najarian et al.: Solitary pancreas transplantation for nonuremic patients with labile insulin-dependent diabetes mellitus. Transplantation 64 (1997)1572.

[9] Gruessner, R.W., D.E. Sutherland, M.B. Drangstveit et al.: Mycophenolate mofetil in pancreas transplantation. Transplantation 66 (1998a) 318.

[10] Gruessner, R.W., S.T. Bartlett, G.W. Burke et al.: Suggested guidelines for the use of tacrolimus in pancreas/kidney transplantation. Clin Transplant 12 (1998b) 260.

[11] Kaplan, A.J., J.F. Valente, M.R. First et al.: Early operative intervention for urologic complications of kidney-pancreas transplantation. World J Surg 22 (1998) 890.

[12] La Rocca, E., C. Gobbi, D. Ciurlino et al.: Improvement of glucose/insulin metabolism reduces hypertension in insulin-dependent diabetes mellitus recipients of kidney-pancreas transplantation. Transplantation 65 (1998) 390.

[13] Matas, A.J., L. McHugh, W.D. Payne et al.: Long-term quality of life after kidney and simultaneous pancreas-kidney transplantation. Clin Transplant 12 (1998) 233.

[14] Peddi, V.R., S. Kamath, R. Munda et al.: Use of tacrolimus eliminates acute rejection as a major complication following simultaneous kidney and pancreas transplantation. Clin Transplant 12 (1998) 401.

[15] Schulz, T., D. Martin, M. Heimes et al.: Tacrolimus/mycophenolate mofetil/steroid-based immunosuppression after pancreas-kidney transplantation with single shot antithymocyte globulin. Transplant Proc 30 (1998) 1533.

[16] Schweitzer, E.J., L. Anderson, P.C. Kuo et al.: Safe pancreas transplantation in patients with coronary artery disease. Transplantation 63 (1997) 1294.

[17] Sollinger, H.W., J.S. Odorico, S.J. Knechtle et al.: Experience with 500 simultaneous pancreas-kidney transplants. Ann Surg 228 (1998) 284.

[18] Stratta, R.J.: Immunosuppression in pancreas transplantation: progress, problems and perspective. Transpl Immunol 6 (1998) 69.

[19] West, M., A.C. Gruessner, P. Metrakos et al.: Conversion from bladder to enteric drainage after pancreaticoduodenal transplantations. Surgery 124 (1998) 883.

[20] Becker, B.N., P.C. Brazy, Y.T. Becker et al.: Simultaneous pancreas-kidney transplantation reduces excess mortility in type I diabetic patients with end-stage renal disease. Kidney Int 57 (2000) 2129.

[21] Nakache, R., A. Weinbroum, H. Merhav et al.: Kidney allograft outcome in simultaneous pancreas-kidney transplantation. Isr Med Assoc J 2 (2000) 517.

[22] Biesenbach, G., R. Margreiter, A. Königsreiner et al.: Comparison of progression of macrovascular disease after kidney or pancreas and kidney transplantation in diabetic patients with end-stage renal disease. Diabetologica 43 (2000) 231.

[23] Rayhill, S.C., A.M. D'Allessandro, J.S. Odorico et al.: Simultaneous pancreas-kidney transplantation and living-related donor renal transplantation in patients with diabetes: is there a difference in survival? Ann Surg 231 (2000) 417.

[24] Sudan, D., R. Sudan, R. Stratta: Long-term outcome of simultaneous kidney-pancreas transplantation: analysis of 61 patients with more than 5 years follow-up. Transplantation 69 (2000) 473.

2.7 Dünndarmtransplantation (DTx)

A. R. Müller, K.-P. Platz, P. Neuhaus

Die Technik der Dünndarmtransplantation reicht bis zu Beginn des letzten Jahrhunderts zurück (1902, Carrel). Sie wurde in den 60er Jahren durch C.W. Lillehei und T.E. Starzl weiterentwickelt. Bis Mitte der 80er Jahre war die Dünndarmtransplantation aufgrund der unzureichenden Immunsuppression nicht erfolgreich. Die ersten erfolgreichen klinischen Dünndarmtransplantation wurden im Rahmen von Multiorgantransplantationen von T. E. Starzl seit 1985 durchgeführt. Erste erfolgreiche isolierte Dünndarmtransplantationen folgten in den Jahren 1987 und 1988 in Kiel, Paris und London (Ontario). Doch erst zu Beginn (Pittsburgh) bzw. Mitte der 90er Jahre nach Einführung des Immunsuppressivums Tacrolimus gelang der klinische Durchbruch. Seither wurden an mehr als 40 Zentren über 500 Dünndarmtransplantationen durchgeführt. Die überwiegende Anzahl der Transplantationen erfolgte an 5 Zentren. Die Zahl stieg seit 1985 kontinuierlich an und erreichte im Jahr 1999 über 60 Transplantationen pro Jahr. Die Hälfte der Transplantationen erfolgte als isolierte Dünndarmtransplantation, während bei knapp 50 % der Patienten aufgrund der fortgeschrittenen Leberdysfunktion (Zirrhose) eine kombinierte Leber-Dünndarmtransplantation notwendig war. Der Trend geht jedoch eindeutig zur früheren Indikationsstellung vor Ausbildung einer Leberzirrhose und zur isolierten Dünndarmtransplantation.

2.7.1 Indikationen

Die Dünndarmtransplantation stellt die einzige kurative Therapie für Patienten mit Kurzdarmsyndrom und „intestinalem Versagen" dar. Bei vorhandenem Restdünndarm sollte ein Zeitintervall von ca. 6–12 Monaten eingehalten werden, bevor von der Notwendigkeit einer lebenslangen (totalen) parenteralen Ernährung (TPN) ausgegangen werden kann. Die Regenerations- und Adaptationsfähigkeit des Dünndarmes ist derart groß, daß noch nach vielen Monaten eine Verbesserung der Dünndarmfunktion zu erwarten ist. In einigen Fällen kann dann auf die parenterale Ernährung wieder verzichtet werden oder eine gute Lebensqualität bei teil-parenteraler Ernährung erreicht werden. Prinzipiell ist die Indikation zur Dünndarmtransplantation bei Erkrankungen, die zum TPN-bedürftigen Kurzdarmsyndrom bzw. „intestinalem Versagen" führen, gegeben (Tab. 1). Die Diagnose eines Kurzdarmsydroms wird anhand des verbliebenen Restdünndarms (< 1 m) gestellt. Schwieriger verhält es sich mit funktionellen oder neurogenen Darmerkrankungen wie beispielsweise der Pseudoobstruktion, die zum sogenannten „intestinalen Versagen" führen.

Vorzugsweise sollten nur Patienten mit benignen oder semimalignen Erkrankungen transplantiert werden. In mehr als 10 % der bisher Dünndarm-transplantierten Patienten lag jedoch eine maligne Grunderkrankung vor. Dies sollte im Einzelfall sorgfältig abgewogen werden und ist beispielsweise bei Patienten mit Kurzdarmsyndrom wegen Strahlenenteritis nach langem rezidivfreien Intervall sinnvoll.

Indikationszeitpunkt

Da sich die Dünndarmtransplantation derzeit noch in der Etablierungsphase befindet

Tabelle 1: Indikationen zur Dünndarmtransplantation

	Indikationen
Erwachsene	Ischämie (Mesenterialinfarkt, Mesenterialvenenthrombose)
	Morbus Crohn
	Trauma
	Desmoid-Tumore
	Morbus Gardner
	Volvulus
	Pseudoobstruktion
	Malabsorbtionssyndrome unklarer Ätiologie
	Strahlenenteritis
Kinder	Volvulus
	Gastrochisis
	Nekrotisierende Enterocolitis
	Pseudoobstruktion
	Dünndarmatresie
	Agangliose
	Mikrovillus Inklusion Disease

Indikationen zur Dündarmtransplantation nach Häufigkeit aus dem internationalen Dünndarmtransplantations-Register, Stand Februar 1997. Im weiteren wurden 12% aller Erwachsenen aufgrund von Karzinomen transplantiert (siehe relative Kontraindikation).

und insbesondere bei erhaltenem Restdarm die Lebensqualität unter TPN akzeptabel sein kann, wird der Zeitpunkt für die Indikation zur Dünndarmtransplantation zur Zeit so gewählt, daß die Transplantation vor Ausbildung einer schweren Leberdysfunktion wie Leberzirrhose und bei Vorliegen von Katheter-bedingten Komplikation wie Kathetersepsis oder -thrombose erfolgt. Da der Dünndarm auch eine wichtige Immunfunktion für den Gesamtorganismus hat, ist das Risiko für die Entwicklung von Komplikationen unter TPN unter anderem von der Länge des Restdünndarmes abhängig. Ist dieser kürzer als 40 cm, muß von einem höheren Risiko für Komplikationen bei geringerer Regenerationschance des Dünndarmes ausgegangen werden. Gleiches gilt auch für das Alter. So ist das Risiko für die Entwicklung von Komplikationen, inklusive von Wachstumsstörungen, bei Kindern höher als bei Erwachsenen. Ein weiterer Faktor, der für die Indikationsstellung und den Zeitpunkt bei der Dünndarmtransplantation mehr Gewicht hat als bei anderen Organtransplantationen, ist der Wunsch des Patienten zur Transplantation.

Kontraindikationen

Die medizinischen Kontraindikationen sind vergleichbar mit denen anderer Organtransplantationen (Tab. 2). Auch bei Vorbehalten des Patienten sollte nicht transplantiert werden.

Relative Kontraindikationen stellen ein positives Cross-match sowie die Konstellation eines CMV-positiven Spenderdünndarmes in einen CMV-negativen Empfänger dar. Die CMV (Cytomegalie-Virus)-Erkrankung und insbesondere die CMV-Enteritis stellt eine der meist gefürchteten Komplikationen nach Dünndarmtransplantation dar. Daher sollten CMV-negative Empfänger, häufig Kinder, immer CMV-negative Organe erhalten. Ein negatives Cross-match ist immunologisch günstiger, da bei positivem Cross-match der Reperfusionsschaden durch die Präsenz zytotoxischer Antikörper größer ist und in diesem Fall eine höhere Immunsuppression erforderlich ist. Diese ist jedoch ohnehin höher anzusetzen als nach anderen Organtransplantationen, so daß zunehmend beide relativen Kontraindikationen als absolute betrachtet werden müssen. Dieses Vorgehen verbesserte den Gesamterfolg nach Dünndarmtransplantation in den letzten Jahren deutlich.

Tabelle 2: Absolute und relative Kontraindikationen zur Dünndarmtransplantation

Absolute Kontraindikationen:
- schwere Infektion, Pneumonie, Sepsis, Multiorganversagen
- metastasierende maligne Erkrankungen
- fortgeschrittene kardiopulmonale Erkrankungen
- HIV, AIDS
- manifeste Alkoholkrankheit

Relative Kontraindikationen:
- Intestinale maligne Tumoren
- CMV-positiver Spender → CMV-negativer Empfänger*
- positives Cross-match*

* wird zunehmend als absolute Kontraindikation betrachtet

Tabelle 3: Spezifische Untersuchungen vor Dünndarmtransplantation

- Ösophagogastroskopie
- Coloskopie, Intestinoskopie, ggf. mit PE
- Magendarmpassage (Barium oder Gastrographin)
- Angiographie
- ggf. Angio-MRT (venöse intestinale Gefäße)

Diese Untersuchungen dienen der präzisen Operationsplanung, wie z. B. der Planung der enteralen Anastomosen sowie auch der Gefäßanschlüsse.

Evaluierung des Empfängers

Die Evaluierung von Patienten zur Dünndarmtransplantation beinhaltet laborchemische, mikrobiologische, apparative und konsiliarische Untersuchungen zum Ausschluß von Kontraindikationen (Tab. 3). Zu den spezifischen Darmuntersuchungen gehören die Ösophagogastroskopie und Coloskopie ggf. mit Entnahme einer Probebiopsie der Dünndarmmukosa, die Magendarmpassage mit Barium oder Gastrographin sowie eine Angiographie. Zur genauen Darstellung der Mesenterialvenen kann ein Angio-MRT der der konventionellen Angiographie überlegen sein. Diese Untersuchungen dienen der präzisen Operationsplanung, wie z. B. der Planung der enteralen Anastomosen sowie auch der Gefäßanschlüsse. Zum Ausschluß von intraabdominellen Infektionen oder Abszessen wird ein Abdomen-CT angeschlossen. Die totale parenterale Ernährung kann zum Auftreten eines Diabetes mellitus führen. Ferner werden erhöhte Gastrinspiegel aufgrund fehlender inhibierender Peptide beobachtet. Ein Zollinger-Ellison-Syndrom ist selten, sollte jedoch ggf. ausgeschlossen werden. Weiteres Augenmerk gilt der Leber; Zeichen einer Fettleber sind nach erfolgreicher Dünndarmtransplantation reversibel, ein bereits begonnener zirrhotischer Umbau der Leber jedoch muß mittels Leberbiopsie und histologischer Untersuchung bei Patienten mit laborchemischer Leberdysfunktion ausgeschlossen werden. Dies stellt dann die Indikation zur kombinierten Leber-Dünndarmtransplantation dar.

Zentralvenöse Zugänge wie Port-A-Cath-Systeme oder Hickman-Katheter stellen bei TPN-Patienten eine bedeutende Infektionsquelle dar und sollten in die präoperativen mikrobiologischen Untersuchungen eingeschlossen werden. Bei gefäßbedingtem Kurzdarmsyndrom, wie beispielsweise dem Mesenterialinfarkt, sollte spezielles Augenmerk auf die kardiologische Diagnostik gelegt werden. Neben einer Echokardiographie (bzw. Dobutamin-Stress-Echokardiographie) ist die Indikation zum Linksherzkatheter zum Ausschluß und ggf. Therapie einer koronaren Herzerkrankung großzügig zu stellen. Des weiteren sollte eine Störung im Fettstoffwechsel oder im Gerinnungssystem ausgeschlossen werden.

2.7.2 Chirurgische Technik: Entnahme, Präparation, Implantation

Auswahl und Vorbereitung des Spenders

Aufgrund des Mangels an darmspezifischen Parametern ist es schwierig, die Qualität des Spenderdarmes präoperativ zu erfassen. Da es jedoch bekannt ist, daß Nahrungskarenz negative Auswirkungen auf die Dünndarmmukosafunktion und -barriere ausübt, sollte die Intensivzeit des Spenders 3 Tage nicht überschreiten. Des weiteren hat sich die niedrigdosierte (ca. 25 ml/h) Applikation einer enteralen Ernährung mittels Immunonutrition (Arginin, Glutamin, Substrat für die Mukosa) bewährt. Hiermit sollte so früh wie möglich begonnen werden. Gleichzeitig wird der Spender mit Prostaglandinen einschleichend therapiert, soweit die Kreislaufverhältnisse dies zulassen. Eine selektive Darmdekontamination (SDD) kann durchgeführt werden. Möglicherweise erfolgversprechender erscheint jedoch die Applikation von probiotischen Substanzen wie Lactobacillen. So kann eine optimale Versorgung der Mukosa mit Substraten bei der Spenderoperation sowie direkt nach Reperfusion erreicht werden (Tab. 4).

Tabelle 4: Kriterien zur Spenderauswahl und Spendervorbereitung

Spenderauswahl:
- Alter < 45 Jahre
- Idealgewicht
- Intensivdauer < 3 Tage

Spendervorbereitung:
- Prostaglandin-Therapie
- enterale Ernährung (vorzugsweise mittels Immunonutrition)
- probiotische Substanzen (z.B. Lactobacillen)

Entnahme

Bei der Multiorganentnahme ist auf eine schonende Behandlung des Dünndarmes sowie kurzzeitige Kompromittierung des venösen Abflusses bei der Präparation des Colons aus dem Retroperitoneum zu achten. Nach Präparation der Leber inklusive der Hilusstrukturen erfolgt die Durchtrennung des Ligamentum gastrocolicum sowie ggf. die Ligatur der A. und V. gastrica breves. Magen und Netz werden nach kranial verlagert. Es erfolgt die Präparation von Milz und Pankreas aus dem Retroperitoneum (s. Abb. 1), die Durchtrennung des Darmes aboral des Treitz'-schen Ligaments sowie die Präparation der A. und V. mesenterica superior. Ligatur der Gefäße des oberen Jejunums, der A. und V. colica dextra und media stammnah, und Durchtrennung des Colonmesenteriums und Absetzen des terminalen Ileums mit dem GIA. Falls keine Pankreasentnahme erfolgt, werden auch die zum Pankreas ziehenden Gefäße ligiert (s. Abb. 2). In diesem Fall sollte eine vollständige Darstellung von A. und V. mesenterica superior im Bereich der Mesenterialwurzel bis zum Pankreasoberrand erfolgen.

Letzter Schritt gilt nicht für die kombinierte Leber-Pankreas-Dünndarmentnahme. Hier werden, falls ein Patient alle drei Organe erhält, diese „en-bloc“ entnommen, so daß die Gefäßanschlüsse über die A. mesenterica superior und den Truncus coeliacus für alle drei Organe an einem Aortenpatch erhalten bleiben. Der venöse Abfluß von Darm und Pankreas bleibt unangetastet und drainiert über die Pfortader in die Leber.

Bei gleichzeitiger Entnahme von Pankreas und Dünndarm für zwei verschiedene Patienten sollte die Mesenterialwurzel sauber dargestellt werden. Arteria und V. mesenterica superior werden am Pankreasunterrand in sicherer Entfernung vom Abgang der A. pankreaticoduodenalis inferior dargestellt und angeschlungen (s. Abb. 3). Hier erfolgt später die Teilung zwischen Pankreas und Dünndarm.

Perfusion und Präparation

Diese erfolgt über die Aorta. Nach Kanülierung der Portalvene wird diese kaudal komplett durchtrennt, um einen freien Abfluß aus der Mesenterialvene zu gewährleisten. Bei kombinierter Leber-Dünndarmtransplantation wird über die V. mesenterica inferior perfundiert, um den Konfluenz von V. mesenterica superior in die V. portae intakt zu lassen, falls das Pankreas nicht einem zweiten Patienten transplantiert wird. Nach arterieller Perfusion von 500–1 000 ml UW-Lösung kann der Dünndarm entnommen werden. Eine übermäßige Perfusion des Darmes (> 1 l) kann die Mikrovaskulatur der Mukosa erheblich schädigen, was nach Reperfusion zum Verlust der Villusepithelien führt. Hierzu wird der Dünndarm mittels GIA im Bereich der Mesenterialwurzel durchtrennt (gleichzeitige Pankreasentnahme; s. Abb. 3, S. 226). Falls keine Pankreasentnahme erfolgt, wird nach Ligatur der V. lienalis die Portalvene in ganzer Länge bis zur Durchtrennung im Hilusbereich entnommen (s. Abb. 2).

Es erfolgt keine Perfusion des Darmlumens. Dies würde ebenso zu einer Schädigung der Mikrovaskulatur der Mukosa führen. Die „Back-Table“-Präparation beschränkt sich auf die Übernähung oder Ligatur abgesetzter zentraler Gefäße (s. Abb. 4, S. 226). Die Interposition der Spender A. iliaca erfolgt bei der Implantation.

Implantation

Die Transplantation sollte so schnell wie möglich (innerhalb von 6 Stunden) erfolgen. Je nach Voroperationen muß das operative Vorgehen häufig modifiziert werden. Dies gilt auch für die kombinierte Leber-Dünndarmtransplantation. Die Anastomosierung der A. mesenterica superior erfolgt meistens direkt oder mittels Iliacainterponat auf die infrarenale Aorta. Letzteres Vorgehen ist bei gleichzeitiger Pankreasentnahme immer erforder-

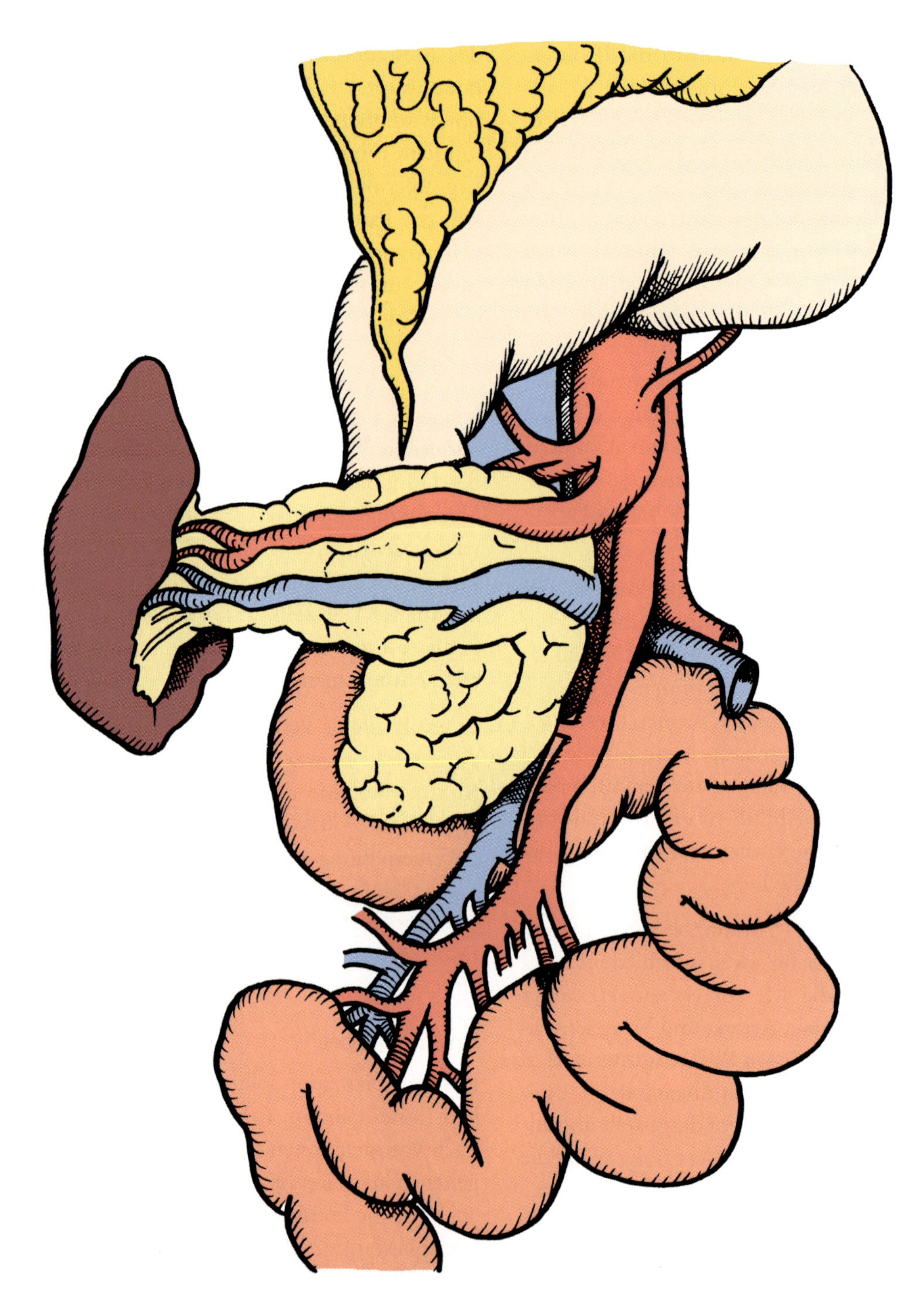

Abb. 1: Spenderoperation: Das Ligamentum gastrocolicum ist gespalten, Milz und Pankreasschwanz aus dem Retroperitoneum gelöst, die Mesenterialwurzel wird sichtbar. A. und V. colica dextra und media sind stammnah abgesetzt.

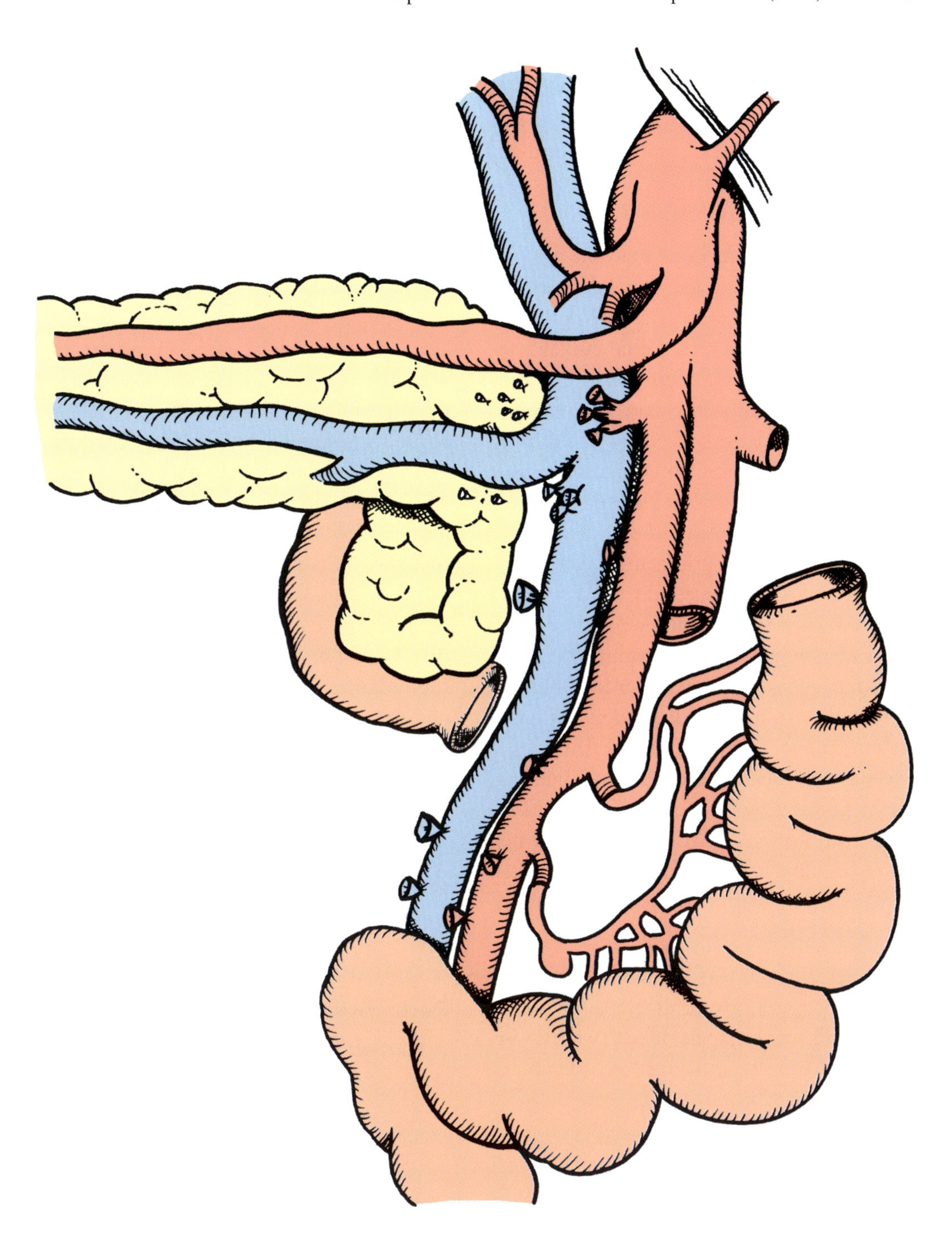

Abb. 2: Spenderoperation: Das Jejunum ist hinter dem Treitz'schen Ligament durchtrennt und die Mesenterialgefäße sind freipräpariert.

lich (s. Abb. 5, S. 227). Hierzu ist es vorteilhaft, erst die Spenderarterie auf die Aorta zu anastomosieren und nachfolgend die A. mesenterica superior des Empfängers End-zu-End mit der A. iliaca externa des Spenders zu anastomosieren (s. Abb. 6, S. 227).

Die Anastomosierung der Portalvene bzw. der V. mesenterica superior des Spenders erfolgt, wenn möglich, auf die Portalvene des Empfängers (End-zu-Seit). Falls eine gutkalibrige V. mesenterica superior unterhalb des Pankreas zur Verfügung steht, kann diese ebenfalls zur Anastomosierung dienen (s. Abb. 7, S. 230). Bei vollständigem Dünndarmverlust und fehlender V. mesenterica superior kann die Anastomosierung auch auf die V. mesenterica inferior End-zu-Seit erfolgen (s. Abb. 8, 9, S. 231). Die Anastomosierung auf die V. cava (porto-cavaler Shunt) sollte wegen der negativen metabolischen und immunologischen Auswirkungen vermieden werden. Bei der venösen Anastomose ist besonders auf einen weiten, uneingeschränkt freien Abfluß des Mesenterialvenenblutes des Transplantates in die V. portae bzw. V. mesenterica des Empfängers zu achten, da eine venöse Stase den Reperfusionsschaden erheblich verstärken würde und u. U. zum frühen Transplantatversagen führen könnte.

Unmittelbar vor Reperfusion sollte der Dünndarm mit 37 °C warmer physiologischer Kochsalzlösung intraperitoneal erwärmt werden, um die Reperfusion zu erleichtern (s. Abb. 10, S. 232).

Die Anastomosierung des Darmes erfolgt proximal End-zu-End. Ist dies aufgrund der Kürze des verbliebenen Duodenums des Empfängers technisch nicht möglich, kann die Anastomose auch in Seit-zu-Seit-Technik erfolgen (s. Abb. 7, S. 230). Zur Dekompression des Transplantates und auch später zur enteralen Ernährung kann ein Jejunalkatheter in das Transplantat eingenäht und durch die Bauchdecken ausgeleitet werden. Das distale Ende des Transplantates wird mittels Ileostoma durch die Bauchdecken ausgeleitet, wobei die intestinale Kontinuität zum Colon (End-zu-Seit oder Seit-zu-Seit) direkt hergestellt wird (s. Abb. 7, S. 230). Dies erleichtert später den Verschluß des Ileostomas.

Bei kombinierter Leber-Dünndarmtransplantation sollte die Kontinuität des Mesenterialvenenblutes erhalten bleiben (s. Abb. 11, S. 233). Die abgesetzte Pfortader des Empfängers wird hier End-zu-Seit in die Spenderpfortader implantiert. Die Transplantation des Colons zur Reduktion von Diarrhoen hat sich nicht bewährt, da dies im Rahmen von Abstoßungen zu einer erheblichen Steigerung des Risikos von letalen septischen Komplikationen (Gefahr der Colonperforation) führt. Die Dünndarmtransplantation unter Einschluß der Ileocoecalregion wird derzeit bei subtotal colektomierten Patienten erprobt.

2.7.3 Postoperatives Management und Frühkomplikationen

Perioperatives Management

Perioperativ wird ein intensiviertes Kreislaufmonitoring durchgeführt. Nach Reperfusion ist besonders auf gute Blutdruckverhältnisse sowie ein hohes Herzzeitvolumen zu achten, da dies den Reperfusionsschaden vermindert. Der Volumenbedarf kann in den ersten Stunden nach Reperfusion hoch sein, da es zu Flüssigkeitsverschiebungen sowie zum Verlust von Albumin und Proteinen in den „dritten Raum“ in Abhängigkeit vom Ausmaß des

Tabelle 5: Klinische Zeichen des Reperfusionsschadens

Verlust von freier Flüssigkeit, Protein und Albumin
- in das Darmlumen (hohe Mukusproduktion)
- in das lymphatische System, Aszitesproduktion
- in die Darmwand (Darmwandödem)
- Paralyse des Darmes, seltener Hyperperistaltik

Physiologische Auswirkungen des Reperfusionsschadens
- Verminderung der Barrierefunktion der Mukosa
- Fehlbesiedelung und Translokation von Bakterien
- Einschwemmung von Bakterien und Entzündungsmediatoren
- Verminderung der Immunfunktion des Darmes

Histologische Zeichen des Reperfusionsschadens
- Verlust der Villusepithelien in den apikalen Villi
- Separation des Villusepithels von den Villuskörpern und der Basalmembran im apikalen Bereich
- Ödem

Die Ausprägung des klinischen Reperfusionsschadens korreliert mit dem histologischen Grad des Reperfusionsschadens.

Reperfusionsschadens kommt (Tab. 5). Diese Verluste sollten mit HAES, Humanalbumin, FFP und ggf. nicht-kolloidalen Lösungen unter strenger Überwachung aller Kreislaufparameter inklusive des kolloidosmotischen Druckes (KOD) frühzeitig ausgeglichen werden. Zur Reduktion des Reperfusionsschadens kann diese Therapie mit einer niedrig-dosierten Dopexamin-, Dopamin- oder Dobutamintherapie kombiniert werden. Ähnliches gilt für die nach Dünndarmtransplantation übliche Prostaglandin-Therapie, die neben der Reduktion des Reperfusionsschadens auch immunmodulatorisch im Sinne einer Verminderung des Abstoßungsrisikos wirkt.

Überwachung der Transplantatfunktion

Diese erfolgt in erster Linie klinisch. Zeichen einer Dünndarmdysfunktion, wie sie häufig bei akuter Abstoßung, CMV-Enteritis oder chirurgischen Komplikationen zu finden sind, sind Schmerzen, ein aufgetriebenes Abdomen, wässrige Diarrhoen und Erbrechen oder aber ein Ileus sowie Veränderungen der Mukosa des Ileostomas (Tab. 5). Eine weitere Hilfe stellt die Endoskopie dar. Diese kann über das Ileostoma in anfänglich zweitägigen Abständen erfolgen, unter Entnahme von Biopsien zur histologischen und immunhistochemischen Untersuchung sowie ggf. zur CMV-PCR. Die Sonographie des Darmes, inklusive der Beurteilung der Peristaltik, Distension und des Darmödems könnte in Zukunft an diagnostischer Wertigkeit gewinnen. Zur Sicherung der Anastomosenverhältnisse wird üblicherweise am 5. postoperativen Tag sowie bei unklarem Abdomen eine Gastrographin-Passage, ggf. nach Sellink, durchgeführt.

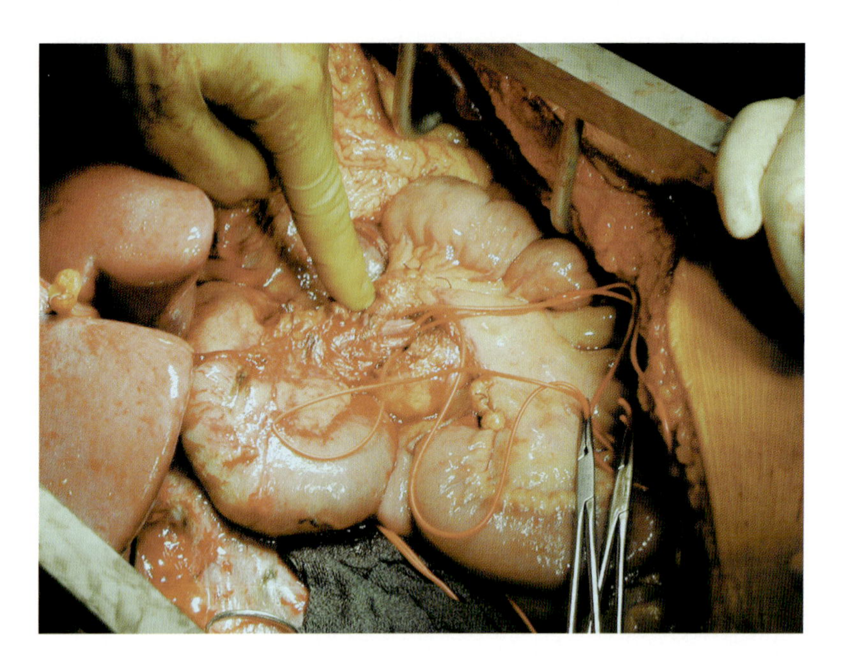

Abb. 3: Spenderoperation: Technik bei gleichzeitiger Pankreasentnahme für einen weiteren Patienten. A. und V. mesenterica superior sind im Bereich der Mesenterialwurzel angeschlungen, die A. pankreaticoduodenalis inferior wird für das Pankreas sicher geschont. In diesem Bereich befindet sich die Absetzungsebene zur Teilung zwischen Pankreas und Dünndarm.

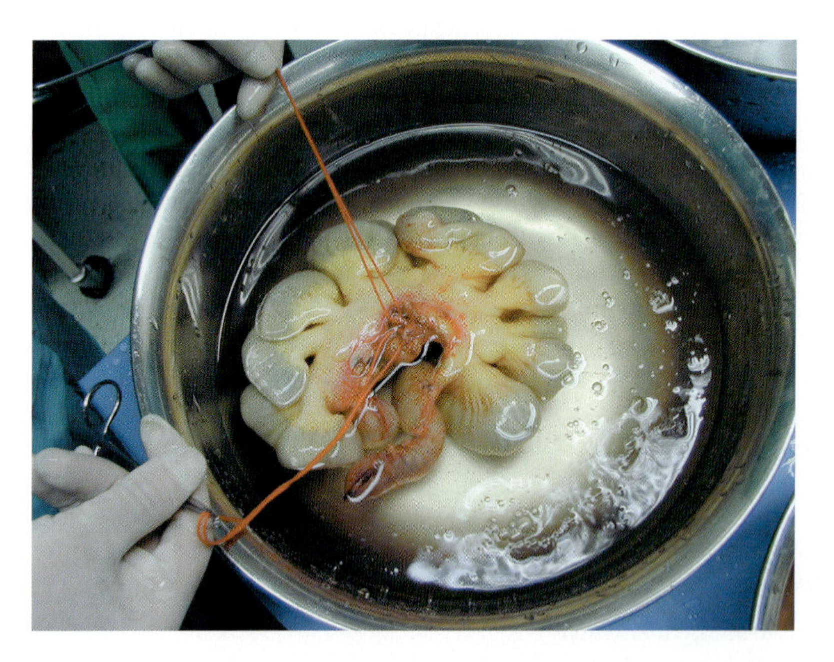

Abb. 4 „Back-Table"-Präparat des zu transplantierenden Dünndarmes.

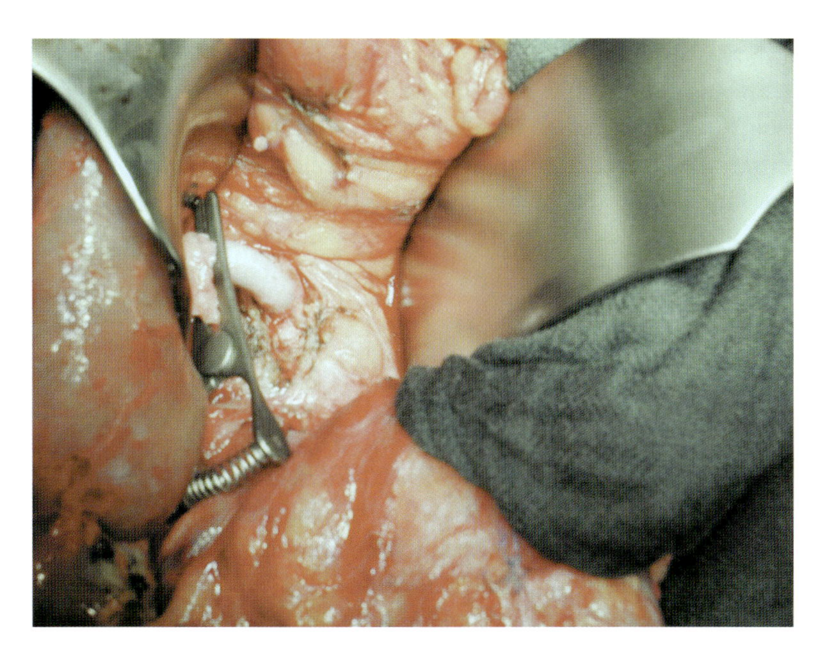

Abb. 5: Implantation: Interposition der A. iliaca communis des Spenders auf die infrarenale Aorta.

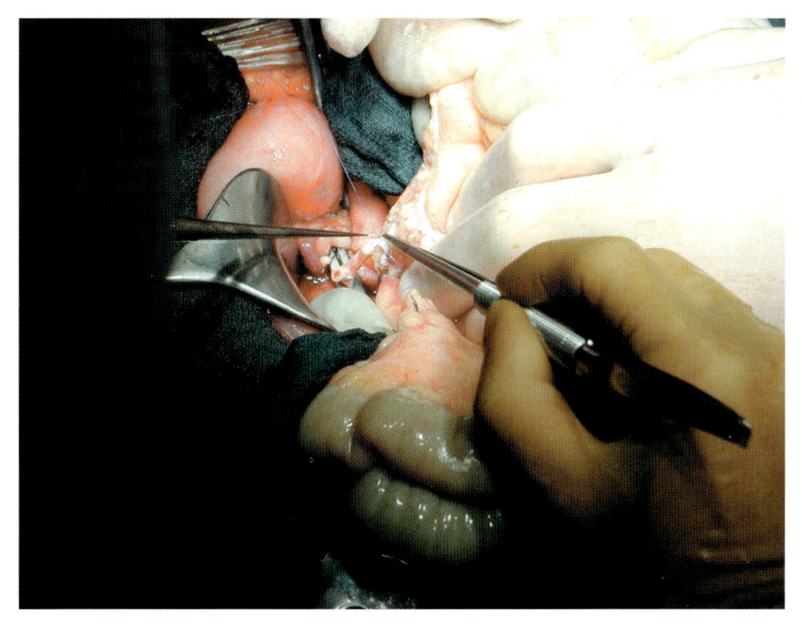

Abb. 6: Implantation: End-zu-End-Anastomosierung der A. mesenterica superior des Spenders auf die A. iliaca externa des Spender-Interponates.

Spezifische Parameter für die Darmfunktion sind bisher nicht etabliert. So beschränkt sich die laborchemische Untersuchung auf generelle Routineparameter. Zusätzlich geben der zelluläre Immunstatus sowie lösliche Immunparameter (IL-2R, TNF-α, IL-6, IL-8, IL-10, Hyaluronsäure, Procalcitonin) diagnostische Hilfestellung. Die Bestimmung dieser Parameter ermöglicht die Erfassung einer Transplantatdysfunktion bzw. ist richtungsweisend auf Infektionen oder Abstoßungen.

Ernährung

Neben der nach größeren darmchirurgischen Eingriffen üblichen parenteralen Ernährung, sollte unmittelbar postoperativ mit der enteralen Ernährung begonnen werden. Zu empfehlen sind hier als Immunonutrition bezeichnete Präparationen, die Glutamin, Arginin und Omega-3-Fettsäuren zur optimalen Versorgung der Mukosa mit Substraten sowie zur Reduktion des Reperfusionsschadens enthalten. Nur so kann der Reperfusionsschaden schnell repariert und eine zügige Normalisierung der Transplantatfunktion erreicht werden. In Abhängigkeit von der klinischen Transplantatfunktion kann nach unauffälliger Gastrographin-Passage mit dem oralen Kostaufbau begonnen werden. Gleichzeitig wird die parenterale Ernährung reduziert. Mittels Xylose-Absorbtionstesten sowie kalorimetrischen Untersuchungen konnte gezeigt werden, daß der transplantierte Dünndarm bereits in der ersten postoperativen Woche seine Funktion voll aufnimmt.

Infektionen

Aufgrund des Reperfusionsschadens und dem damit verbundenen Verlust der Mukosabarriere sowie des Risikos der Translokation darmeigener Bakterien sind in der Frühphase nach Transplantation bakterielle und fungale Infektionen sehr gefürchtet. Eine postoperative Dünndarmdysfunktion bzw. ein paralytischer Ileus kann die Bakterientranslokation bis hin zur Durchwanderungsperitonitis weiter verstärken. Auch im Rahmen von schweren akuten Abstoßungen kann es zur Peritonitis mit paralytischem Ileus und Mikroperforationen des Dünndarmes kommen. Weiter verstärkt wird das Infektionsrisiko durch die notwendigerweise hohe Immunsuppression zur Therapie der akuten Abstoßung. Neben einer breiten antibiotischen Therapie sollte hier frühzeitig auch eine präemptive antifungale Therapie eingeleitet werden (Tab. 6).

Tabelle 6: Indikationen zur antimykotischen Prophylaxe und Therapie

- schwere bakterielle, atypische oder virale Infektionen, Sepsis, SIRS
- Peritonitis
- fehlendes Ansprechen auf eine antibiotische Therapie
- Langzeitantibiose
- schwere, rezidivierende Abstoßungen, steroidresistente Abstoßungen und langdauernde OKT3-Therapie
- nicht näher beschriebene, ausgeprägte Immunkompromitierung des Patienten
- Retransplantation des Dünndarmes

Zur antimykotischen Prophylaxe und Therapie wird vorzugweise Ambisone oder auch Fluconazol, ggf. in Kombination mit Ancotil (Therapie), verwendet.

In den nachfolgenden Wochen ist insbesondere die CMV-Enteritis gefürchtet. Diese kann bereits im Frühstadium sicher mittels histologischer bzw. immunhistochemischer Untersuchung der Dünndarm-Biopsie nachgewiesen werden. Auch serologische Untersuchungen (CMV-PCR, pp65) sollten in regelmäßigen Abständen und bei unklaren abdominellen Beschwerden durchgeführt werden. Die CMV-Enteritis wird in üblicher Dosierung (2 × 5 mg/kgKG) mit Ganciclovir sowie CMV-Hyperimmunglobulin behandelt. Bei rezidivierender oder therapierefraktärer CMV-Enteritis kommt Foscavir zum Einsatz.

2.7.4 Spätkomplikationen

Wie nach jeder Organtransplantation ist auch nach Dünndarmtransplantation das Karzinomrisiko im Spätverlauf gefürchtet, nicht zuletzt aufgrund der hier besonders hohen Immunsuppression. Besonders gefürchtet ist jedoch die Entwicklung von lymphoproliferativen Erkrankungen (PTLD). Diese werden zumeist nach 6–12 Monaten beobachtet. Danach nimmt das Risiko der PTLD-Entwicklung wieder ab. Lymphoproliferative Erkrankungen werden deutlich häufiger bei der Kindertransplantation beobachtet (4–5fach höheres Risiko als bei Erwachsenen), sind fast ausschließlich mit Epstein-Barr-Virusinfektionen (EBV) assoziiert und sind auch von der Höhe und Zusammensetzung der Immunsupppression abhängig. Ferner spielt die Art der Transplantation eine entscheidende Rolle. Die Inzidenz von PTLD ist nach Multivisceraltransplantationen am höchsten, gefolgt von der kombinierten Leber-Dünndarmtransplantation und tritt bei der isolierten Dünndarmtransplantation des Erwachsen praktisch nie auf. Die PTLD ist häufig im Transplantat als Ulzerationen zu beobachten, kann aber auch in anderen Organen oder generalisiert vorkommen.

Zur Vermeidung von PTLD wird OKT3 und von einigen Zentren auch ATG (besonders bei Kindern) nicht mehr als Induktionstherapeutikum verwendet. Der Durchbruch gelang jedoch durch die Einführung der präemptiven EBV-Therapie mit Ganciclovir oder Foscavir. Dies setzt ein serologisches Monitoring mittels quantitativer EBV-PCR voraus. Bei klinischer Infektion bzw. EBV-PCR-Titeranstieg ist eine Hochdosistherapie mit Ganciclovir bis zu 2 × 5–10 mg/kgKG zu empfehlen, die bis zum Abfallen des Titers, ggf. über Monate, weitergeführt werden sollte. Durch diese Vorgehen konnte die Inzidenz von PTLD deutlich gesenkt werden. Beim klinisch manifesten PTLD wird neben der Reduktion der Immunsuppression und der Therapie mit Ganciclovir ggf. eine Therapie mit Cyclophosphamid und Methylprednisolon eingeleitet.

2.7.5 Spezielle immunsuppressive Therapie

Die Immunsuppression sollte aufgrund der höheren Immunogenität des Dünndarmes höher liegen als nach anderen Organtransplantationen, in den meisten Zentren als Quadruple-Immunsuppression (Tab. 7).

Das wichtigste Basisimmunsuppressivum stellt Tacrolimus dar. Cyclosporin A wird aufgrund seiner geringeren Potenz und früherer schlechter Erfahrungen in der Dünndarmtransplantation nicht mehr verwendet. Tacrolimus (Vollblut)-Spiegel zwischen

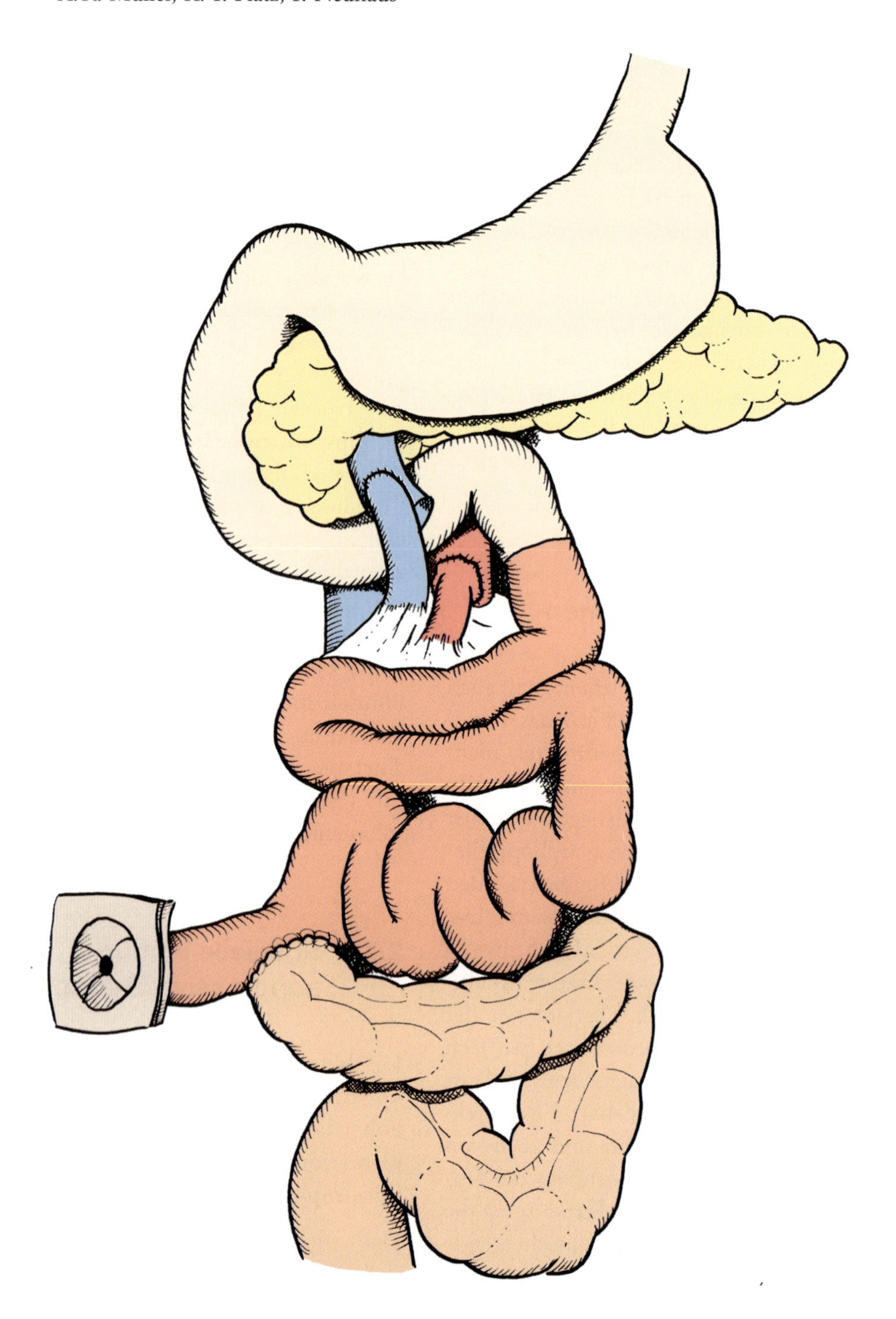

Abb. 7: Implantation: Anastomosierung der A. mesenterica superior auf die Aorta, der V. mesenterica superior auf die V. mesenterica superior des Empfängers am Pankreasunterrand. Darm-Anastomosenverhältnisse des Transplantates mit Anlage eines temporären Ileostomas.

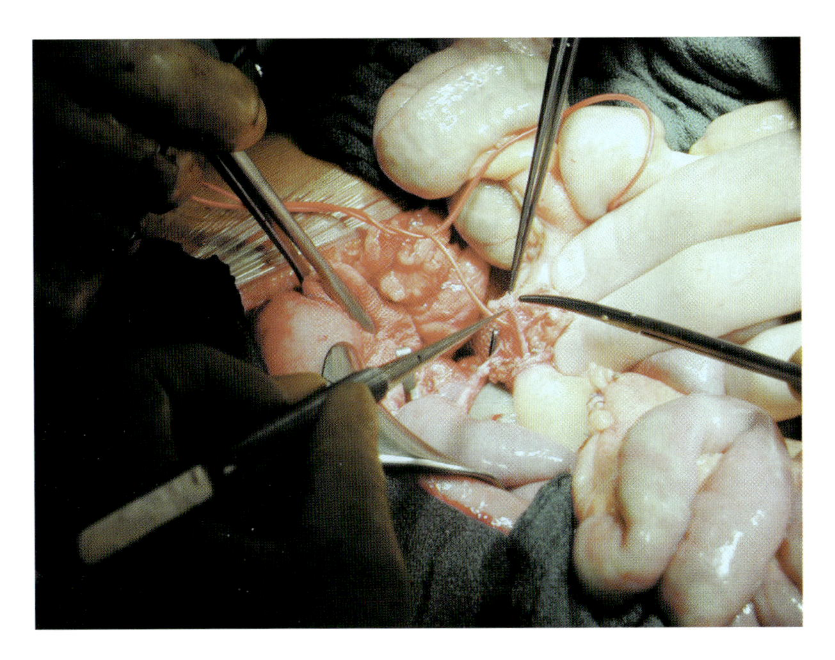

Abb. 8: Implantation: Spender-V. mesenterica superior.

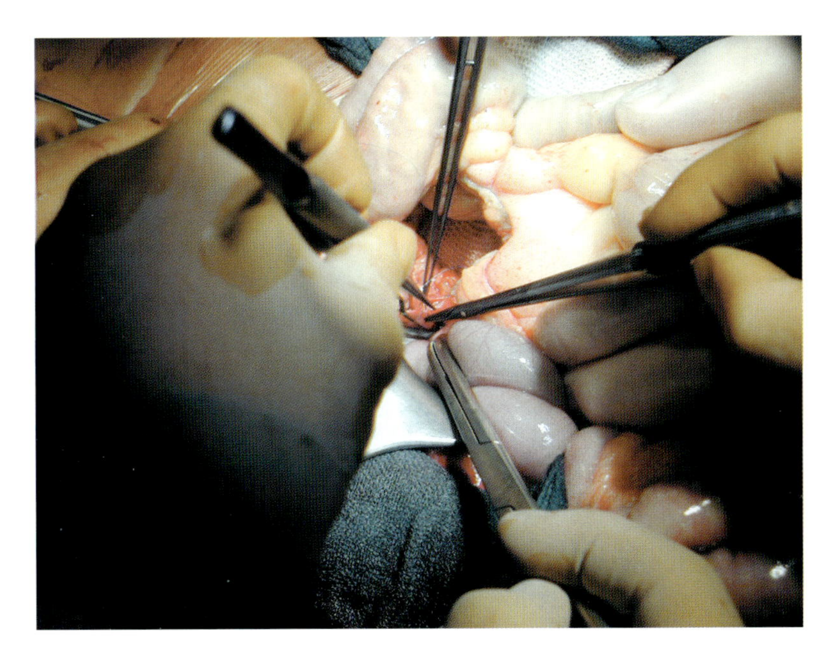

Abb. 9: Implantation: End-zu-Seit-Anastomosierung der V. mesenterica superior des Spenders auf die V. mesenterica inferior des Empfängers.

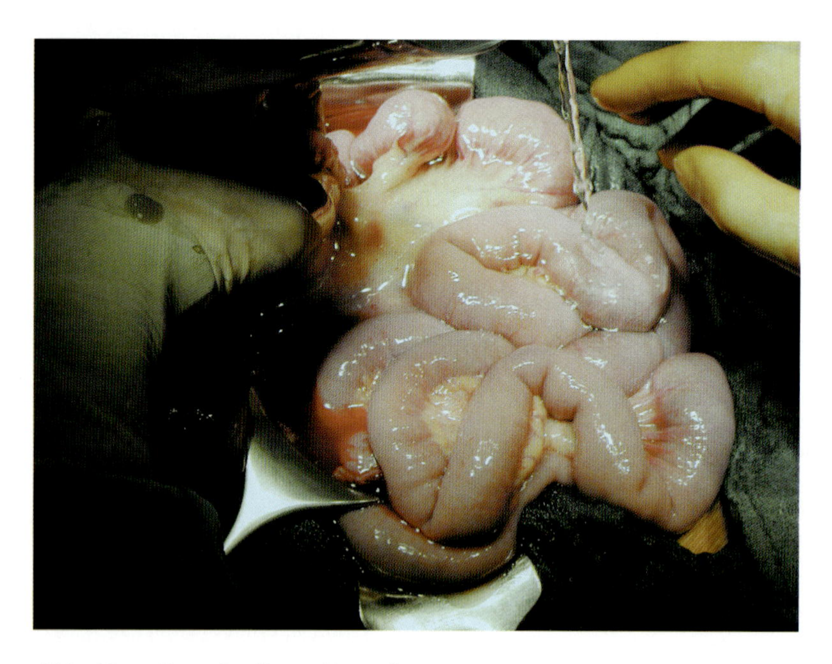

Abb. 10: Reperfundierter Dünndarm.

Tabelle 7: Quadruple-Immunsuppression nach Dünndarmtransplantation

Immunsuppression	Dauer
Antilymphozytenpräparationen*	präoperativ bis zur Reperfusion
Daclizumab	ab Tag 1
Tacrolimus	Basisimmunsuppression
Mycophenolat Mofetil**	Basisimmunsuppression
Prednisolon	Stufenschema, ausschleichen, absetzen

* sollte aufgrund des Risikos der PTLD-Entwicklung nicht bei Kindern angewendet werden

** Rapamycin hat sich nach unserer Erfahrung als günstige Kombination erwiesen

20–25 ng/ml werden angestrebt, die initiale Dosierung liegt bei 0,15–0,3 mg/kgKG p.o.s 2 × täglich. Bei ausreichend hoher Dosierung ist die orale Resorbtion von Tacrolimus gut, so daß umgehend die Zielspiegel erreicht werden. Rapamycin wird ebenfalls in einer hohen Dosierung (15 mg/d) begonnen. Als Ersatz für Anti-Lymphozytenpräparationen (ATG, ALG) finden sich jetzt IL-2-Rezeptorantagonisten im klinischen Einsatz. Dies hat zur deutlichen Verbesserung der 1-Jahres-Überlebensraten von 60–70 % auf teilweise > 90 % geführt. Des weiteren stellt Rapamycin anstelle von MMF eine potente immunsuppressive Kombination dar, die es erlaubt, Tacrolimus im weiteren Verlauf in weniger toxische Bereiche abzusenken.

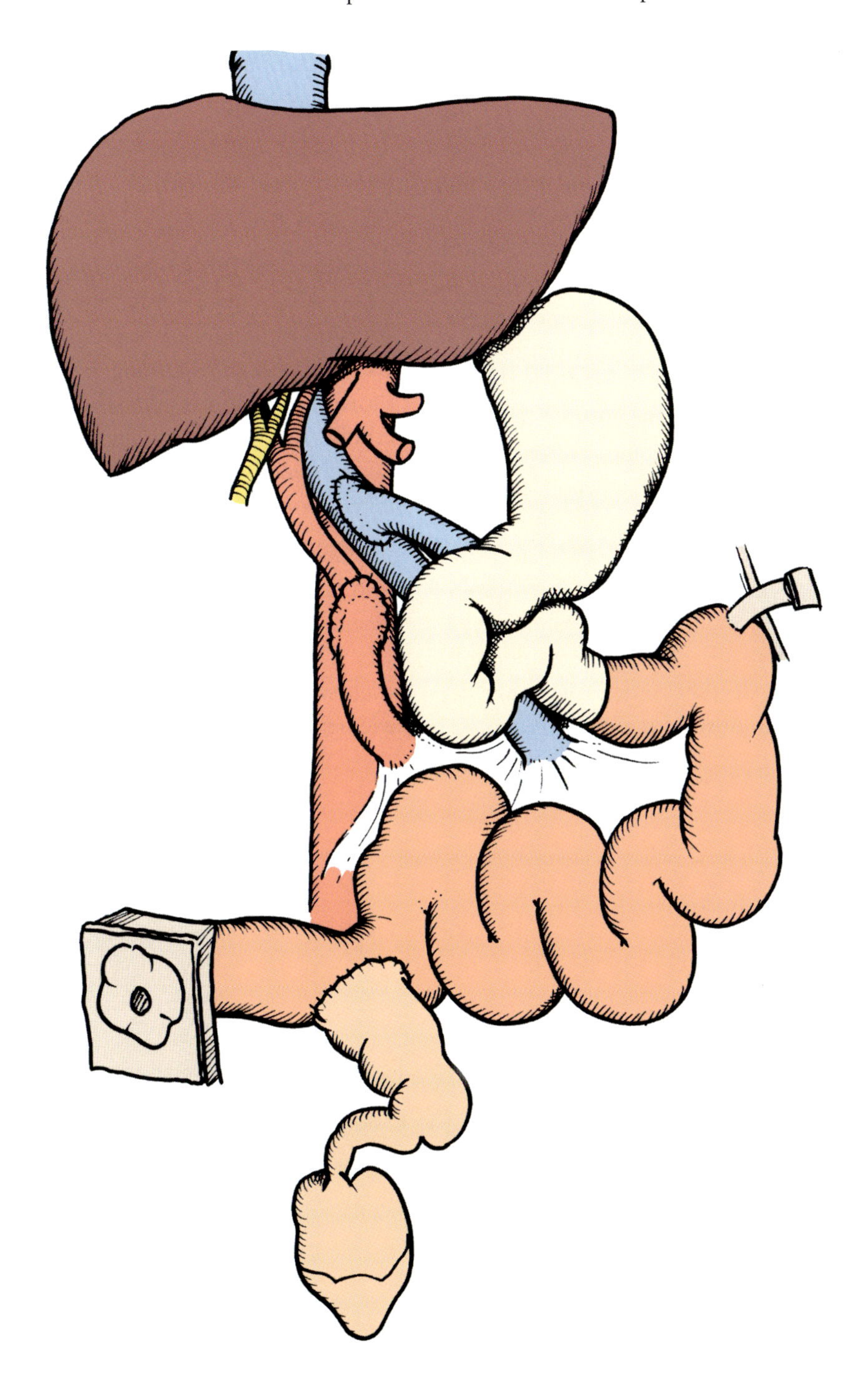

Abb. 11: Kombinierte Leber-Dünndarmtransplantation. Die venöse Achse zwischen V. mesenterica superior und Pfortader bleibt erhalten. Die Empfänger-Pfortader wird End-zu-Seit in die Spender-Pfortader implantiert.

2.7.6 Abstoßungsdiagnostik und -therapie

Klinisch präsentiert sich die akute Abstoßung mit den unspezifischen Zeichen einer Dünndarmdysfunktion. Führend sind abdominelle Schmerzen und Diarrhoen (Tab. 8). Der Goldstandard der Diagnose einer akuten Abstoßung ist die Histologie (HE-Färbung). Histologische Zeichen der akuten Abstoßung manifestieren sich zuerst in den Krypten sowie als zelluläre Infiltrate im Bereich der Krypten (Tab. 8). Immunhistochemische Untersuchungen beinhalten die Färbung von CD3- und CD25-positiven Zellen und sind sensitiver, aber zeitintensiver als die Histologie. Die Therapie der akuten Abstoßung erfolgt nach internationalen Standards und sollte zügig erfolgen, da es mit Progression der Abstoßung zur Ausbildung einer Peritonitis mit Mikroperforationen des Dünndarmes kommt:

- 3 × 500 mg Urbason i. v.
- bei Steroidresistenz: 1 × 5 mg OKT3/Tag

Alternativ zur OKT3-Therapie können auch ATG, ALG oder IL-2-Rezeptorantagonisten Anwendung finden, sofern diese nicht bereits als Induktionstherapie eingesetzt wurden. Die Basisimmunsuppression wird üblicherweise erhöht. Alternativ kann auch Rapamycin zusätzlich verabreicht werden, falls dies nicht bereits von Beginn an eingesetzt wurde.

Im Gegensatz zu den akuten Abstoßungen sind chronische Abstoßungen schwieriger zu diagnostizieren. Klinisch zeigen sich chronische Diarrhoen, Malabsorption sowie Gewichtsverlust. Das diagnostische Vorgehen ist wie bei der akuten Rejektion, ggf. mit Lapa-

Tabelle 8: Klinische Zeichen der akuten Abstoßung

- aufgetriebenes Abdomen
- Schmerzen
- (wässrige) Diarrhoen
- Erbrechen
- Ileus
- Veränderungen (Dunkelfärbung) der Mukosa des Ileostomas

Hier sollten umgehend weitere Diagnostiken wie Endoskopie und Dünndarm-PE sowie ggf. eine Gastrographin-Passage eingeleitet werden.

Histologische Zeichen der akuten Abstoßung
- Apoptose in den Krypten (in 4–6 von 10 Krypten)
- Zellkernvergrößerung im Bereich der Krypten
- Unruhe im Bereich der Krypten
- zelluläre (gemischt, lymphozytäre) Infiltrate im Bereich der Krypten
- Veränderungen im Bereich der Villi (Abflachung, Abschilferung des Oberflächenepithels) sind Spätzeichen der dann oft irreversiblen Abstoßung

DD: CMV-Enteritis

roskopie oder Laparotomie zur Entnahme von Vollwand-Dünndarmbiopsien. Histologisch findet sich eine Abflachung der Villusepithelien (Spätzeichen), eine Verdickung der Muscularis mucosae sowie eine Endothelitis im Bereich der Submukosa. Immunhistochemisch zeigt sich eine Infiltration mit CD8-positiven Zellen vorwiegend im Bereich der Submukosa. Möglicherweise kann die Sonographie des Dünndarmes eine entscheidende diagnostische Hilfestellung geben. Hier könnte die Wandverdickung des Darmes mit verminderter Peristaltik wegweisend sein. Laborchemisch könnte ein Anstieg von Hyaluronsäure und TNF-α einen Hinweis geben. Bei fortgeschrittener chronischer Abstoßung sollte umgehend die Explantation des Transplantates erfolgen. Aufgrund des raschen Wandels in der Immunsuppression sowie der kurzen Nachbeobachtungszeit läßt sich die Inzidenz der chronischen Abstoßung derzeit noch nicht genau erfassen.

2.7.7 Klinische Ergebnisse

In der Anfangsphase der Dünndarmtransplantation kam es aufgrund der hohen Inzidenz von schweren Abstoßungen häufig zu „Über"-immunsuppressions-bedingten Infektionen mit Peritonitis und Sepsis, die für die hohe Letalität nach Dünndarmtransplantation verantwortlich waren. Aufgrund der Verbesserung der Immunsuppression und des perioperativen Managements können Einjahres-Patienten-Überlebensraten von ca. 80–90 % bei guter Lebensqualität und voll enteraler Ernährung erreicht werden. Wie auch nach anderen Organtransplantationen, ist die Letalität innerhalb der ersten postoperativen Monate sowie dem ersten Jahr nach Transplantation am höchsten. Danach verändert sich die Überlebenskurve kaum. Das Gesamtpatienten-Überleben aller dünndarmtransplantierten Patienten (inklusive der kombinierten Leber-Dünndarmtransplantation und Multiorgantransplantation) beträgt nach 4 Jahren derzeit 60 %. Hierzu zählen auch die in den früheren Jahren transplantierten Patienten unter Cyclosporin-A-basierender Immunsuppression (wird heute nicht mehr verwendet) und Patienten mit Transplantation des Colons. Durchgreifende Verbesserungen in der Immunsuppression sowie dem postoperativen Management sind jedoch erst in den letzen 2–3 Jahren erfolgt, so daß neuere Daten bezüglich des Langzeitüberlebens noch ausstehen. Das Transplantatüberleben liegt ca. 10 % niedriger bei einer Retransplantationsfrequenz von ca. 10 %. Dies entspricht auch der Inzidenz von Retransplantationen nach anderen abdominellen Transplantationen wie beispielsweise nach Lebertransplantation.

2.7.8 Spezielle Aspekte nach Dünndarmtransplantation

Die Dünndarmtransplantation ist neben der Lungentransplantation die einzige Transplantation eines nicht sterilen Organs. Aufgrund des Verlustes der natürlichen Mukosabarriere kommt es direkt nach Reperfusion und im Rahmen von akuten Abstoßungen zur Bakterientranslokation und möglicherweise zur Peritonitis. Daher konzentrieren sich derzeit weitere Anstrengungen auf die frühzeitige Wiederherstellung bzw. Erhaltung der Mukosabarriere. Dies ist um so bedeutender, da aus dem Darm translozierte Bakterien im

Transplantat die Immunantwort des Empfängers (Makrophagen- und Lymphozyteneinwanderung) aktivieren und so eine Abstoßung induzieren bzw. diese weiter verstärken können.

Eine breite und langdauernde antibiotische oder antifungale Prophylaxe sowie eine selektive Darmdekontamination, wie dies von verschiedenen Zentren praktiziert wird, sind nach Auffassung der Autoren aufgrund der Toxizität und anderer unerwünschter Begleiteffekte dennoch nicht sinnvoll. Vielmehr hat sich die umgehende Applikation von Immunonutrition zur Versorgung der Mukosa mit Substraten in Kombination mit probiotischen Substanzen (z. B. Lactobazillen, Fibre) bewährt. So kann direkt postoperativ eine gute Transplantatfunktion ohne klinische Zeichen von Infektionen erreicht werden.

Das Monitoring sollte bakterielle, fungale, virale und atypische Infektionen erfassen, so daß diese frühzeitig erkannt und spezifisch therapiert werden können. Im späteren Verlauf nach Transplantation gilt dies besonders für CMV- und EBV-Infektionen.

Ferner stützt sich die Erfassung der Transplantatfunktion anders als nach anderen Organtransplantationen nicht auf konventionelle Laborparameter. Hier können nur neue, noch nicht etablierte lösliche Immunparameter wie sIL-2R, IL-6, IL-8, IL-10, TNF-α, Hyaluronsäure und Procalcitonin sowie der zelluläre Immunstatus bestimmt werden.

Des weiteren hat die klinische Untersuchung des Abdomens weit mehr Gewicht. Goldstandard in der Abstoßungs- und CMV-Diagnostik ist die Histologie sowie Immunhistochemie von endoskopisch gewonnenen Mukosabiopsaten. Die Wertigkeit der Sonographie des Darmes wird derzeit evaluiert.

Auch wenn die Überwachung der Transplantatfunktion noch etwas schwieriger und weniger etabliert ist als nach anderen Organtransplantationen, können bereits jetzt Komplikationen frühzeitig und sicher erkannt werden.

Weiterführende Literatur

[1] Adams, D.H.: Immunologic aspects of smal bowel transplantation. Transplant Proc 30 (1998) 2557.
[2] Azuma, T., H. Nakai, M. Fukuzawa et al.: Potential candidates for small bowel transplantation: from our experience and survey of home parenteral nutrition in Japan. Transplant Proc 30 (1998) 2529.
[3] Bland, P.W., M. Bailey: Immunology of the small intestine. Transplant Proc 30 (1998) 2560.
[4] Chen, H., S. Qi, D. Xu et al.: Combined effect of rapamycin and FK506 in prolongation of small bowel graft survival in mouse. Transplant Proc 30 (1998) 2579.
[5] Furukawa, H., J. Reyes, K. Abu-Elmagd et al.: Intestinal transplantation at the Universitiy of Pittsburgh: six-year experience. Transplant Proc 29 (1997) 688.
[6] Goulet, O., N. Brousse, Y. Revillon et al.: Pathology of human intestinal transplantation. In: Grant, D., R.F.M. Wood (eds.), Small bowel transplantation. Edward Arnold, Great Britan, 1994: 112.
[7] Lagnas, A.N., B.W. Shaw, D.L. Antonson et al.: Preliminary experience with intestinal transplantation in infants and children. Pediatrics 977 (1996) 443.
[8] Mueller, A.R., P.N. Rao, J.T. Snyder et al.: Evaluation of hyaluronic acid and purine nucleoside phosphorylase in vascular and luminal effluents of small bowel grafts as parameters of preservation injury. Transplantation 55 (1993) 1225.

[9] Mueller, A.R., M. Nalesnik, K.P. Platz et al.: Evaluation of preservation conditions and various preservation solutions for small bowel preservation. Transplantation 57 (1994) 649.

[10] Mueller, A.R., K.-P.Platz, P. Neuhaus et al.: Goals for small bowel preservation. Transplant Proc 28 (1996) 2612.

[11] Mueller, A.R., K.P. Platz, C. Heckert et al.: The extracellular matrix – an early target of preservation/reperfusion injury and acute rejection after small bowel transplantation. Transplantation 65 (1998) 770.

[12] Mueller, A.R., K.-P. Platz, M. Häusler et al.: L-arginine application improves mucosal structure after small bowel transplantation. Transplant Proc 30 (1998) 2336.

[13] Reyes, J., K. Abu-Elmagd, A.G. Tzakis et al.: Infectious complications after human small bowel transplantation. Transplant Proc 24 (1992) 1249.

[14] Reyes, J., A.G. Tzakis, S. Todo et al.: Small bowel and liver/small bowel transplantation in children. Semin Pediatr Surg 2 (1993) 289.

[15] Reyes, J., A.G. Tzakis, H. Bonet et al.: Lymphoproliferative disease after intestinal transplantation under primary FK506 immunosuppression. Transplant Proc 26 (1994) 1426.

[16] Rovera, G.M., A. DiMartini, T.O. Graham et al.: Quality of life after intestinal transplantation and total parenteral nutrition. Transplant Proc 30(1998) 2513.

[17] Schroeder, P., E. Schweitzer, A. Blömer et al.: Glutsmine prevents mucosal injury after small bowel transplantation. Transplant Proc 24 (1992) 1104.

[18] Todo, S., A. Tzakis, K. Abu-Elmagd et al.: Intestinal transplantation in composite visceral grafts or alone. Ann Surg 216 (1992a) 223.

[19] Todo, S., A.G. Tzakis, K. Abu Elmagd et al.: Cadaveric small bowel and small bowel-liver transplantation in humans. Transplantation 53 (1992b) 369.

[20] Todo, S., A. Tzakis, J. Reyes et al.: Small intestinal transplantation in humans with or without the colon. Transplantation 57 (1994) 840.

[21] Todo, S., J. Reyes, H. Furukawa et al.: Outcome analysis of 71 clinical intestinal transplantations. Ann Surg 222 (1995) 270.

[22] Tzakis, A.G., C. Ricordi, M.G. Webb et al.: New immunosuppressive regimens in clinical intestinal transplantation. Transplant Proc 29 (1997) 683.

[23] Tzakis, A.G., D. Weppler, M.F. Khan et al.: Mycophenolate Mofetil as primary and rescue therapy in intestinal transplantation. Transplant Proc 30 (1998) 2677.

[24] Wood, R.F.M. Anti rejection strategy in small bowel transplantation. Transplant Proc 28 (1996) 2491.

2.8 Xenotransplantation

A. Pascher

Unter Xenotransplantation versteht man die Organtransplantation über Speziesbarrieren hinweg. In Abhängigkeit von der phylogenetischen Verwandtschaft wird die Konstellation Spender – Empfänger als konkordant oder diskordant bezeichnet. Transplantationen zwischen nah-verwandten Spezies, z. B. Mensch und Schimpanse, gelten als konkordant, zwischen entfernt verwandten Spezies, z. B. Mensch und Schwein, als diskordant. In der diskordanten Kombination kommt es nach Transplantation charakteristischerweise zur hyperakuten Abstoßung des Spenderorganes im Empfänger. Die konkordante Spezieskombination zeichnet sich durch die Abwesenheit einer hyperakuten xenogenen Abstoßungsreaktion (HXR) aus.

2.8.1 Xenogene Abstoßungsreaktionen

Im diskordanten Modell kommt es durch die Anbindung von xenoreaktiven, präformierten natürlichen Antikörpern (Ak) und Empfänger – Komplement (C) an das Endothel des Spenderorgans zur hyperakuten xenogenen Abstoßungsreaktion (HXR). Je nach Spezieskombination resultiert eine Organdestruktion in wenigen Minuten bis Stunden. Die Ak- und C-Anbindung führt zu einer Endothelzellaktivierung (EC-Aktivierung) vom Typ I.

Die akute vaskuläre Rejektion (AVR), auch als verzögerte xenogene Abstoßungsreaktion (DXR-delayed xenograft rejection) bezeichnet, tritt im diskordanten und konkordanten Modell auf. Sie wird durch das Modell der Endothelzellaktivierung Typ II beschrieben und setzt nach ca. 24 Stunden ein.

Schließlich ist in Abgrenzung zu den genannten humoralen Abstoßungsvorgängen die zellvermittelte Xenoimmunität zu erwähnen, die zu einem späteren Zeitpunkt einsetzt.

2.8.2 Hyperakute xenogene Abstoßung / Endothelzellaktivierung vom Typ I

Pathophysiologie

Der initiale Schritt in der HXR bzw. EC-Aktivierung Typ I ist die Anbindung präformierter, xenoreaktiver IgM-, IgG-Antikörper an vorwiegend α(1,3)-Galaktosylepitope. Offensichtlich sind xenoreaktive Ak des IgM-Isotypes, die ca. 0,1–4 % der gesamten zirkulierenden IgM-Menge ausmachen, wichtiger für die Initialisierung der HXR als der IgG-Isotyp, der ca. 1 % der zirkulierenden IgG-Menge umfaßt. Sie binden zu ca. 80 % über α-Galaktosylepitope an die Endothelzellen. Andere relevante Antigenstrukturen sind z.B. membranständige, endotheliale Glykoproteine (gp115/135-Komplex), die eine Homologie zu Integrinen aufweisen. Es schließt sich die C-Aktivierung an, wobei experimentelle Daten sowohl die Beteiligung des klassischen als auch des alternativen Pfades nahelegen. Mit der Komplementaktivierung entstehende Komplementspaltprodukte bzw -komponenten bewirken weitreichende Interaktionen auch über die Speziesbarrieren hinweg. Die Granulozytenadhäsion über iC3b und Radikalbildung über eine Aktivierung der Xanthinoxidase durch C5a seien als Beispiele genannt. Die C-Aktivierung führt über den Membranattackierungskomplex (MAC) zur Lyse. Weiterhin (und möglicherweise entscheidender) treten durch die Bildung des C5b-9-Komplexes (MAC) Änderungen der Zellform und eine Umstrukturierung des Cytoskeletts auf, die bereits nach wenigen Minuten zur Zellretraktion, Unterbrechung der endothelialen Monolayer und Bildung von interzellulären Lücken (gaps) führen. Die Endothelzellaktivierung erfolgt vermutlich nicht direkt durch Komplement, sondern durch Komplement-induzierte IL1α-Freisetzung. Sie wird vom Verlust von endothelständigen Proteinen sowie passiven und aktiven Freisetzungsvorgängen begleitet, die zu einem prokoagulatorischen und proinflammatorischen Status führen. Hierbei ist

(1) der Verlust von Heparansulfat und der daran gebundenen Superoxiddismutase und AT III,

(2) der Verlust von Thrombomodulin mit konsekutiver unzureichender Umwandlung von Protein C in aktiviertes Protein C

(3) der Verlust der EktoADPase mit somit ausbleibender Umwandlung von ADP in ATP und,

(4) als einer der wichtigsten Vorgänge die Freisetzung und Präsentation von Tissue Factor mit nachfolgender extrinsischer Gerinnungsaktivierung über Faktor VII zu nennen. Die intrinsische Gerinnungskaskade wird u.a. über die Anbindung von Faktor XII an Hydroxylysinreste subendothelialen Kollagens aktiviert. Durch die Endothelzellretraktion werden außerdem Strukturen des subendothelialen Bindegewebes präsentiert, die, wie z. B. von Willebrand-Faktor (vWF), Thrombospondin und Fibronectin, in der Thrombozytenaktivierung eine Rolle spielen.

Das Modell der Endothelzellaktivierung wird durch aktive Freisetzungsprozesse vervollständigt. Beispielhaft seien plättchenaktivierender Faktor (PAF), MAC sowie P-Selektin und vWF aus Weibel-Palade Körperchen genannt. Die Summe der Prozesse bewirkt somit eine Endothelschädigung, intravasale Gerinnung und einen Verlust der endothelialen Barrierefunktion mit nachfolgender Ödembildung, Hämorrhagie und zellulären Infiltraten. Das dargestellte Modell ist dabei eine Auswahl diskutierter Prozesse.

Therapeutische Ansätze

Auf Ebene der präformierten Antikörper stand bisher die Entfernung dieser mittels unterschiedlicher Immunoadsorptionstechniken im Vordergrund. Prospektiv wird eine vollständige Depletion der B1-Population der B-Zellen zur Verhinderung der Produktion präformierter Antikörper oder eine Toleranzinduktion gegenüber den Gal-α(1,3)Gal-Epitopen diskutiert und untersucht. Des weiteren wird die Verminderung bzw. Unterdrückung der Expression von Galaktosylepitopen, z. B. mittels transgener Expression von humaner H-Transferase (α-1,3-Fucosyltransferase) auf Schweine-Endothel diskutiert.

Die weitaus vielversprechendste Maßnahme scheint nach derzeitigem Wissensstand die Komplementregulation über transgene Expression von humanen Komplementregulationsproteinen auf Endothelzellen des Schweines zu sein. Als in unterschiedlichem Ausmaß effektiv erwiesen sich humaner Decay Accelerating Factor (hDAF/hCD55), humanes Membrane Cofactor Protein (hMCP/hCD46) oder humaner CD59 bzw. Kombinationen daraus.

2.8.3 Akute vaskuläre Rejektion (AVR) / Endothelzellaktivierung vom Typ II

Pathophysiologie

Die AVR ist ebenfalls Ak-vermittelt, die Bedeutung von Komplement ist Gegenstand von Untersuchungen. Sie tritt im diskordanten und konkordanten Modell auf. Die AVR setzt nach ca. 24 Stunden ein und ist durch die Synthese und Expression einer großen Zahl von Proteinen gekennzeichnet, die die verzögerte Abstoßungsreaktion mediieren. Dabei sind verschiedene Regulationsmechanismen involviert. In einigen Fällen wurde die mRNA-Stabilisation als zugrundeliegender Mechanismus beschrieben, jedoch scheint in der Mehrzahl der Fälle eine Erhöhung der Transkriptionsrate für die gesteigerte Proteinexpression verantwortlich zu sein. Die überwiegende, wenn nicht vollständige Zahl der Gene wird offensichtlich durch den zytoplasmatischen Transkriptionsfaktor NF-κB reguliert. Er bildet in nichtaktivierten Zellen einen Komplex mit I-κB und wird so von der Translokation in den Nukleus abgehalten. Aktivierung von Endothelzellen führt zur Phosphorylierung und proteolytischen Spaltung von I-κB. Der freigesetzte Transkriptionsfaktor NF-κB wandert dann zum Nukleus und kann Genorte regulieren, die einen geeigneten Bindungsort aufweisen. Aus der Wirksamkeit von Antioxidantien und Entkopplern der mitochondrialen Atmungskette zur Verhinderung der NF-kB Freisetzung leitete sich die Vermutung her, reaktive Sauerstoffradikale spielten eine wichtige Rolle als zweite Boten (second messengers) bei der Aktivierung von NF-κB. Die Bedeutung von NF-κB wurde für die Induktion von ELAM-1, VCAM1, ICAM1, IL1β, IL6 und IL8, sowie I-κB mittels Reporter-Plasmiden nachgewiesen. Wie in der HXR wird IL1α eine zentrale Rolle beigemessen. Weitere Beispiele für die gesteigerte Proteinsynthese während der AVR sind die Tissue Factor (TF) und Plasminogen-Aktivator-Inhibitor I-Expression (PAI-1), die eine Gerinnungsaktivierung bzw. Hemmung der Fibrinolyse bewirken.

Die endotheliale Leukozytenadhäsion wird durch die Induktion der Adhäsionsmoleküle E-Selektin (ELAM-1), VCAM1 und ICAM1 gesteigert. Die Endothelzellaktivierung bewirkt zudem eine Induktion der Gene für MHC I und II, der induzierbaren Stickstoffmonoxid-Synthetase (iNOS), der Prostaglandin H-Synthetase, des Monozyten Chemotaxis Proteins 1 (MCP1), des Granulozyten-Monozyten Kolonie-stimulierenden Faktors (GM-CSF) und des Kolonie-stimulierenden Faktors 1 (CSF1). Eine weitere wichtige Rolle im Ablauf der AVR spielen außerdem natürliche Killerzellen (NK-Zellen).

Ein wesentlicher Faktor im Ablauf der AVR scheint eine Dysregulation der Endothelzellaktivierung zu sein, die auf einer fehlende Wirksamkeit von Regulationsmechanismen über Speziesbarrieren hinweg zu beruhen scheint. Dies gilt vor allem für die fehlende Wirksamkeit des Tissue Factor Pathway Inhibitors (TFPI) gegenüber seiner Zielstruktur, Faktor Xa. In Summe resultiert ein Vorgang, der ca. 24 Stunden nach Xenotransplantation einsetzt und das Transplantat über einen Zeitraum von Tagen bis Wochen durch Endothelzellaktivierung, Bildung von Fibrinthromben und daraus resultierender Ischämie zerstört.

Therapeutische Ansätze

Ansätze, die Splenektomie ohne oder in Kombination mit begleitender pharmakologischer Therapie (u. a. Cyclophosphamid, Mycophenolat Mofetil, Methotrexat, Leflunomide, Brequinar, 15-Deoxyspergualin) beinhalteten, erwiesen sich als in wechselndem Ausmaß erfolgreich.

Die längsten Überlebenszeiten wurden mittels Cyclophosphamid erreicht, waren jedoch mit erheblicher Toxizität und Mortalität verbunden. Es werden daher aktuell andere Ansätze verfolgt, wie z. B. Induktion der sogenannten Akkomodation, d. h. Organüberleben nach initialer Antikörperdepletion trotz Rekonstitution xenoreaktiver Antikörper. Dies könnte möglicherweise durch transgene Expression von Inhibitoren von NF-κB (IκB oder dominant negative Mutanten der NFκB Untereinheit Rel_A) oder Überexpression von anti-apoptotischen Genen (z. B. bcl-x_L, bcl-2, A20 und Hemoxygenase) erreicht werden.

Des weiteren wird die HLA-G-DNA-Transfektion bzw. transgene Expression von humanen MHC-I zur Verminderung der NK-Zell-Aktivierung diskutiert. Aufgrund der wichtigen Rolle von IL1α ist evtl. auch der Einsatz von monoklonalen Anti-IL1α-Antikörpern oder monoklonalen Anti-IL1α-Rezeptor-Antikörpern zu erwägen.

2.8.4 Zellvermittelte Xenoimmunität

Pathophysiologie

Die Mechanismen der zellulären xenogenen Abstoßungsreaktion wurden aufgrund der Intensität und Unmittelbarkeit der humoralen Rejektion weitaus weniger intensiv untersucht. Entgegen früherer Annahmen herrscht mittlerweile Einigkeit, daß die zelluläre Immunantwort weitaus stärker ist als im allogenen System und damit auch bekannte immunsuppressive Protokolle aus der Allotransplantation unwirksam sein könnten.

Die meisten Studien in Großtiermodellen legten eine prinzipielle Ähnlichkeit zu den Vorgängen im allogen System nahe. Jedoch scheint es zumindest einige potentielle Unterschiede zu geben. Diese umfassen die stärkere und wesentliche Rolle von $CD4^+$-T-Zellen im xenogenen Modell, eine möglicherweise besondere Rolle der indirekten T-Zell-Stimulation, eine stärkere Prävalenz von Th2-Zytokinen, eine wesentliche Rolle direkter NK-Zellaktivierung über z. B. Galaktosylepitope sowie andere Mechanismen, wie z. B. die größere Anfälligkeit von Xenotransplantaten für unspezifische Entzündungsvorgänge. Die meisten der genannten Unterschiede sind derzeit noch nicht im Detail bekannt und Gegenstand aktueller Forschung. Jedoch scheint die CD4-vermittelte, indirekte Antwort auf Xenotransplantate wesentliche Quelle der ungewöhnlich starken zellulären Rejektion zu sein.

Therapeutische Ansätze

Prinzipiell erwiesen sich die klinisch bekannten Immunsuppressiva in mehreren Versuchsreihen als wirksam, die zellulären Rejektion zu unterdrücken und ein Organüberleben zu erreichen, jedoch waren die notwendigen Dosierungen sowie die notwendigen Kombinationen extrem toxisch.

Hypothetische Alternativen sind genetische Modifikationen von Spendertieren zur Herabregulation der Immunantwort (z. B. Transfektion von humaner HLA-G-DNA zur Inhibition der NK-Zell-Aktivierung, Deletion von Schweine-MHC [SLA] oder YAC [yeast artificial chromosome]-Transfer humaner Gene [z. B. MHC]), Toleranzinduktion oder gemischter Chimerismus.

2.8.5 Spendertiere

Aufgrund anatomischer, physiologischer und immunologischer Kompatibilität wären nichthumane Primaten, vor allem Schimpansen, Spendertiere der Wahl. Dies zeigte sich in den erfolgversprechenden Versuchen von K. Reemtsma et al. und der Gruppe um T. E. Starzl in den 60er/70er bzw. 90er Jahren. Schimpansen sind jedoch aufgrund ethischer Bedenken, der mangelnden Akzeptanz in der Bevölkerung, der langen Generationszeit und schwierigen Aufzucht in Gefangenschaft als Spendertiere heutzutage obsolet. Paviane hingegen sind leichter in Gefangenschaft anzuzüchten, und tragen, falls dies der Fall ist, ein geringeres Infektionsrisiko für den Menschen, weil sie z. B. gegenüber den meisten menschlichen Viren resistent sind. Die ethisch-moralischen Bedenken, die einer Verwendung von Schimpansen entgegengebracht werden, und die Inkompatibilität der Organgrößen existieren jedoch auch für Paviane.

Gegenwärtig werden daher Schweine als potentielle Spendertiere favorisiert – sie sind leicht zu züchten und als Nutztiere von der Allgemeinheit mit weniger ethischen Bedenken behaftet. Die Nachteile liegen jedoch auf der Hand: Die immunologische und physiologische Inkompatibilität im diskordanten Modell Mensch–Schwein. Außerdem ist dieses Modell ebenfalls mit den Problemen eines noch nicht abschätzbaren Infektionsrisikos und einer Größeninkompatibilität der Organe verbunden.

Klinische Ergebnisse und aktueller Stand der Forschung

Herz

Die Xenotransplantation eines Herzens auf einen Menschen wurde in der Literatur bisher achtmal beschrieben. Der erste Bericht stammt von J. D. Hardy und C. M. Chavez, die 1964 das Herz eines Schimpansen in einen 68jährigen Patienten im kardiogenen Schock transplantierten. Das Organ funktionierte nur für etwa zwei Stunden, es wurde keine Immunsuppression verwendet. Ähnlich enttäuschend verliefen drei andere klinische Anwendungen, die 1968/69 von den Gruppen um D. Cooley, Ross und Marion unter Verwendung eines Schaf- bzw. Schweine- und Schimpansenherzens durchgeführt wurden. Nach einer Pause von fast zehn Jahren transplantierten C. N. Barnard et al. 1977 in Südafrika zunächst eine 25jährige Patientin mit kongenitaler Aortenstenose und hochgradiger linksventrikulärer Hypertrophie, die infolge eines prosthetischen Aortenersatzes nach Abgehen von der Herz-Lungen-Maschine einen kardiogenen Schock entwickelt hatte. Mit Hilfe eines Pavianherzens in heterotoper Position sollte dabei eine linksventrikuläre Unterstützung erfolgen. Nach ca. sechs Stunden mäßiger Funktionsfähigkeit entwickelte das Transplantat Kammerflimmern und die Patientin verstarb. In einem weiteren Fall wurde in einem 60jährigen Patienten ebenfalls eine Pavianherz heterotop zur linksventrikulären Unterstützung bei schwerer kalzifizierender Aortenstenose transplantiert, das unter hochdosierter Immunsuppression vier Tage funktionierte. Die pathohistologischen Untersuchungen ergaben eine schwere Abstoßung als Ursache des kardiogenen Versagens. L. L. Bailey et al. führte 1985 eine Pavianherz-Transplantation in ein neugeborenes Mädchen (Baby Fae) mit hypoplastischem Linksherzsyndrom durch, das 20 Tage überlebte. Das Organversagen wurde einer progredienten Abstoßung vom humoralen Typ zugeschrieben.

Gegenwärtig werden präklinische Versuche durchgeführt, in denen Herzen von hDAF-transgenen Schweinen orthotop in Paviane transplantiert werden.

Das bisher längste Transplantatüberleben von 39 Tagen wurde von einer englischen Arbeitsgruppe um D. J. G. White berichtet. Der transplantierte Pavian erhielt eine Cyclophosphamid-Induktionstherapie sowie als Erhaltungs-Immunsuppression Cyclosporin A, Mycophenolat Mofetil und Steroide. Der Tod des Tieres war auf ein ätiologisch ungeklärtes kardiopulmonales Versagen zurückzuführen, wobei histologisch keine ursächliche Rejektion imponierte. In anderen Fällen aus dieser Versuchsserie wurden Überlebenszeiten von 5–9 Tagen berichtet. Todesursachen waren dabei akute vaskuläre Rejektion oder Nebenwirkungen der Immunsuppression. Es kam zu keiner hyperakuten Abstoßung.

Niere

Die Geschichte der Nieren-Xenotransplantation geht bis in das Jahr 1905 zurück, als M. Princeteau in Scheiben geschnittene Nieren eines Hasen in die durch Nephrotomie eröffnete Niere eines Kindes im Nierenversagen transplantierte. Er beobachtete eine unmittelbare Erholung der Urinausscheidung und ein Sistieren des zuvor bestehenden Erbrechens. Trotz einer temporären Erholung verstarb das Kind schließlich am 16. Tag an pulmonalen Komplikationen. Nach Einführung der Nierentransplantation mittels Gefäßnaht 1906 durch M. J. Jaboulay (Organüberleben wenige Minuten) folgten wenig erfolgreiche Transplantationen durch E. Unger (1910) und M. Neuhof (1923). Nachdem 1956 durch J. P. Merrill et al. die erste Nierentransplantation zwischen Zwillingen erfolgreich durchgeführt worden war und erste Immunsuppressiva bekannt waren, flammte das Interesse an der Xenotransplantation von Nieren wieder auf. Im Zeitraum von 1963 bis 1964 wurden insgesamt 20 Patienten von den Arbeitsgruppen um K. Reemtsma, C. R. Hitchcock und T. E. Starzl mit Nieren von Schimpansen, Pavianen und Rhesusaffen transplantiert. In einem Fall wurde eine Patientenüberleben von 9 Monaten erreicht. Die anderen Patienten überlebten zwischen wenigen Tagen bis wenige Monate.

In gegenwärtigen Transplantationsversuchen mit Organen von hDAF-transgenen Schweinen auf nicht-humane Primaten werden Überlebensraten mit voll funktionsfähigen Nieren von maximal 53 Tagen erreicht (medianes Überleben 43 Tage). Die mediane Überlebenszeit in Kontrollversuchen ohne transgene Modifikation betrug 6,5 Tage. In den Experimenten wurde durch hDAF-Expression eine effektive Verhinderung der HXR und eine zumindest partielle Verhinderung der AVR erreicht. Dazu war wie bereits obig beschrieben eine intensive Immunsuppression

(Cyclophosphamid-Induktion, Cyclosporin A, Mycophenolat Mofetil, Steroide) plus Splenektomie notwendig.

Leber

Die klinische Erfahrung mit der Transplantation von Lebern im konkordanten xenogenen Modell beschränkt sich auf vier Fälle, die von T. E. Starzl et al. zwischen 1969 und 1993 durchgeführt wurden. Unter Verwendung von drei Schimpansenlebern erreichte er Überlebenszeiten von 9 Stunden bis 14 Tage. Die erfolgreichste Transplantation wurde 1993 durchgeführt. Eine Patient überlebte 70 Tage mit einer Pavianleber und verstarb an einer invasiven Aspergillose. Die Immunsuppression erfolgte mittels Tacrolimus/Steroiden/Prostaglandin und täglicher sub-myelotoxischer Cyclophosphamid-Applikation. Eine auxiliäre, d. h. heterotope Transplantation einer Schweineleber (Makowka et al. 1993) verlief frustran.

Die experimentellen Modelle wurden in der Folgezeit nicht so weiterentwickelt wie in der Herz- und Nieren-Xenotransplantation. In Ex-vivo-Leberperfusionsversuchen wurde allerdings eine Wirksamkeit der transgenen Expression von hDAF zur Verhinderung der hyperakuten Abstoßung nachgewiesen (Pascher et al. 1997). Inzwischen erfolgte der erfolgreiche klinische Einsatz von für hDAF (CD55) und CD59 transgene Schweinelebern in der extrakorporalen Leberperfusion zur Überbrückung (bridging) der Patienten im akuten Leberausfall bis zu einer Lebertransplantation (Levy et al. 2000). Die Patienten befanden sich fünf bzw. 18 Monate nach Lebertransplantation in gutem Gesundheitszustand. Es ist jedoch Gegenstand der Diskussion, ob zur extrakorporalen Leberperfusion die transgene Modifikation notwendig ist, da bei optimaler Perfusionstechnik extrakorporale Perfusionszeiten von über 24 Stunden erreicht werden können (Schön et al. 2000). Die baldige klinische Xenotransplantation von Lebern in diskordanter Konstellation (Schwein auf Mensch) muß aufgrund der großen physiologischen Inkompatibilitäten weitaus skeptischer eingeschätzt werden als eine Xenotransplantation von Herz und Nieren.

Xenozoonosen

Die potentielle Übertragung von Krankheitserregern von Schweinen auf Menschen ist seit den Berichten über eine in-vivo-Infektion humaner Zellinien mit porcinen endogenen Retroviren (PERV) (Patience et al. 1997; Le Tissier et al. 1997) wesentlicher Bestandteil der Diskussion über die Zukunft der Xenotransplantation. In mittlerweile durchgeführten In-vitro- und In-vivo-Versuchen (Martin et al. 1998) konnte bisher keine Transmission von PERV von Schweine-Endothelzellen auf Paviane festgestellt werden, obwohl in den verwendeten Zellreihen (PAEC-Porcine Aorten-Endothelzellen) PERV-mRNA nachgewiesen wurde und eine Freisetzung von Viruspartikeln stattfand. Ob dies auch in das Modell Schwein–Mensch übertragbar ist, bleibt offen. Unabhängig davon muß vor einer eventuellen klinischen Anwendung der Xenotransplantation eine weitere Klärung der potentiellen infektiologischen Risiken erfolgen. Dies schließt epidemiologische Fragestellungen (Übertragung von Erregern vom Transplantatempfänger auf die Allgemeinheit), Abklärung einer möglichen Entwicklung chimärer Retroviren bei gleichzeitiger Infektion von Körperzellen mit PERV und humanen Retroviren, Untersuchungen hinsichtlich einer möglichen immunsuppressiven Wirkung von PERV auf humane Immunzellen (Tacke et al. 2000) als auch Infektionsmöglichkeiten durch Prionen oder Bakterien ein.

Weiterführende Literatur

[1] Cooper, D.K.C., E. Kemp, J.L. Platt et al.: Xenotransplantation. The transplantation of organs and tissues between species. Springer, Berlin-New York-Heidelberg, 1997.

[2] Auchincloss, Jr. H., D.H. Sachs: Xenogeneic Transplantation. Annu Rev Immunol 16 (1998) 433.

[3] Robson, S.C., D. Candinas, W.W. Hancock et al.: Role of endothelial cells in Transplantation. Int Arch Allergy Immunol 106 (1995) 305.

[4] Hancock, W.W.: The past, present and future of renal xenotransplantation. Kidney Int 51 (1997) 932.

2.9 Neue immunsuppressive Medikamente

R. Pfitzmann, M. Hummel

Brequinar inhibiert nicht-kompetitiv das Enzym Dihydroorotatdehydrogenase, führt dadurch zur Blockade der de-novo Pyrimidin-Synthese und verhindert nicht-selektiv die Zellteilung und klonale Vermehrung der Lymphozyten. Diese Substanz hat in tierexperimentellen Untersuchungen eine deutliche Selektivität für Antikörper-vermittelte Abwehrreaktionen gezeigt. Das Indikationsspektrum von Brequinar ist derzeit die Erhaltungstherapie. Als Nebenwirkungen sind Thrombozytopenien und Mukositiden beschrieben.

Deoxyspergualin (Spanidin®) inhibiert die Lymphozytenreifung und möglicherweise zusätzlich die Makrophagen-Reifung sowie die Antigenpräsentation und die Reifung der B-Lymphozyten. Der genaue immunsuppressive Mechanismus ist derzeit noch unklar. Es ist momentan nur in parenteral applizierbarer Form verfügbar und befindet sich in der klinischen Prüfungs-Phase II. Hauptnebenwirkungen sind die dosisabhängige Knochenmarksdepression und Schäden am Dünndarm.

Mizoribin (Bredinin®), ein Imidazol-Nukleosid (Purinanalogon), inhibiert ähnlich wie Brequinar die de-novo-Purin-Synthese und verhindert nicht-selektiv die Zellteilung und klonale Vermehrung von Lymphozyten. Ziel vieler Studien war es, Mizoribin anstelle von Azathioprin einzusetzen, da es weniger myelo- und hepatotoxisch wirkt und im Gegensatz zu Azathioprin keine Pankreatitis induziert. Derzeit in der klinischen Studie Phase III. Mizoribin wird schon routinemäßig mit guten Ergebnissen in Japan eingesetzt. Nebenwirkungen: Es ist potentiell mutagen und führt zu Chromosomenbrüchen, möglicherweise durch Inhibition von DNA-Reparatur-Mechanismen.

Leflunomide, ein synthetisch hergestelltes organisches Isoxazol-Derivat interagiert mit der Tyrosinkinase und inhibiert die IL-2-Rezeptor-Signal-Transduktion. In tierexperimentellen Untersuchungen konnte sowohl eine Inhibierung der T-Zell-Proliferation als auch der B-Zell-Proliferation gezeigt werden. Aufgrund der direkten Wirkung auf die B-Zell-Proliferation ergibt sich ein therapeutischer Ansatzpunkt, insbesondere für die Unterdrückung humoraler Abstoßungsreaktionen. Ähnlich wie bei Sirolimus besitzt diese Substanz auch einen antiproliferativen Effekt auf glatte Muskelzellen der Gefäßwand. Es befindet sich derzeit in der klinischen Studie Phase III zur Behandlung von Autoimmunerkrankungen (rheumatoide Arthritis).

Inolimomab (Leukotac®) ist ein muriner CD-25-Antikörper, der die Bindung von IL-2 an seinen Rezeptor blockiert. Derzeit in der klinischen Studie Phase III. Erste Ergebnisse zeigen eine signifikante Reduktion der frühen akuten Abstoßungsepisoden, jedoch keine Unterschiede in der Überlebenszeit der Patienten bzw. der transplantierten Organe nach einem Jahr und keinen Unterschied bei den Infektionskomplikationen.

Weiterführende Literatur

[1] Wood, K. (ed.): The Handbook of Transplant Immunology. Med Sci Publications, Hoffmann-LaRoche AG, 1995.

[2] Halloran, P.F.: Molecular mechanisms of new immunosuppressants. Clin Transplant 10–1, Pt 2 (1996) 118.

[3] Wonigeit, K.: Immunsuppression bei Organtransplantation. Internist 37 (1996) 229.

[4] Gummert, J.F., T. Ikonen, R.E. Morris: Newer immunosuppressive drugs: a review. J Am Soc Nephrol 10–6 (1999) 1366.

[5] Gerber, D.A., C.A. Bonham, A.W. Thompson: Immunosuppressive agents: recent developments in molecular action and clinical application. Transplant Proc 30–4 (1998) 1573.

[6] Makowka, L., F. Chapman, D.V. Cramer: Historical development of Brequinar Sodium as a new immunosuppressive drug for transplantation. Transplant Proc Vol 25–3, Suppl 2 (1993) 2.

[7] Xu, X., J.W. William, J. Shen et al.: In vitro and in vivo mechanisms of action of the antiproliferative and immunosuppressive agent, brequinar sodium. J Immunol 160–2 (1998) 846.

[8] Nomura, Y., S. Tomikawa, Y. Beck et al.: Effect of deoxyspergualin on acute and chronic rejection in renal transplantation. Transplant Proc 30–7 (1998) 3580.

[9] Uchida, H., E. Kobayashi, K. Matsuda et al.: Chronopharmacology for deoxyspergualin: toxicity and efficacy in the rat. Transplantation 67–9 (1999) 1269.

[10] Keller, F. Klinische Pharmakokinetik von Mizoribin. Tx Med 8 (1995) 123.

[11] Faraj, G., P. Cochat, F. Serre-Beauvais et al.: Mizoribine as an alternative to azathioprine in pediatric renal transplantation. Transplantation 62–11 (1996) 1701.

[12] Ruckemann, K., L.D. Fairbanks, E.A. Carrey et al.: Leflunomide inhibits pyrimidine de novo synthesis in mitogen-stimulated T-lymphocytes from healthy humans. J Biol Chem 273–34 (1998) 21682.

Sachregister